歯医者さんがまちづくりNPOに出会った！

新潟発・新しい地域歯科保健活動「はーもにープロジェクト」の記録

は〜もに〜ぷろじぇくと

Dentistry medical treatment workshop
IN NIIGATA

編著　はーもにープロジェクト実行委員会

はじめに

異なった分野のコラボレーション

はーもにープロジェクト実行委員会

NPO法人まちづくり学校　理事　　小疇　弘一

「『歯科保健と住民参加』ということを考えている、一緒に考えてほしい」

はーもにープロジェクトは、この一本の電話から始まりました。

新潟には、新潟県を中心にしてまちづくり活動をしているメンバーが集まり、まちづくりのさまざまな場面でより良い住民参加の場の企画・運営を目指している「NPO法人まちづくり学校」という団体があります。

歯科関係の方から「まちづくり学校メンバーの活動を歯科保健に携わる方々に紹介してほしい」「住民参加とはどういうことなのか学びたい」という主旨の連絡が入ったのは、平成十四年の冬のことでした。

後日、私と理事の大滝が、自分たちがかかわっているまちづくりの取り組みの概要をお話しすることになりました。その場に臨むまでは、私も大滝も「歯科保健」と「住民参加」ということがダイレクトに結び付かず、ただ自分たちの活動を紹介すればいいのだろうと思っていましたが、他の方々の研究成果発表を聞き、その後の懇談会で分かったのは次のようなことでした。

○自分の歯を残すということが健康のためにとても重要だ。

○啓発活動として８０２０運動という運動を展開している。

○自分の歯を残すためには予防歯科への関心を高めなければならない。

○予防の重要性をできるだけ多

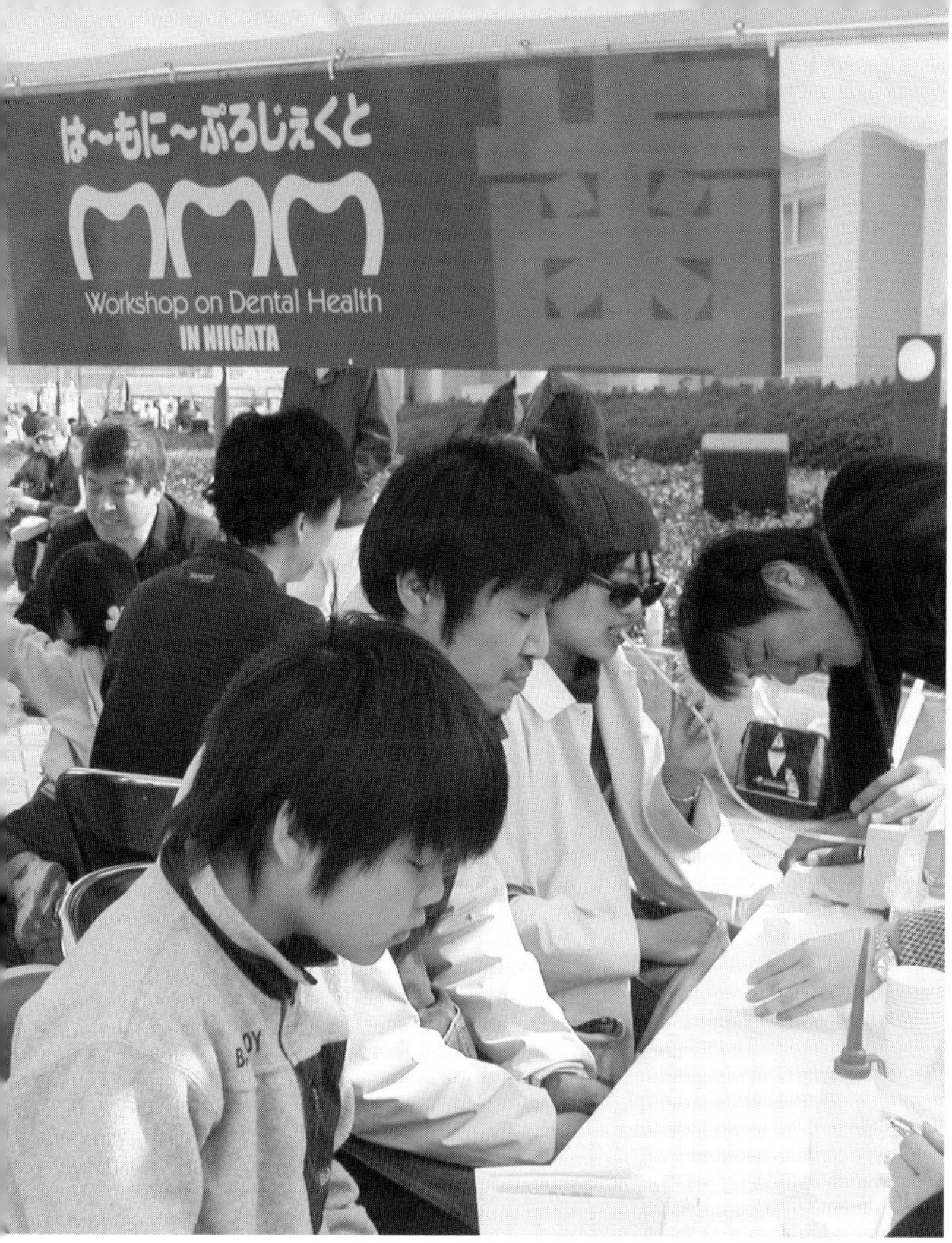

くの人に伝えたいが、歯科保健の関係者に、そのスキルが乏しい。
○より多くの人に伝えるスキルを、まちづくり関係者が持っているのではないかと考えている。

私たちを呼んでくださった歯科の方々は、自分たちが目指す目標を達成するために、まちづくりの活動から学べることがあるのではないかという期待を持っていることが分かったのです。

私たちも異なった分野とのコラボレーションということにずっと興味を持ち、そういう場を持ちたい、つくりたいと思っていました。「歯科保健と住民参加、これはおもしろそうだ」という思いからスタートしたのが、この「はーもにープロジェクト」です。

この本は、８０２０推進財団の助成を受け、平成十五年から始まった新潟での地域歯科保健活動の取り組みについて、「当事者たちは何を考え、どんなプロセスを経て事業を実施していったのか」をまとめたものです。「歯科保健」と「まちづくり」の出会いが、何をもたらしたのか。今後の地域歯科保健活動における一つの参考として、お読みいただければ幸いです。

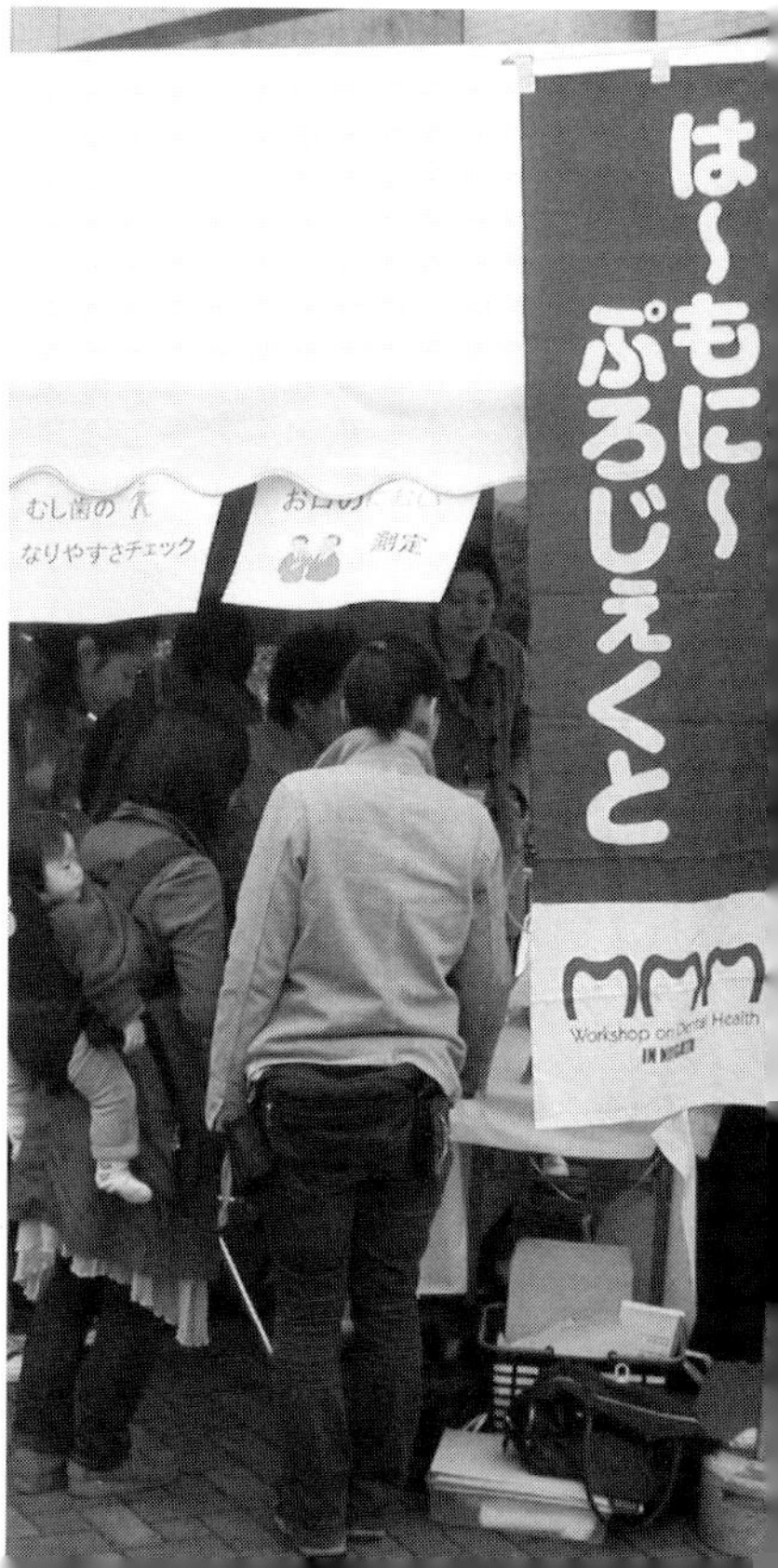

目　次

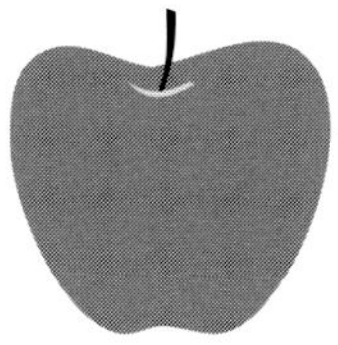

私たちも異なった分野とのコラボレーションということにずっと興味を持ち、そういう場を持ちたい、つくりたいと思っていました。「歯科保健と住民参加、これはおもしろそうだ」という思いからスタートしたのが、この「はーもにープロジェクト」です。

（「はじめに」より）

第1章

歯科とまちづくりの出会い

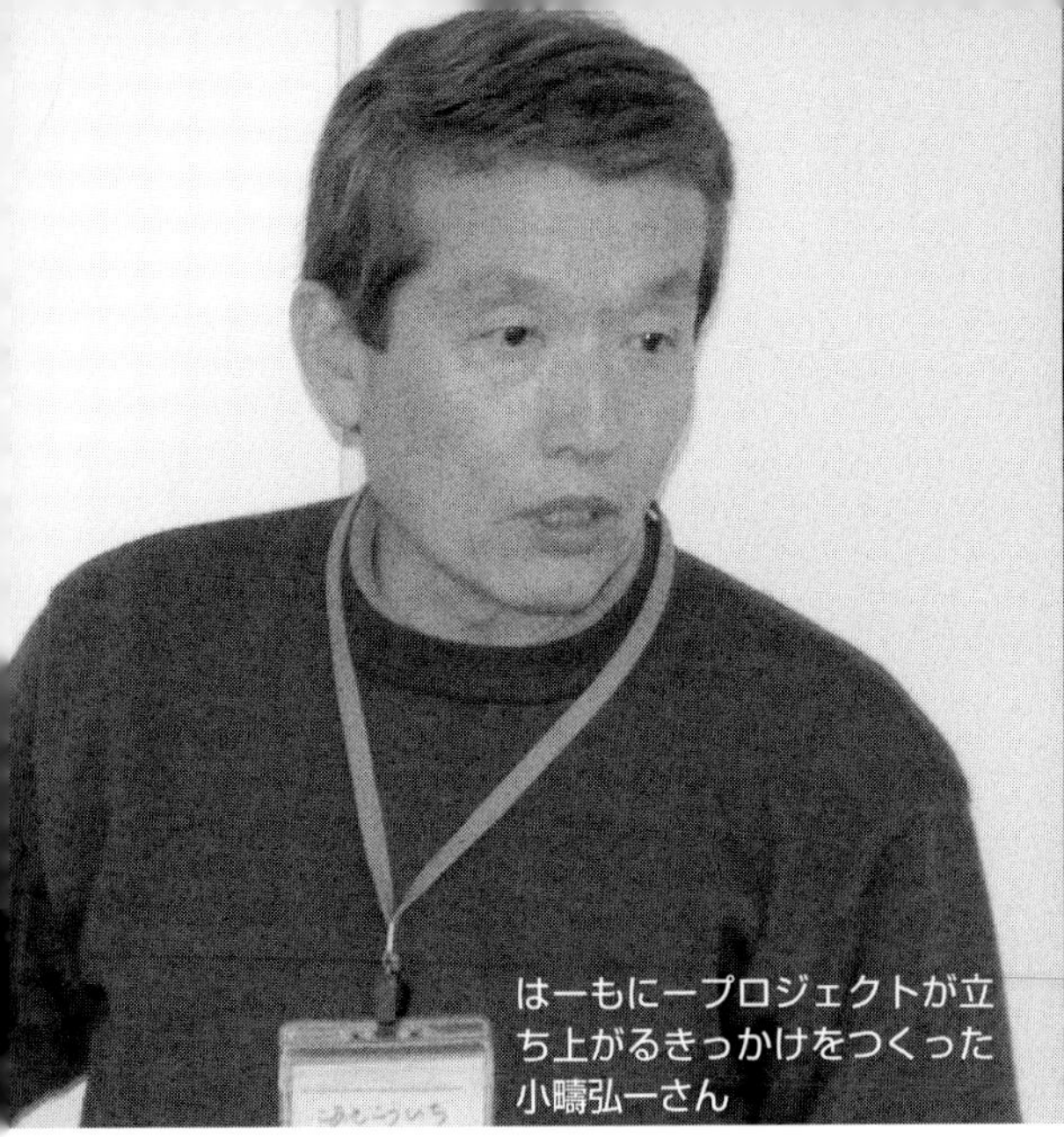
はーもにープロジェクトが立ち上がるきっかけをつくった小疇弘一さん

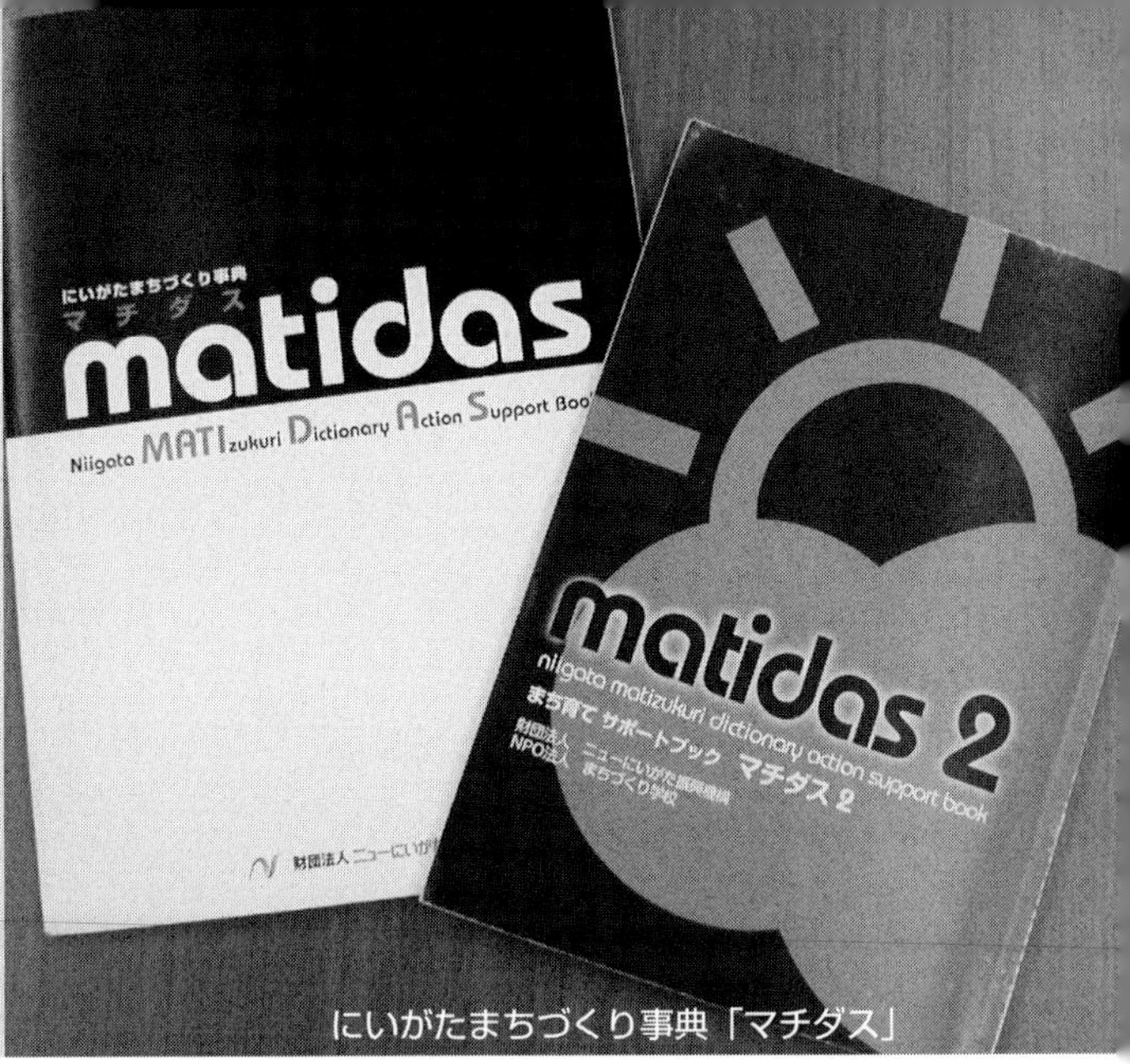

にいがたまちづくり事典「マチダス」

歯科とまちづくりの出会いのきっかけ

新潟大学大学院医歯学総合研究科 准教授　葭原 明弘

ある日、新潟県庁の原子力安全対策室を訪問しました。

そのころの私の大きな関心事は、「どのようにしたら住民の方々の心をとらえることができるのだろうか」「住民の方々が安心を得るにはどのようにすればいいのだろうか」でした。折しも食の安全が大きな社会問題となっていました。「安全と安心は違う」という、分かったような、分からないような表現も聞かれました。科学的に安全であっても住民の方々が安心しなければ本当の安全は得られないわけです（なんでこんなことを悩んでいたか…、これを語り出すと全くテーマが変わってしまうので今回は省略します）。

安全性の確からしさはともかくとして、新潟県には世界一大きい原子力発電所があり、おそらく「住民の方の理解をいかに得るか」という課題を日夜検討しているところが原子力安全対策室だと考えたのです。いろいろお話を伺ってみると、日夜考えていることは確かなのですが、結局、住民の理解を得ることはたやすいことではないようです。その後、中越沖地震に見舞われ、現在は原子力発電所自体が運転されていない状況ですから、住民の理解を得ることはたやすいことではないことは十分に理解できます。

それはさておき、担当の方のお話では、新潟県庁内では、この課題に対する若手中心のプロジェクトチームを結成していて、住民合意に対する考え方、および取り組み方などを検討していました。細かい点は省略しますが、ワークショップの開き方とか、住民の方との対話の仕方とか、いろいろな取り組み方法が冊子にまとめられていました。そして、最後に紹介されたのがまちづくり活動でした。「あなたの悩みはまちづくり活動が救ってくれますよ」とは言われませんでしたが、「へー、そんな活動があるの？」とびっくりしたのを覚えています。担当の方から本を勧められ、さっそく県庁内の書店で買い求めました。それが、「にいがたまちづくり事典・マチダス」でした。その執筆者に小嶹弘一さんのお名前があったわけです。

　そのころ私が小嶹弘一さんを存じあげているわけもなく、ただ、買い求めた本は楽しく読ませていただきました。印象的だったのは、本の中に登場するまちづくり活動に携わっている方々が、心からまちづくりを楽しんでいることでした。「この人たちは日ごろどんな仕事をしているのかしら」とも率直に感じました。日ごろの仕事のストレスをまちづくり活動で発散していたりして…。後で伺ったところでは、まちづくり活動に携わると家庭を顧みなくなり家庭崩壊につながる場合が多いそうな。それほど魅力的？な活動なのかもしれません。

　ちょうどその数カ月後、厚生労働省の研究の一環として、「歯科保健と住民参加」をテーマにしたシンポジウムを新潟市で開催することになりました。開催に当たっては、シンポジストの選定が最重要課題です。今までにない新しい切り口が必要と感じたからです。その時、打ち合わせ会でたまたま小嶹弘一さんの名前を出したところ、研究班の長である東京歯科大学の石井拓男先生や日本歯科医師会の池主憲夫先生とお知り合いであることが分かりました。それを契機に、まだお会いしたこともない小嶹弘一さんがずっと昔から知っているように身近な存在となりました。

　その後はとんとん拍子に話が進み、小嶹弘一さんと大滝聡さんに新潟市で行うシンポジウムのシンポジストをお引き受けいただくことになりました。今にして思えば、この出来事が新潟における歯科保健とまちづくりの出会いでした。

ポイント

●その一　**「住民の方の理解をいかに得るか」を知るために新潟県原子力安全対策室を訪問した。**

●その二　**県の担当者からまちづくり活動のことを教えてもらう。**

●その三　**まちづくりＮＰＯの当事者をシンポジウムに招いたことが最初のきっかけ。**

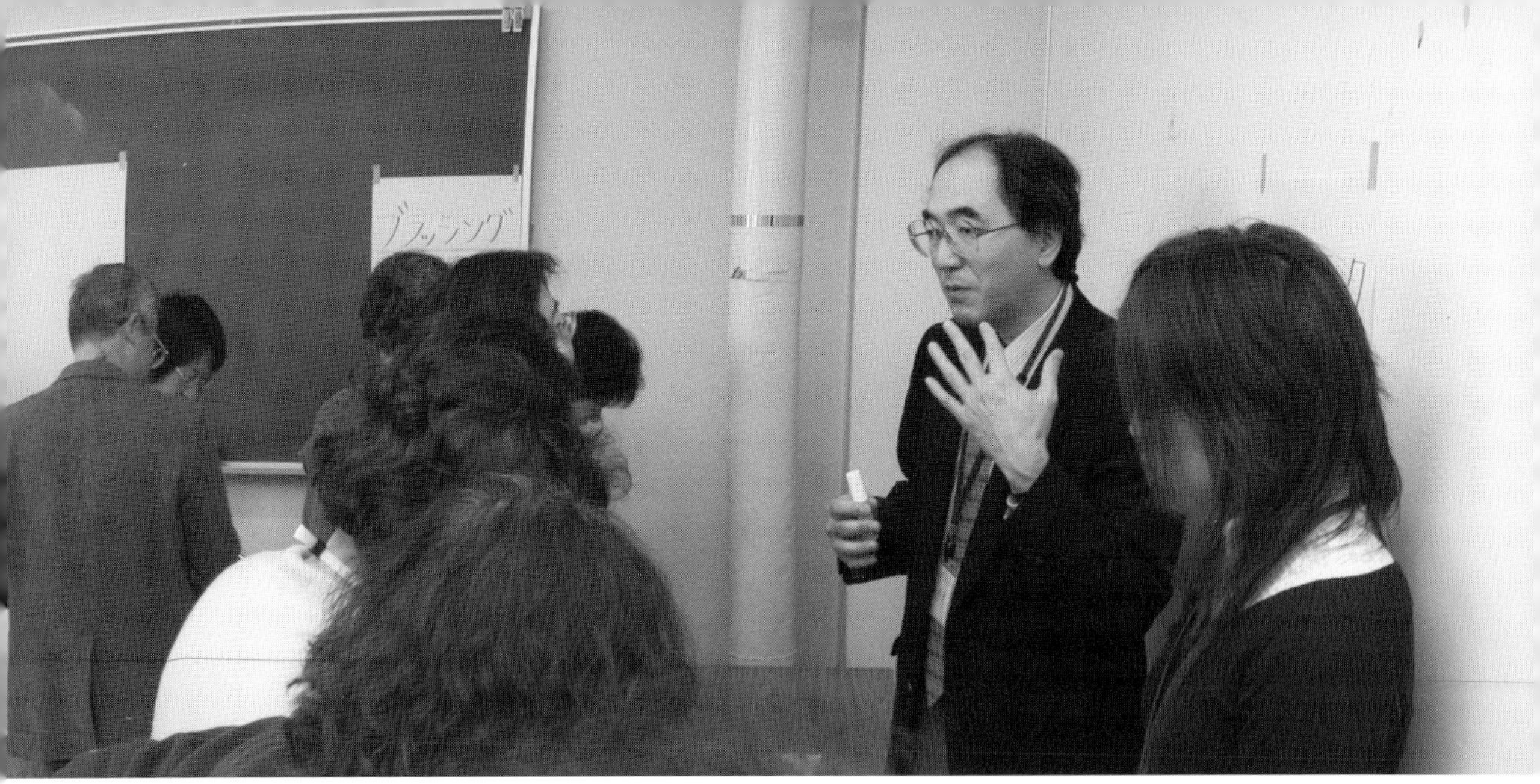

住民に受け入れられる歯科保健活動とは何か？

新潟大学大学院医歯学総合研究科 准教授　葭原 明弘

新潟県は、子供のむし歯は日本一少ない！

むし歯や歯周病についての予防方法は、ほぼ確立しています。つまり、予防活動に参加していればお年寄りになっても歯を抜かなくて済む可能性がとても高くなります。

現在、新潟県では県民の歯の健康を守るため歯科保健計画「ヘルシースマイル21」を策定しています。市町村ではそれぞれの年代に対応した歯科保健活動が行われています。さらに、地域の歯科医院との連携もできていて、学校健診で歯肉炎やむし歯一歩手前の状態が見つかった場合には地元歯科医院への予防および治療勧奨を行っています。私たちはこの連携を「公診連携」と名付けています。その結果、特にむし歯予防で大きな成果を上げることができました。新潟県の子供たちは全国一むし歯が少なくなっています。

一方で課題も…

しかし、このような歯科保健の先進県である新潟県でも、すべての歯科保健活動がうまくいっているわけではありません。特に、成人歯科健診については、実施市町村が約三割にとどまっています。この実施率は全国平均を下回る状況です。また、成人歯科健診を実施しても希望率は対象者のたった5～6％のところもあります。せっかく、県民の歯を健康にする技術を持ち、住民の方に場を提供しているにもかかわらず、なかなか住民の方にはそれが伝わりにくいようです。

住民に受け入れられる活動の模索

住民が生涯の歯の健康を手に入れるにはどうすればよいのでしょうか？

「どうしたら住民は知識を得ることができるのでしょうか？」

「どうしたら住民の行動が良い方に変化するのでしょうか？」

住民は、刺激的なもの好み、あ

る意味わがままな存在と考えられています。住民を引きつけるには、魅力的で飽きさせないアプローチが必要になってきます。

例えば、北海道の旭山動物園での取り組みが良い例です。かつて旭山動物園は来場者が少なく廃園寸前だったと聞きます。しかし、飼育係の人は、動物園の楽しさ・すばらしさをよく心得ています。そこで、いかに動物の楽しさ・すばらしさを一般の方に伝えるか考えたそうです。例えば、シロクマの会場では、通常、おりの上から生態を見学します。これを、シロクマを下からのぞき込むように改良したそうです。シロクマは、人間を餌だと思って飛び込んできます。見学者はその迫力に圧倒されたそうです。このような努力のかいがあって、今では上野動物園を追い越すほどの来園者がいるそうです。

また、商品開発の分野でも同じです。ヒット商品は偶然生まれることもあります。しかし、長期的に売れる商品の開発・育成には、常にネタを準備し、戦略を仕込む必要があるそうです。例えば、ロッテの商品開発部の方は、ブランド育成について「核は変えず、何か新しさを見せつつ、常に期待感を持たせながら、いつも満足させ、飽きさせないようにすることが大切です。同時に、機能的・情緒的価値を構築し、訴求し続けること、現ユーザーのロイヤルティーを維持、向上させていくこと、存在感の希薄さを排し、常にニュース性を持たせること、が成功失敗を分ける鍵だと考えている」と述べています。

住民に受け入れられない事業はいくら内容が良くても何の役にも立ちません。全国的には、このような背景の中で「住民参加型」による活動が盛んに行われるようになってきました。図1は、新潟県がまとめた地域コンセンサスの形成方法です。コンセンサスの形成方法は住民のかかわり方により分類できます。一つの事業でも、複数の方法を組み合わせて実施される場合が多くあります。また、住民の意見を聞く際には、グループインタビュー法も有効です。しかし、新潟県では、歯科保健について、住民参加型による目立った活動はありませんでした。

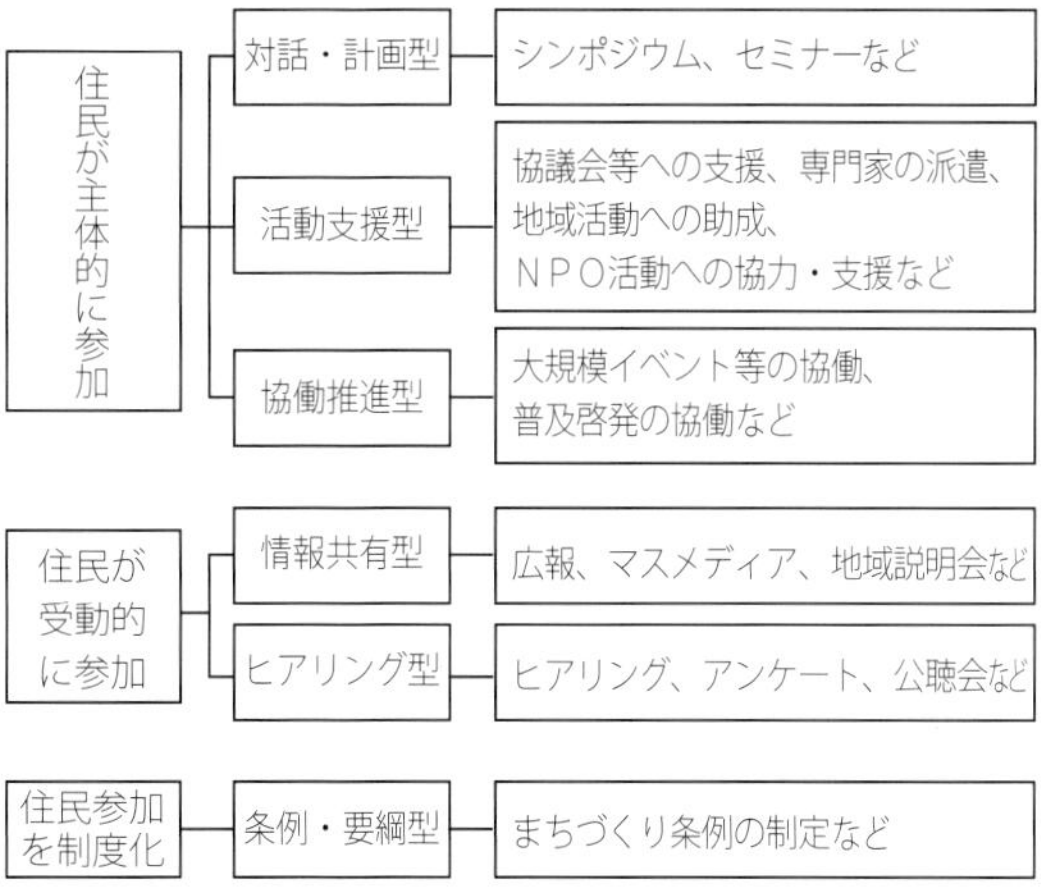

住民が主体的に参加
対話・計画型
シンポジウム、セミナーなど
活動支援型
協議会等への支援、専門家の派遣、
地域活動への助成、
ＮＰＯ活動への協力・支援など
協働推進型
大規模イベント等の協働、
普及啓発の協働など
住民が受動的に参加
情報共有型
広報、マスメディア、地域説明会など
ヒアリング型
ヒアリング、アンケート、公聴会など
住民参加を制度化
条例・要綱型
まちづくり条例の制定など

図1　地域コンセンサスの形成方法の体系（県民参加型事業手法の導入ガイドブック・改編）

新潟県がまとめた地域コンセンサスの形成方法です。住民のかかわり方により分類できます。

ポイント

●その一　**むし歯や歯周病についての予防方法は、ほぼ確立している。**

●その二　**新潟県は子供のむし歯は日本一だが、成人歯科保健では課題が多い。**

●その三　**新潟県では歯科保健に関する住民参加型の目立った活動はなかった。**

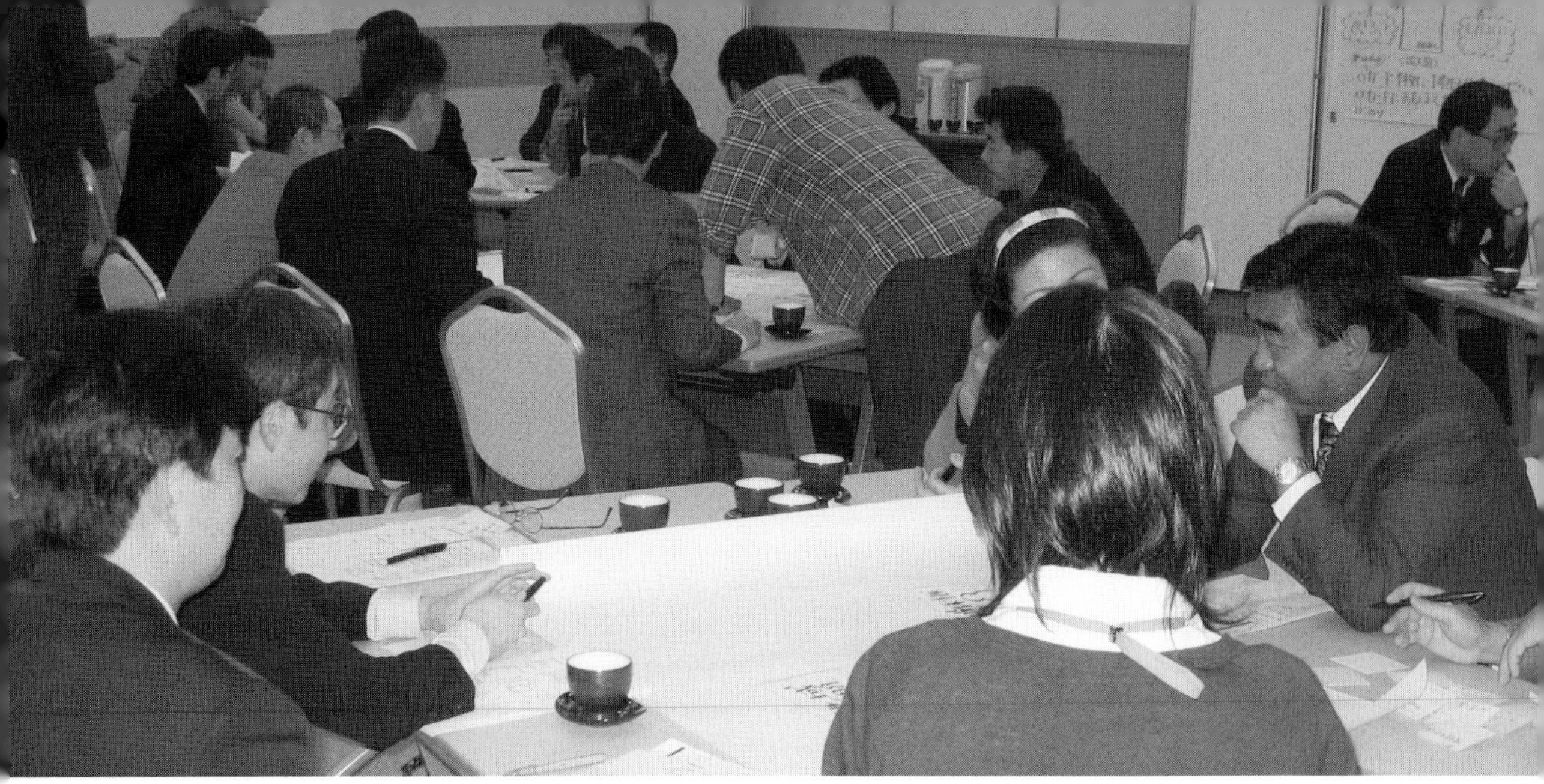

歯科専門家だけで考えることの限界

新潟大学大学院医歯学総合研究科 准教授　葭原　明弘

平成十五年二月、新潟市で住民参加型歯科保健活動についてシンポジウムが開催されました。NPO法人まちづくり学校の小疇弘一さんと大滝聡さんがシンポジストとして招かれ、まちづくり学校の活動についてお話をされました。

その時、これからの新潟県の歯科保健活動について提案を求めたところ、お二人から次のようなお話がありました。

皆さんは、住民のためになる良い資源を持っていますね。

ただ、せっかく歯科健診を行っても、住民の方があまり受診しないというのは、やはり理由があるはずです。

それは多分、歯科の専門家である皆さんが、住民の心をつかんでいないからではありませんか。

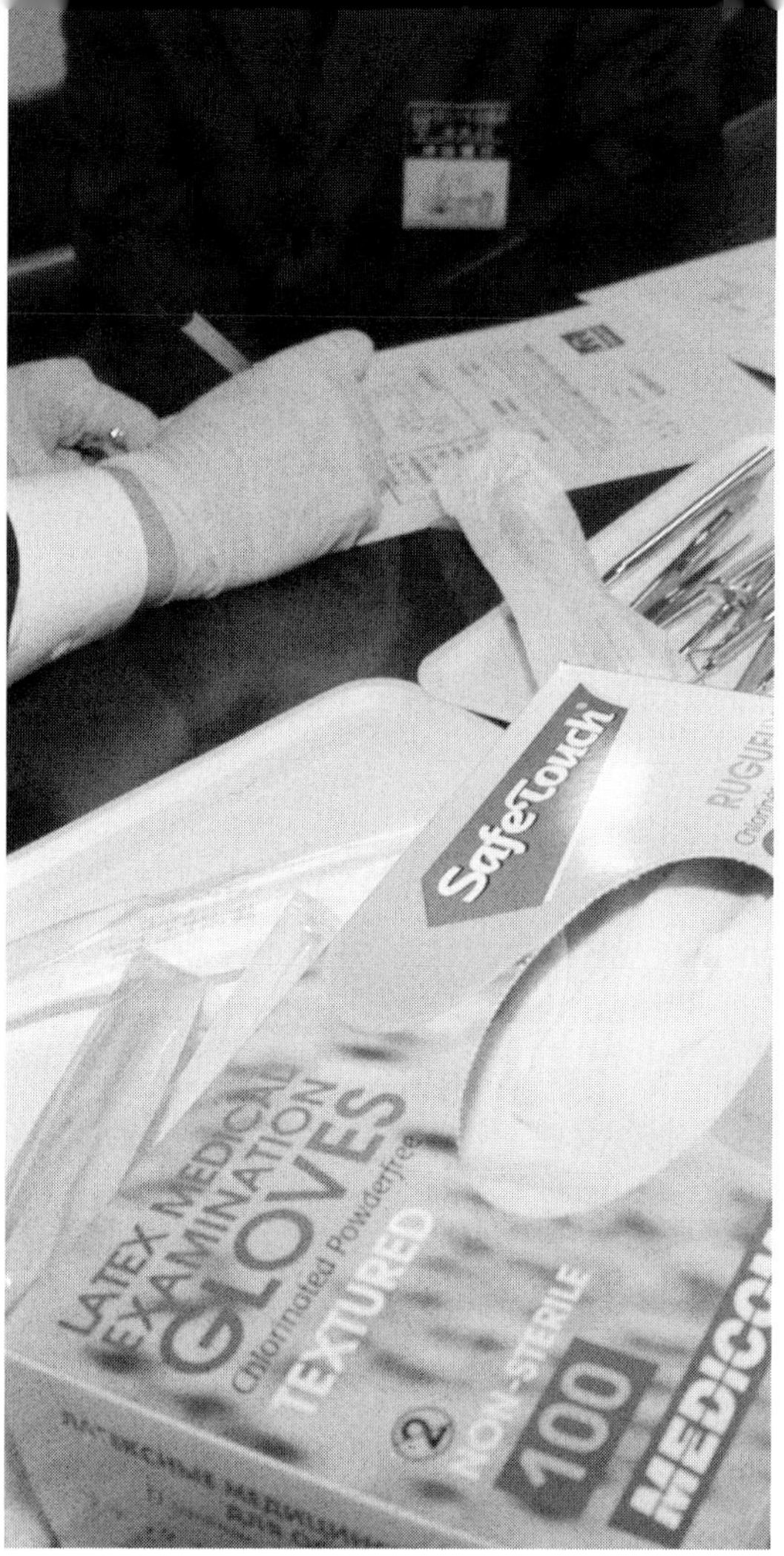

住民のために行うのであれば、住民の視点で考えないと。歯科専門家だけで考えたって、たかがしれていますよ。そこでできる部分はすでにやっているわけですから。もしだったら、まちづくりという分野で住民参加をしている私たちと、一緒に何かしてみませんか？

今思えば、この言葉から「はーもにープロジェクト」が始まりました。もしかしたら、歯科保健とまちづくり活動の融合により、何か考えもつかなかったような新しいことができるのではないか？　私たち歯科関係者は、誰もがそう思いました。そして早速、小疇弘一さんに意見を伺いたい旨、連絡を取りました。

ポイント

●その一　歯科保健に関しては、住民のためになる良い資源を持っている。
●その二　住民の視点での考え方・取り組みが必要である。
●その三　歯科の専門家だけで考えるには限界がある。

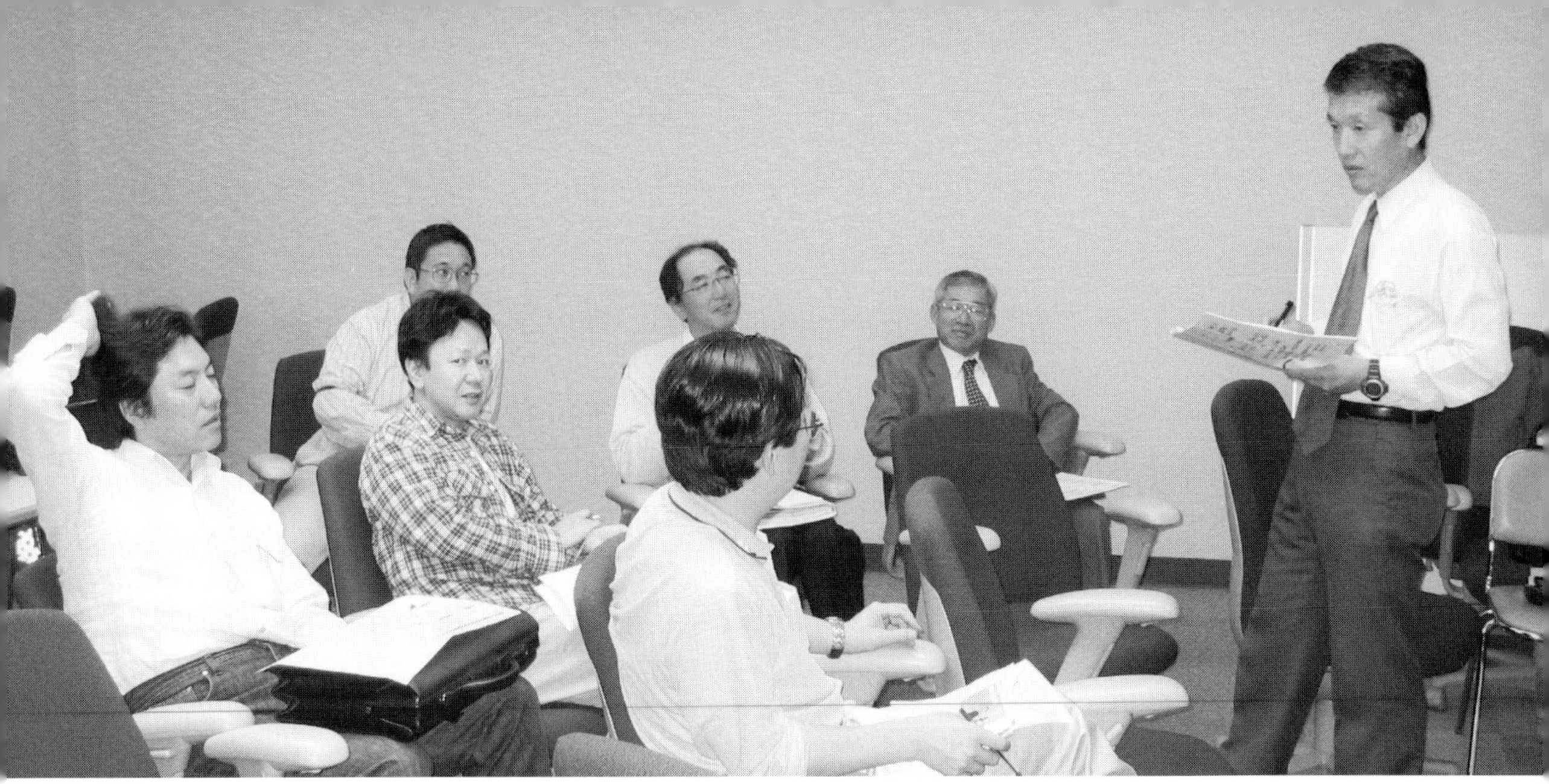

初めての会議

NPO法人まちづくり学校　理事　小嶋　弘一
NPO法人まちづくり学校　副代表理事　斎藤　主税

第一回の会議が行われたのは、平成十五年七月二日。歯科の開業医、研究者、行政の担当者、まちづくり学校のメンバーら十六人が集まり、「住民参加型成人歯科保健推進モデル事業」と題した活動をどう進めていきたいか、まず、お互いの認識を共有することから始めました。

　まちづくり活動にかかわっている人間にとっては、「歯科保健」のことはさっぱりわからないド素人。歯科関係者にとっては「住民参加型まちづくり」なんてちんぷんかんぷん。

　そのため、最初の会議では、事業の背景や前提、目指していることなどを互いに共有すべく、まちづくり学校のメンバーが中心となってワークショップ（※1）形式で行いました。

　最初の会議で、すごく印象的だったのは、「コミュニケーションが成り立たない!?」ということでした。もちろん、お互いに日本語を話しているのですが、話が全くかみ合わないのです。

　歯科の先生方は、「当然みんな知っているだろう」という口調でいろいろなお話をするのですが、われわれまちづくり学校メンバーにとっては、単語も含めて、初めて知ることばかり！　歯科との接点といえば、歯科診療所に患者として行くことのみだったわれわれにとっては、先生方の話を理解することで精いっぱい。ギクシャクしたコミュニケーションが続く中で、ハッと気がつきました。「会議参加者の間で、歯科に関する共通認識が大きく欠如している！　どうやら、ここに歯科保健における最大の問題があるのではないか?」

　今思い起こせば、会議の前半は、歯科の先生方からの発言ばかりでした。分からないことだらけのわれわれは、歯科保健の現状を「とにかく聞く」ということに終始せざるを得なかったからです。しかし、ある程度、状況が理解できてくると、われわれからも活動の方向性に関する意見が出せるようになり、よ

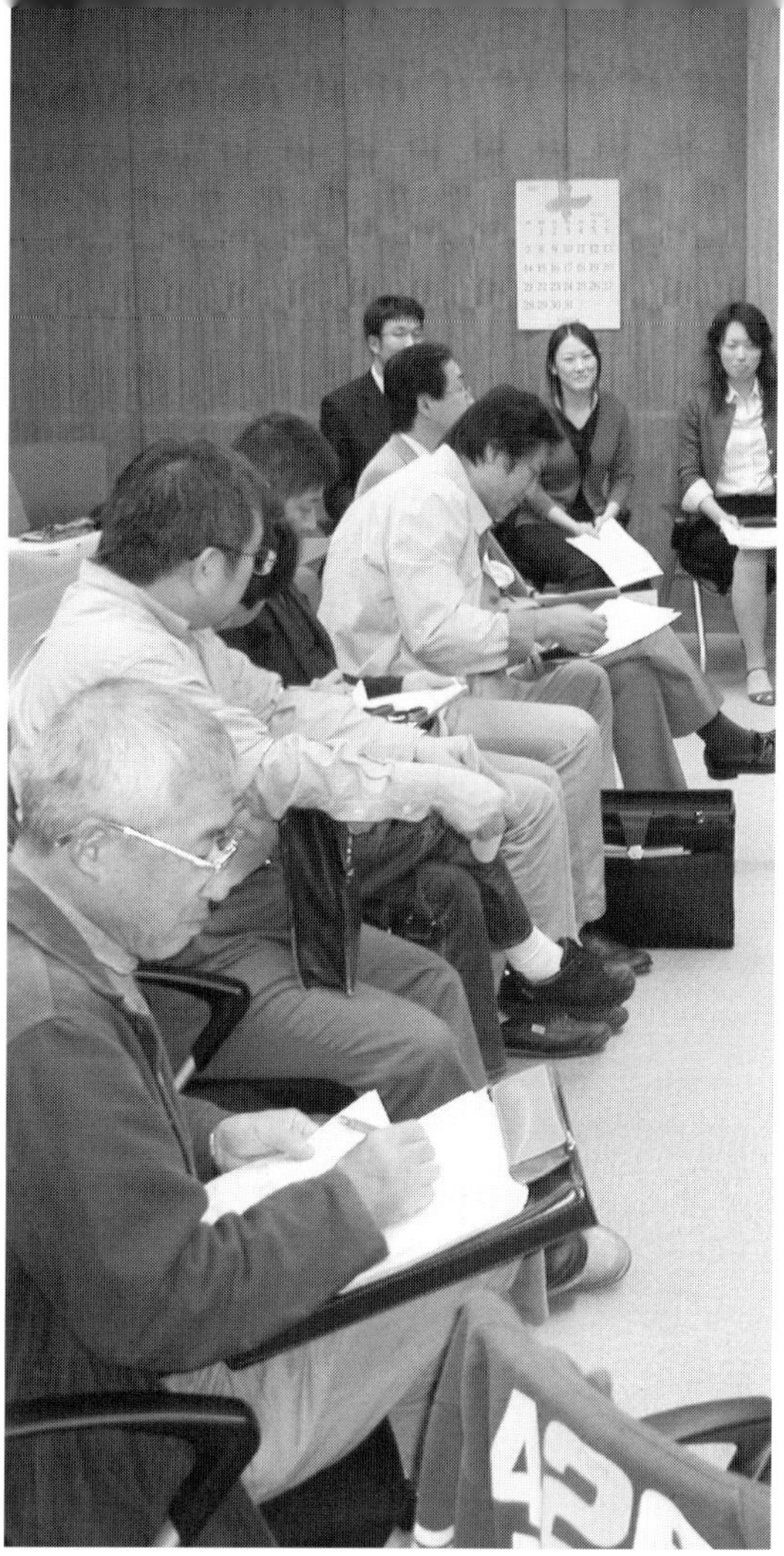

うやく議論が進むようになりました。
最初の会議で「歯科の専門家と住民の間には、大きなギャップがある！　そして、専門家はそれに気が付いてない！」という気付きが得られたのは、今思えば、非常に大きな収穫でした。

ポイント

●その一　会議の当初は、コミュニケーションが成り立たなかった。
●その二　参加メンバー間で、歯科に関する共通認識が大きく欠如していることに気が付いた。
●その三　歯科の専門家と住民の間に大きなギャップがあることを、専門家側は気が付いていなかった。

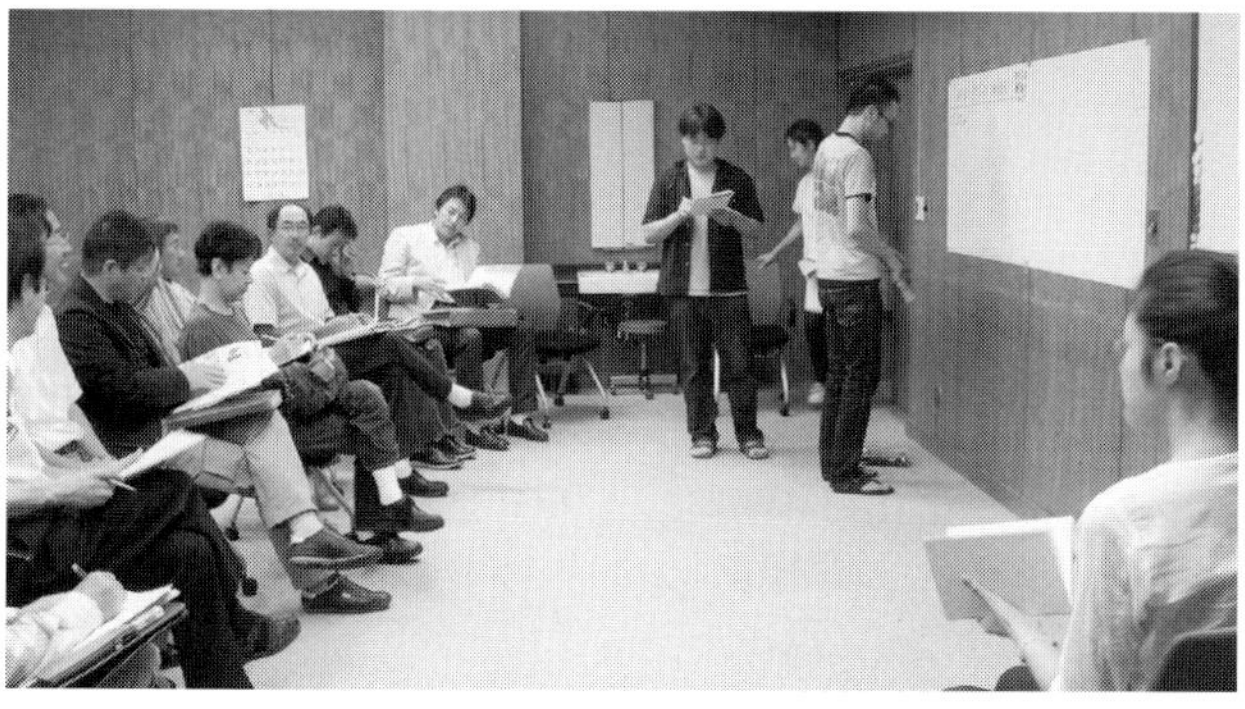

※1　p 22 参照。
はーもにープロジェクトでは、壁面に模造紙を張り、そこに向かって扇形にいすのみを並べる形式で会議を実施しました。正面には、会議を進行する「ファシリテーター」と、発言内容をその場で要約し模造紙に記録する（=ファシリテーショングラフィック※2）記録係が立ち、模造紙に向かって全員で議論するというスタイルです。大半の会議を、このワークショップ形式で行っています。

※2　p 90 参照

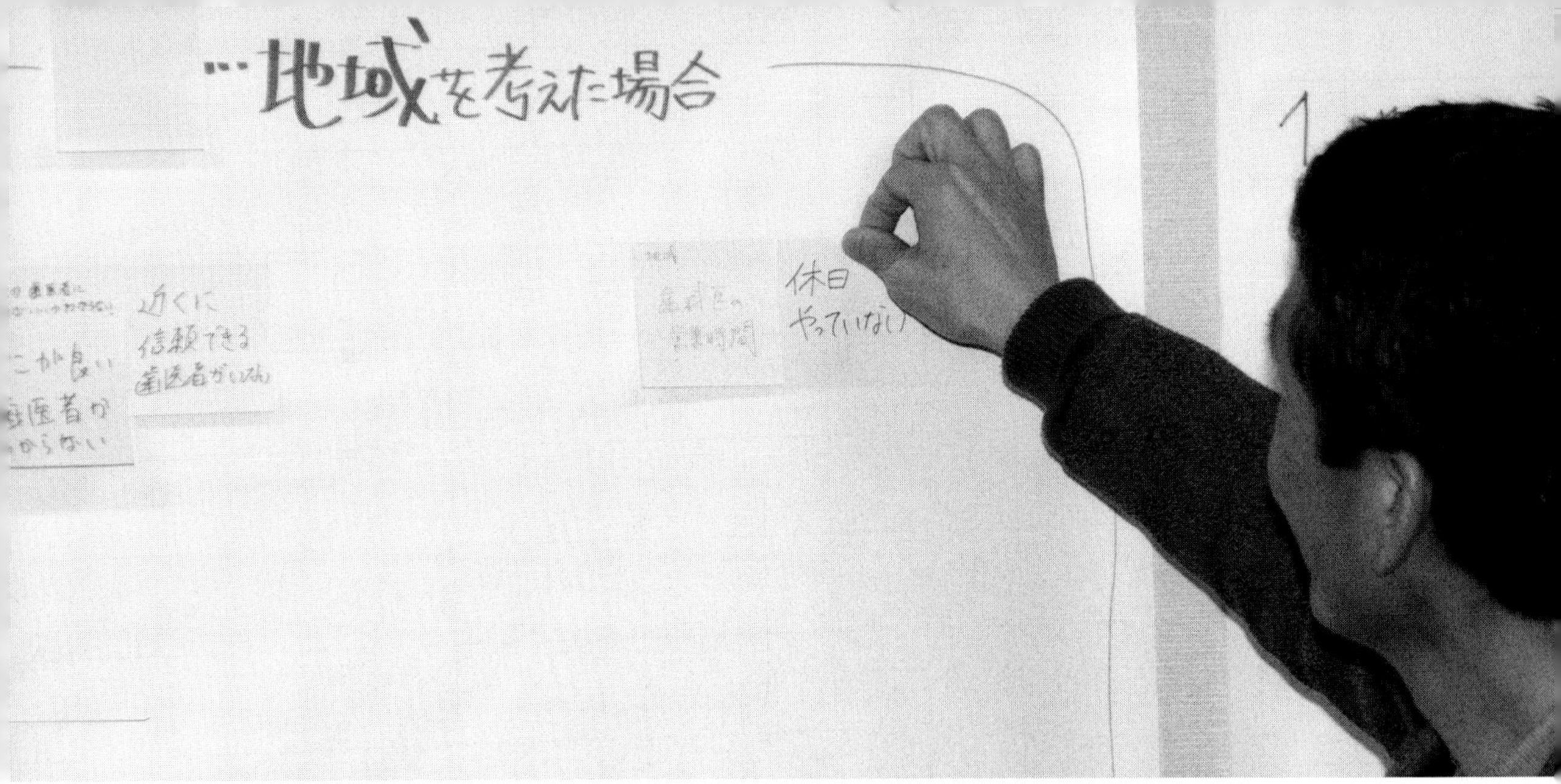

浮かび上がってきた歯科保健の課題

新潟大学大学院医歯学総合研究科 准教授　葭原　明弘

私たち歯科専門家は、歯科保健で論じられていることは非常に簡単で分かりやすいと考えがちです。例えば、「８０２０運動＝一生自分の歯で食事に不自由しないようにしよう」「むし歯の原因は三つあって予防はそれぞれに対して大きく三つある」等々。ここが大きな勘違いでした。言葉として分かることと、実感として分かること、つまり「知識」と「実感」のギャップの間には、大きな壁があったのです。

歯科疾患は慢性的に推移することから、例えば、急性症状として現れ、治療の成果も劇的に生じる伝染病や食中毒とは病気に対する感じ方に大きな違いがあります。何となく分かるけれど実感に乏しいのが歯科疾患の特徴のようです。これこそが歯科専門家と住民意識のギャップなんだと思います。

私たちが活動を進める上で、この「歯科専門家と住民意識のギャップ」に関する課題を整理すると、次の三点にまとめることができます。

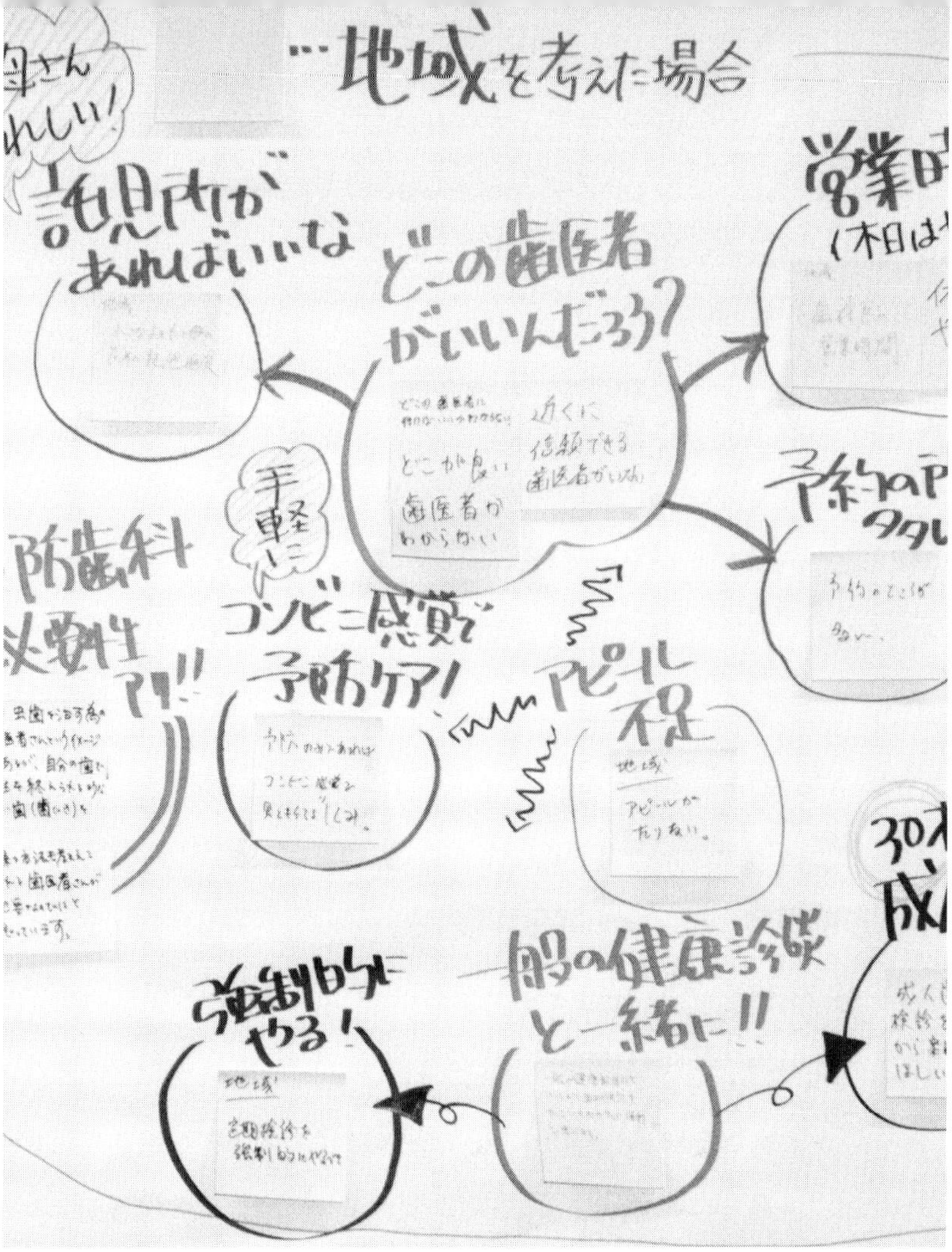

【課題一】

歯科側から発信する（している）情報（内容および手段・ツール）が、住民（受け手）側にとって本当に受け入れやすいものになっていないのではないか？

（例）

予防のために定期的に歯科健診を受けましょう。

←

「健診」＝「その後に続く治療」（期間＆費用等の負担大）ならば、痛くなってから行っても同じじゃないの？

【課題二】

既存の枠にとらわれない新たな場づくり（ネットワークづくり）が必要ではないか？

（例）

青年会議所

←

企業経営者（管理職）の集団

従業員の歯科受診率や歯科医療費、また歯科疾患の経済損失には大きな関心がある。

【課題三】

歯科関係者自身の住民参加活動に対する意識改革・スキル向上が必要ではないか？

ポイント

●その一　歯科保健については言葉としては分かりやすいが、実感として感じにくい。

●その二　歯科保健活動においては、「知識と「実感」のギャップをどう埋めるかがポイントになる。

●その三　ギャップを埋めるための課題は三つある。

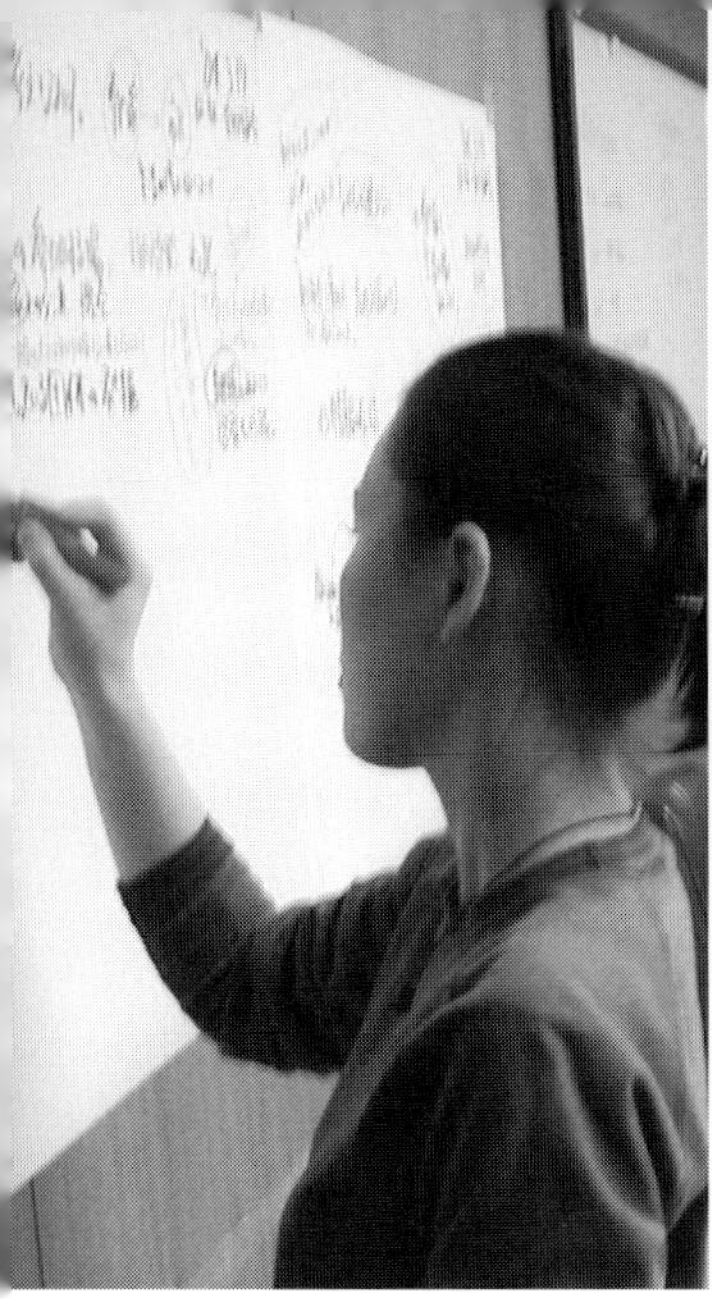
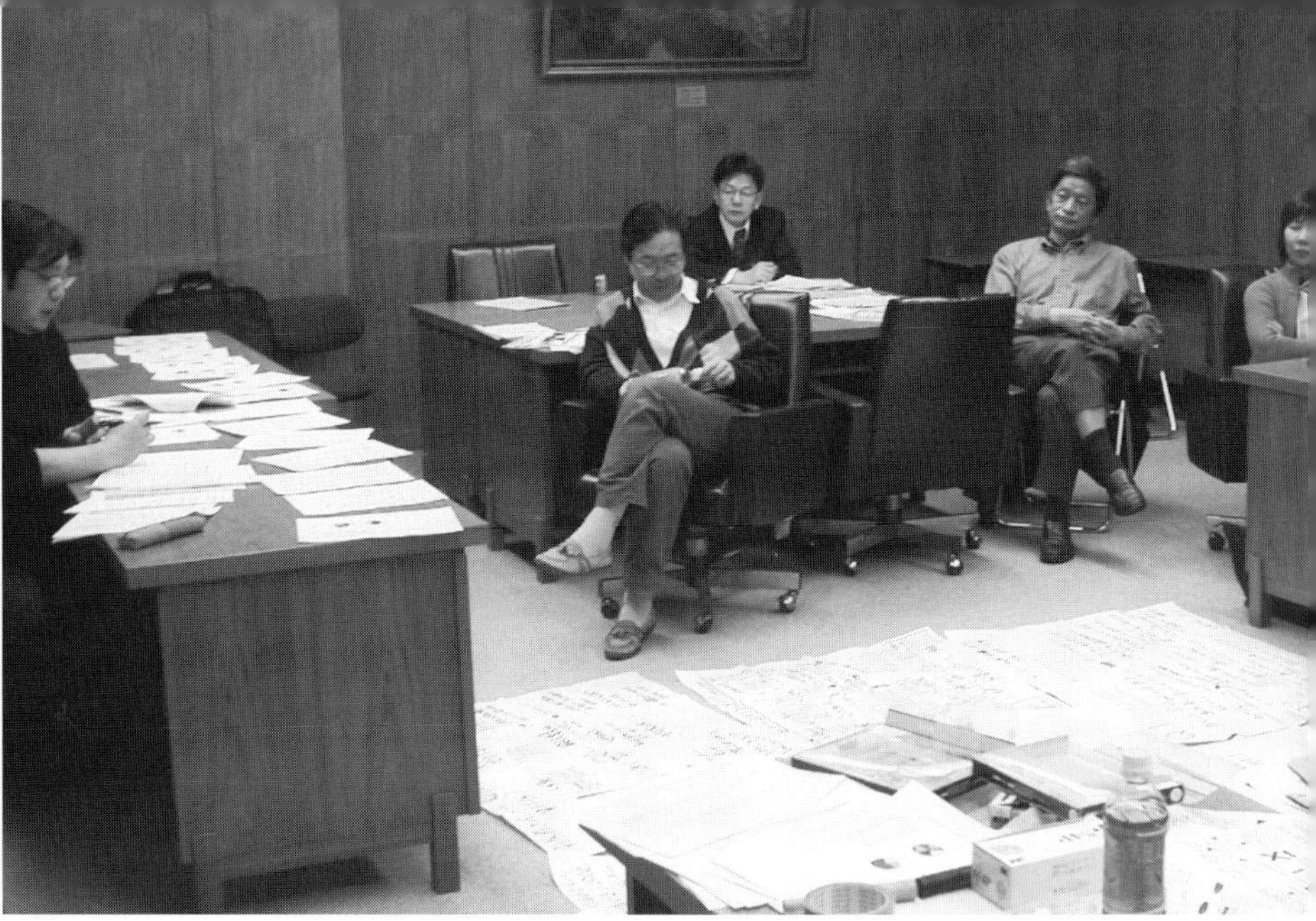

行動計画と活動理念づくり

NPO法人まちづくり学校　理事　小嶋　弘一
NPO法人まちづくり学校　理事　阿宮　由子

具体的な事業計画づくり

二回の会議を経て、歯科保健関係者とまちづくり学校メンバーとの間で、成人歯科保健の現状やモデル事業でやりたいことのイメージが、だんだんと共有できてきました。そこで、三回目の会議は、どのように住民参加型成人歯科保健推進モデル事業に取り組んでいくか、具体的な事業計画づくりの話し合いを行うことになりました。

　事業に取り組むにあたって、最も重要なのは「事業の理念」です。まず「何のためにやるのか？」という事業の理念を明確にし、その理念に基づいて「現状を把握」します。理念を実現するために良い現状もあれば、気になる現状もあります。良い現状からは「可能的な未来」が見えてきますが、気になる現状からは「成り行き的な未来（〜になりかねない）」しか見えません。「可能的な未来」があるのに「成り行き的な未来」に引っ張られてしまう。そうなってしまうことが「問題」で、その「問題」をどうやって上向きの「力」に変えるかが肝心です。理念を達成するために、どういう方針の下でどのような具体的な方策を立案するか。どのようなスケジュールで実行していくか。この一連の流れを、まちづくり学校では「トータルプロセスデザイン（※3）」と呼んでおり、事業をスタートさせ

※3　p 91～93 参照

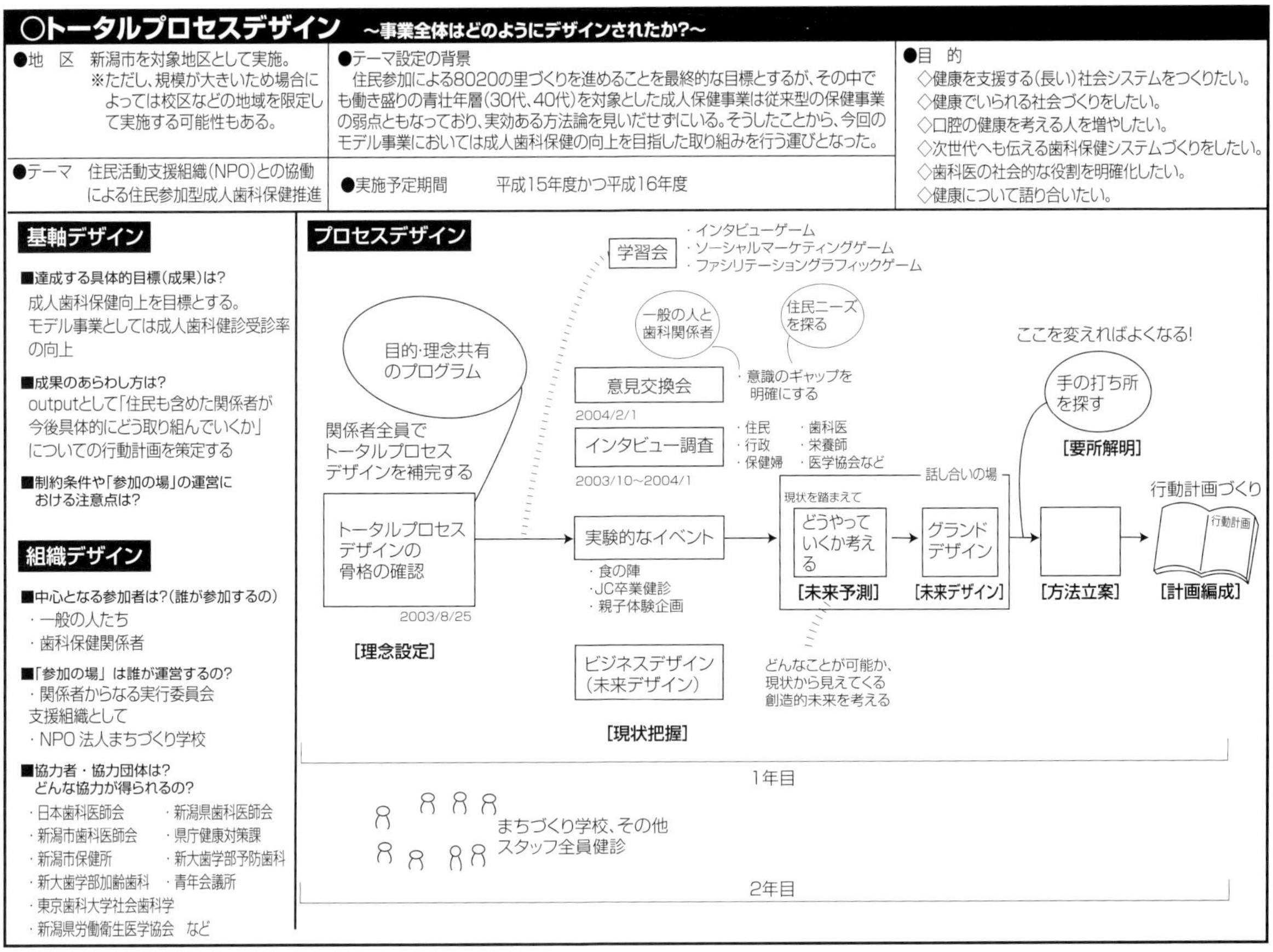
〇トータルプロセスデザイン　～事業全体はどのようにデザインされたか？～
●地　区　新潟市を対象地区として実施。
※ただし、規模が大きいため場合によっては校区などの地域を限定して実施する可能性もある。
●テーマ　住民活動支援組織（NPO）との協働による住民参加型成人歯科保健推進
●テーマ設定の背景
住民参加による8020の里づくりを進めることを最終的な目標とするが、その中でも働き盛りの青壮年層（30代、40代）を対象とした成人保健事業は従来型の保健事業の弱点ともなっており、実効ある方法論を見いだせずにいる。そうしたことから、今回のモデル事業においては成人歯科保健の向上を目指した取り組みを行う運びとなった。
●実施予定期間　平成15年度かつ平成16年度
●目　的
◇健康を支援する（長い）社会システムをつくりたい。
◇健康でいられる社会づくりをしたい。
◇口腔の健康を考える人を増やしたい。
◇次世代へも伝える歯科保健システムづくりをしたい。
◇歯科医の社会的な役割を明確化したい。
◇健康について語り合いたい。
基軸デザイン
■達成する具体的目標（成果）は？
成人歯科保健向上を目標とする。
モデル事業としては成人歯科健診受診率の向上
■成果のあらわし方は？
outputとして「住民も含めた関係者が今後具体的にどう取り組んでいくか」についての行動計画を策定する
■制約条件や「参加の場」の運営における注意点は？
組織デザイン
■中心となる参加者は？（誰が参加するの）
・一般の人たち
・歯科保健関係者
■「参加の場」は誰が運営するの？
・関係者からなる実行委員会
支援組織として
・NPO 法人まちづくり学校
■協力者・協力団体は？
どんな協力が得られるの？
・日本歯科医師会
・新潟県歯科医師会
・新潟市歯科医師会
・県庁健康対策課
・新潟市保健所
・新大歯学部予防歯科
・新大歯学部加齢歯科
・青年会議所
・東京歯科大学社会歯科学
・新潟県労働衛生医学協会　など
プロセスデザイン
目的・理念共有のプログラム
関係者全員でトータルプロセスデザインを補完する
トータルプロセスデザインの骨格の確認
2003/8/25
[理念設定]
学習会
・インタビューゲーム
・ソーシャルマーケティングゲーム
・ファシリテーショングラフィックゲーム
一般の人と歯科関係者
住民ニーズを探る
意見交換会
2004/2/1
・意識のギャップを明確にする
インタビュー調査
2003/10～2004/1
・住民　・行政　・保健婦
・歯科医　・栄養師　・医学協会など
実験的なイベント
・食の陣
・JC卒業健診
・親子体験企画
ビジネスデザイン（未来デザイン）
[現状把握]
どんなことが可能か、現状から見えてくる創造的未来を考える
話し合いの場
現状を踏まえて
どうやっていくか考える
[未来予測]
グランドデザイン
[未来デザイン]
ここを変えればよくなる!
手の打ち所を探す
[要所解明]
[方法立案]
行動計画づくり
行動計画
[計画編成]
1年目
まちづくり学校、その他スタッフ全員健診
2年目

図2　最初に作成したトータルプロセスデザイン

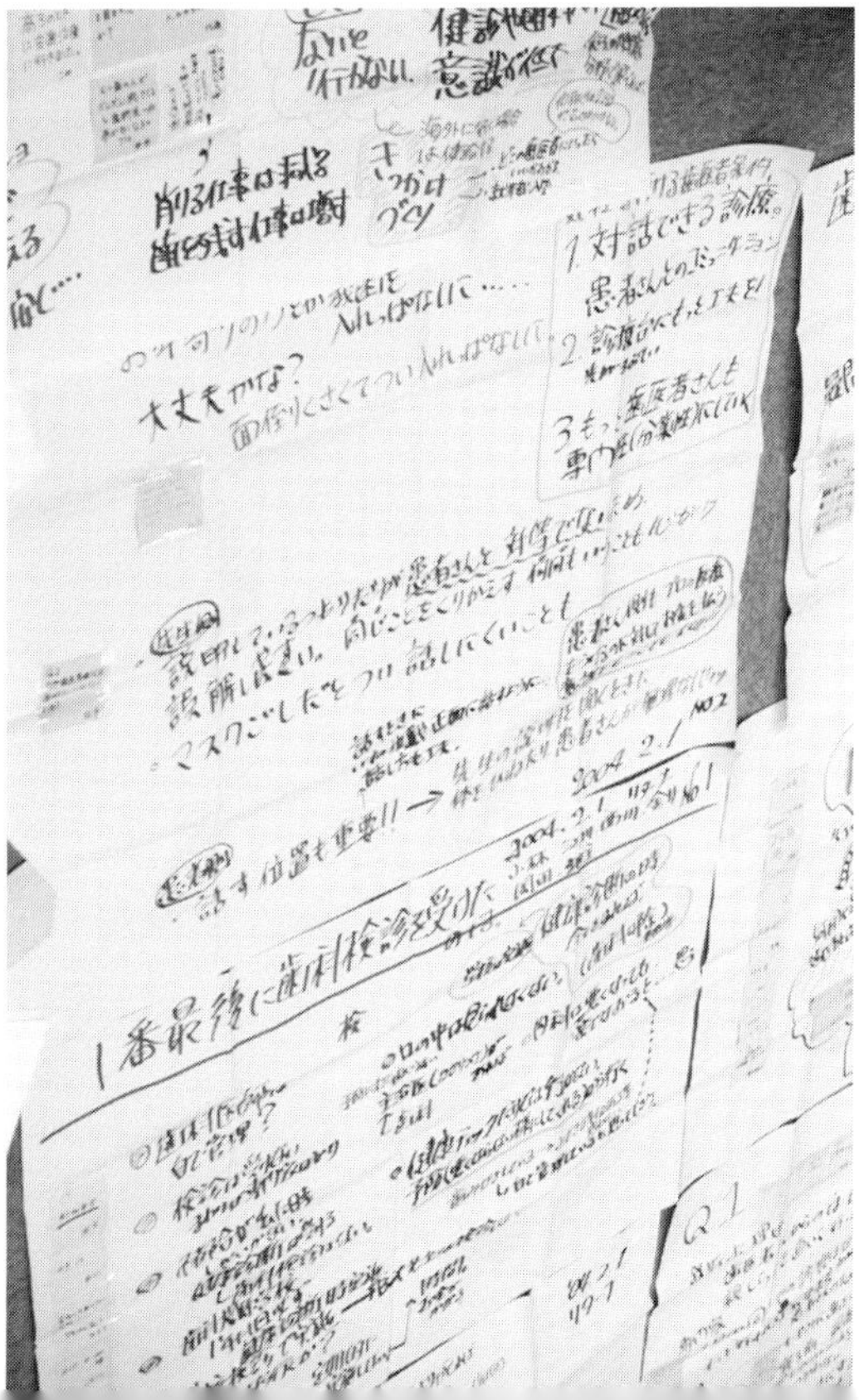

る前に行っています。

過去二回の会議で出された意見や提案をもとに、まちづくり学校がトータルプロセスデザインのたたき台を作成し、それを会議の場でもみ合い、計画を肉付けしていきました。その結果、実験プロジェクトを行いながら、歯科保健の新しい可能性を見いだし、その結果に基づいて行動するという循環式発展型の行動計画が立てられました（計画の詳細は次章参照）。

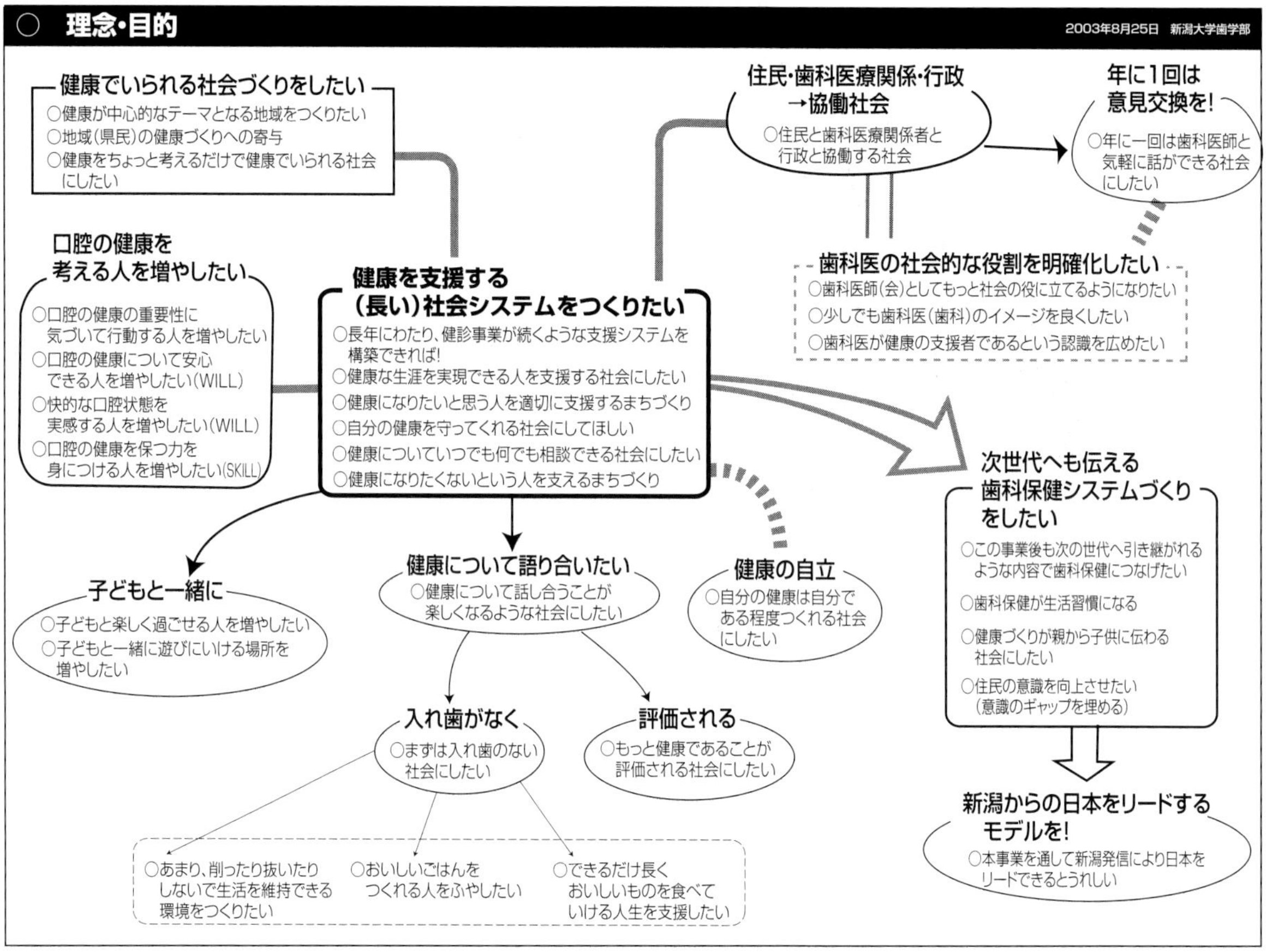

○ 理念・目的
2003年8月25日 新潟大学歯学部
健康でいられる社会づくりをしたい
○健康が中心的なテーマとなる地域をつくりたい
○地域(県民)の健康づくりへの寄与
○健康をちょっと考えるだけで健康でいられる社会にしたい
住民・歯科医療関係・行政→協働社会
○住民と歯科医療関係者と行政と協働する社会
年に1回は意見交換を!
○年に一回は歯科医師と気軽に話ができる社会にしたい
口腔の健康を考える人を増やしたい
○口腔の健康の重要性に気づいて行動する人を増やしたい
○口腔の健康について安心できる人を増やしたい(WILL)
○快的な口腔状態を実感する人を増やしたい(WILL)
○口腔の健康を保つ力を身につける人を増やしたい(SKILL)
健康を支援する(長い)社会システムをつくりたい
○長年にわたり、健診事業が続くような支援システムを構築できれば!
○健康な生涯を実現できる人を支援する社会にしたい
○健康になりたいと思う人を適切に支援するまちづくり
○自分の健康を守ってくれる社会にしてほしい
○健康についていつでも何でも相談できる社会にしたい
○健康になりたくないという人を支えるまちづくり
歯科医の社会的な役割を明確化したい
○歯科医師(会)としてもっと社会の役に立てるようになりたい
○少しでも歯科医(歯科)のイメージを良くしたい
○歯科医が健康の支援者であるという認識を広めたい
次世代へも伝える歯科保健システムづくりをしたい
○この事業後も次の世代へ引き継がれるような内容で歯科保健につなげたい
○歯科保健が生活習慣になる
○健康づくりが親から子供に伝わる社会にしたい
○住民の意識を向上させたい(意識のギャップを埋める)
新潟からの日本をリードするモデルを!
○本事業を通して新潟発信により日本をリードできるとうれしい
子どもと一緒に
○子どもと楽しく過ごせる人を増やしたい
○子どもと一緒に遊びにいける場所を増やしたい
健康について語り合いたい
○健康について話し合うことが楽しくなるような社会にしたい
健康の自立
○自分の健康は自分である程度つくれる社会にしたい
入れ歯がなく
○まずは入れ歯のない社会にしたい
評価される
○もっと健康であることが評価される社会にしたい
○あまり、削ったり抜いたりしないで生活を維持できる環境をつくりたい
○おいしいごはんをつくれる人をふやしたい
○できるだけ長くおいしいものを食べていける人生を支援したい

図3　はーもにープロジェクトの事業理念

究極の目的「事業理念」を全員で作り上げる

この事業を進めていく上で最も重要なのは、「結局、この取り組みによって何を達成したいのか」という事業理念です。理念というと、とかく、主催者のみの意向を反映して作成しがちですが、住民参加でまちづくりを進めていく場面では、事業や活動の当事者となる方々（＝住民）が、自ら考え、形作っていくことを大切にしています。「当事者一人一人は自分の問題を解決する力を兼ね備えている」と、私たちは考えているからです。

会議では、参加者一人一人が

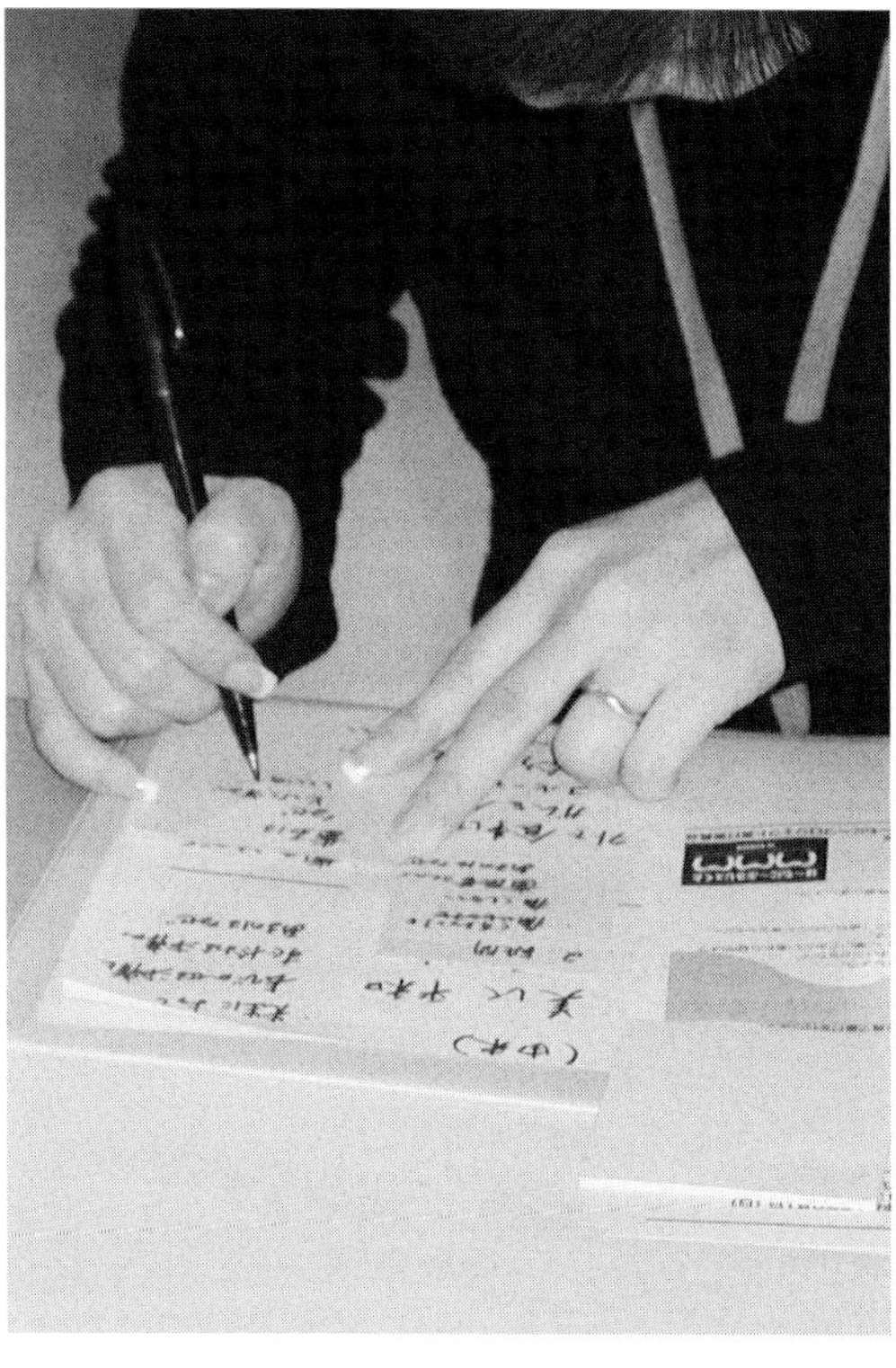

カード集類法①
参加者一人一人が付箋紙に意見を記入する（誰とも相談せず、個人の考えを書き出す）。

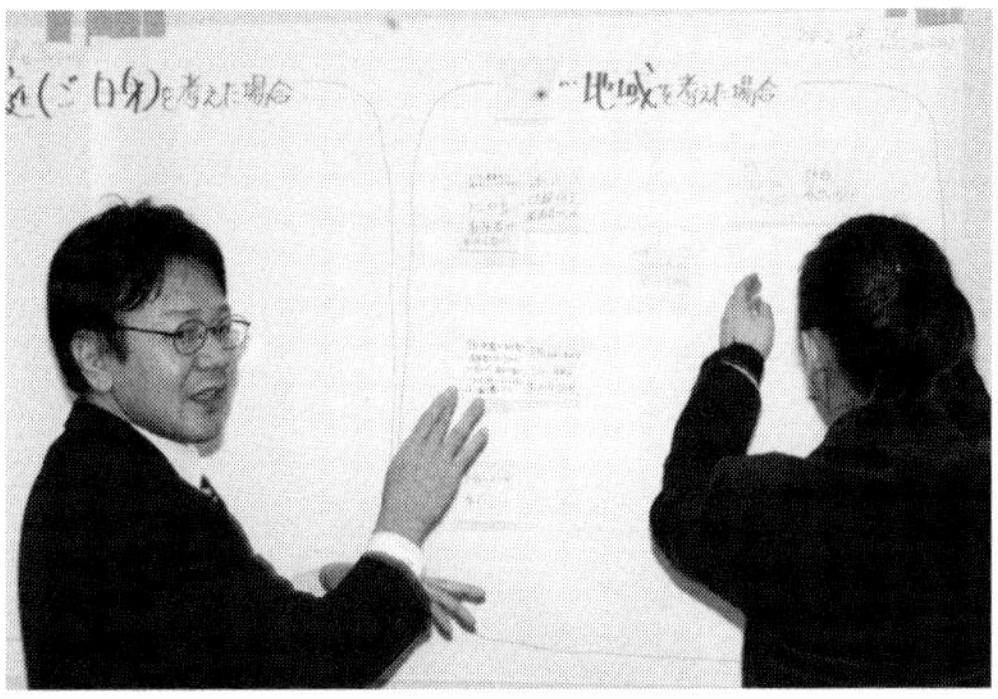

カード集類法②
付箋紙に記入した意見を一人一人が全員の前で発表し、それを模造紙に張り付ける。

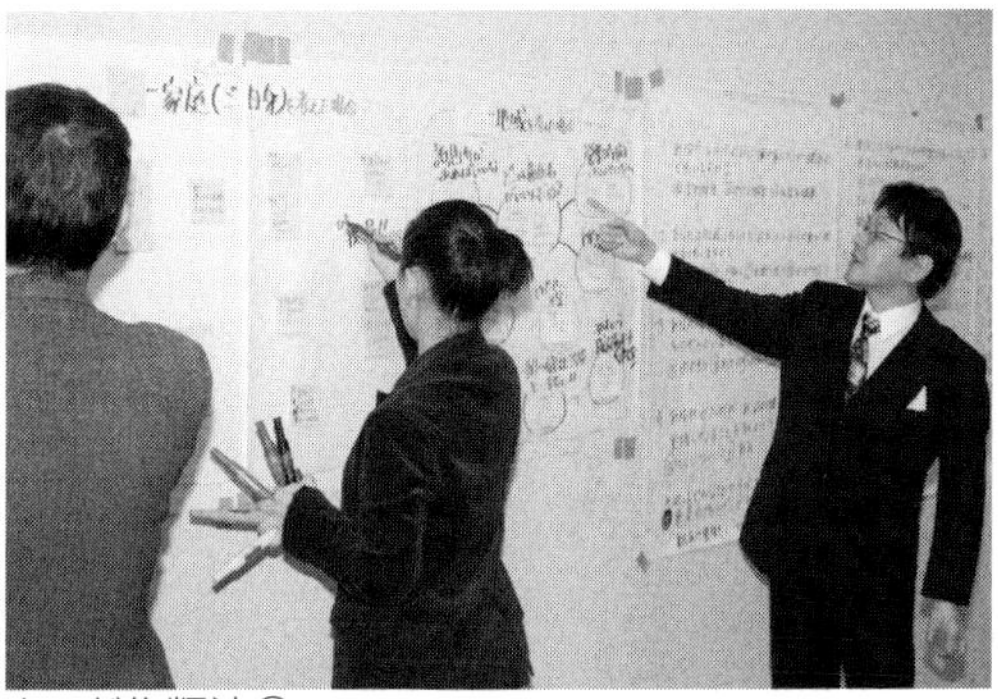

カード集類法③
模造紙に張り付けた付箋紙を構造化して展開し、ポイントを整理する。

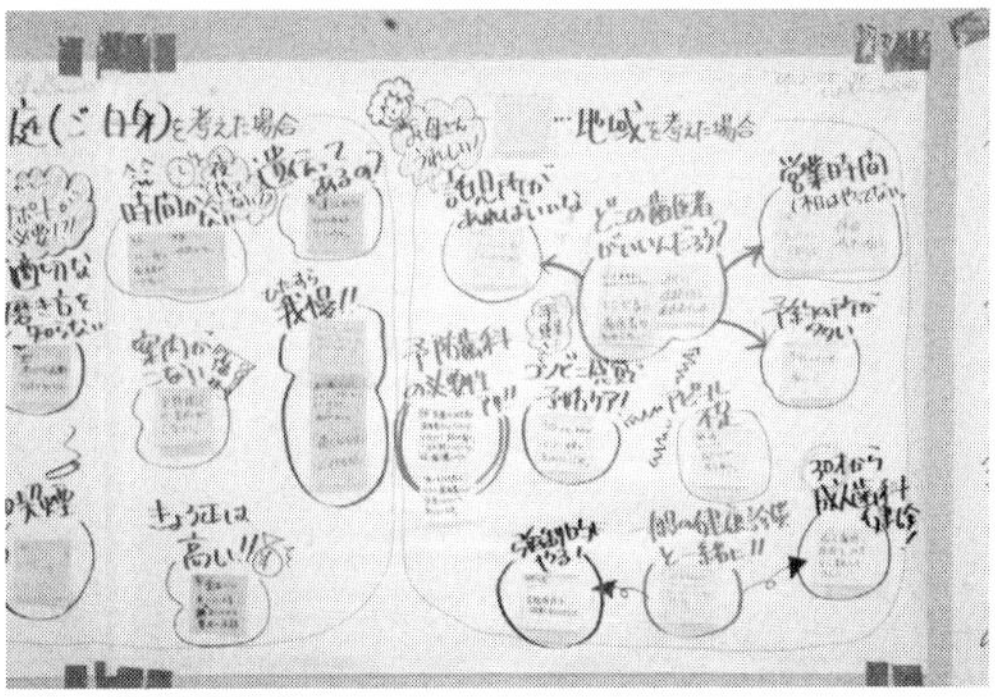

カード集類法④
模造紙には個々の意見が整理・構造化され、論点のポイントが明確化される。

「この事業によって達成したいこと」を付箋《ふせん》紙に書き出し、それを全体で集約するという方法（＝カード集類法※４）で行いました。

その結果、参加メンバーで達成したいことが浮かび上がってきました。一番軸にあると思う項目を中心に据え、他の項目との関係性も明らかにしながらまとめあげたのが図３です。これを私たちのプロジェクトの事業理念とし、事業を進めていく際の指針としました。

※４　p 97 ～ 98 参照

ポイント

●その一　**過去二回の会議によって、事業でやりたいことが浮かび上がってきていた。**

●その二　**トータルプロセスデザインというやり方で、行動計画を作成した。**

●その三　**会議参加者全員で、最初に事業理念を作り上げた。**

ワークショップ、ファシリテーショングラフィックを使った会議手法

NPO法人まちづくり学校　理事　小見　まいこ

会議へのワークショップ手法導入の効果

　昨今、演劇や美術、まちづくり、教育など各分野でワークショップという言葉が浸透してきています。新潟のまちづくりでは、ワークショップ手法が多く用いられており、はーもにープロジェクトでも、ワークショップを用いて実行委員会を進めました。

　まちづくりのワークショップは、多様な立場の参加者が共に討議し、あるいは現場を見て、協同でまちづくりの提案をまとめるなどの作業をする集まりや方法のことを指します。

　上下関係や年齢、業種にかかわらず、全員参加型で情報を出し、話し合い、合意形成をしていくやり方は、専門的な視点や発想に偏りやすい医療や歯科の世界でも効果があります。

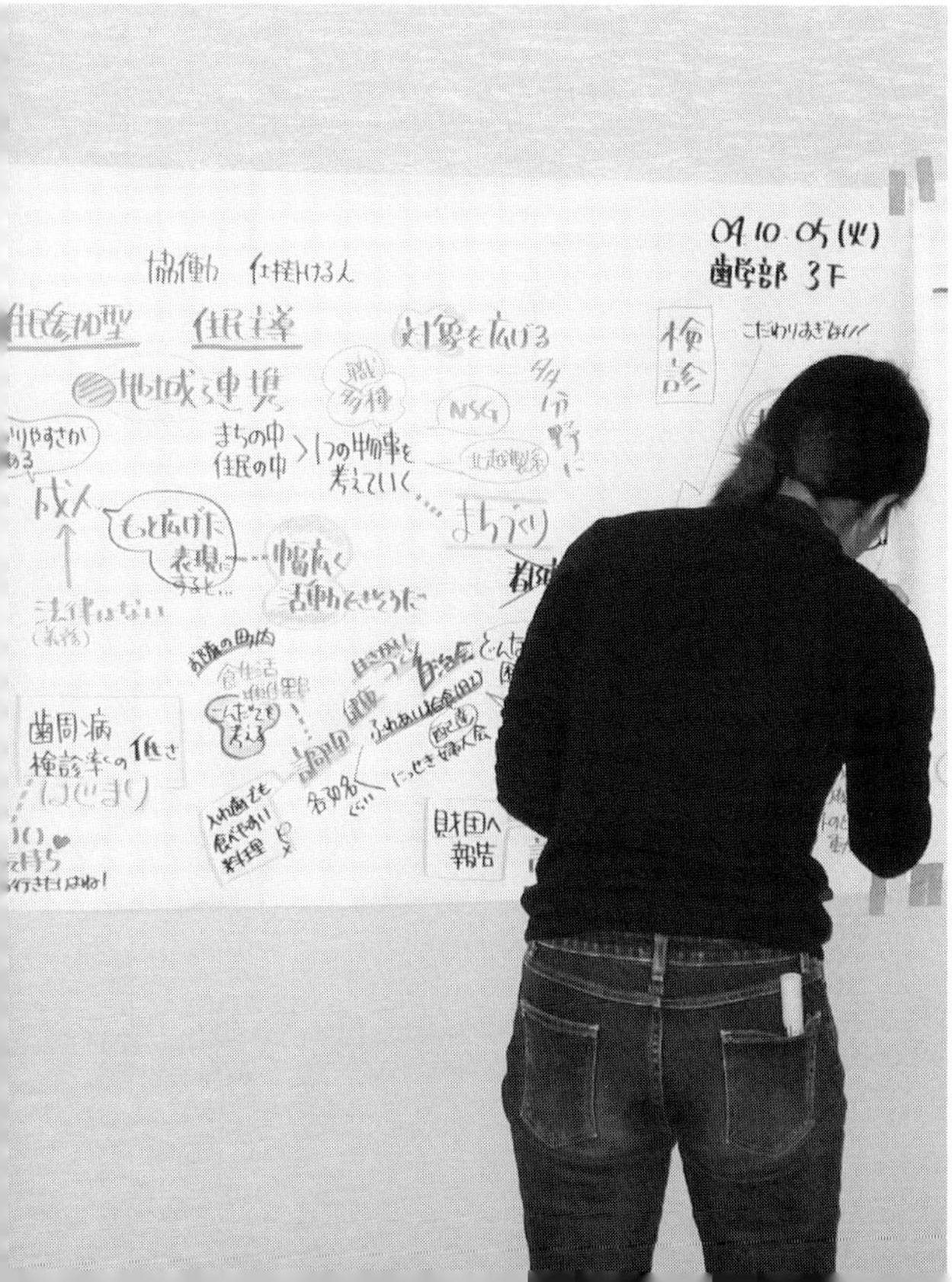

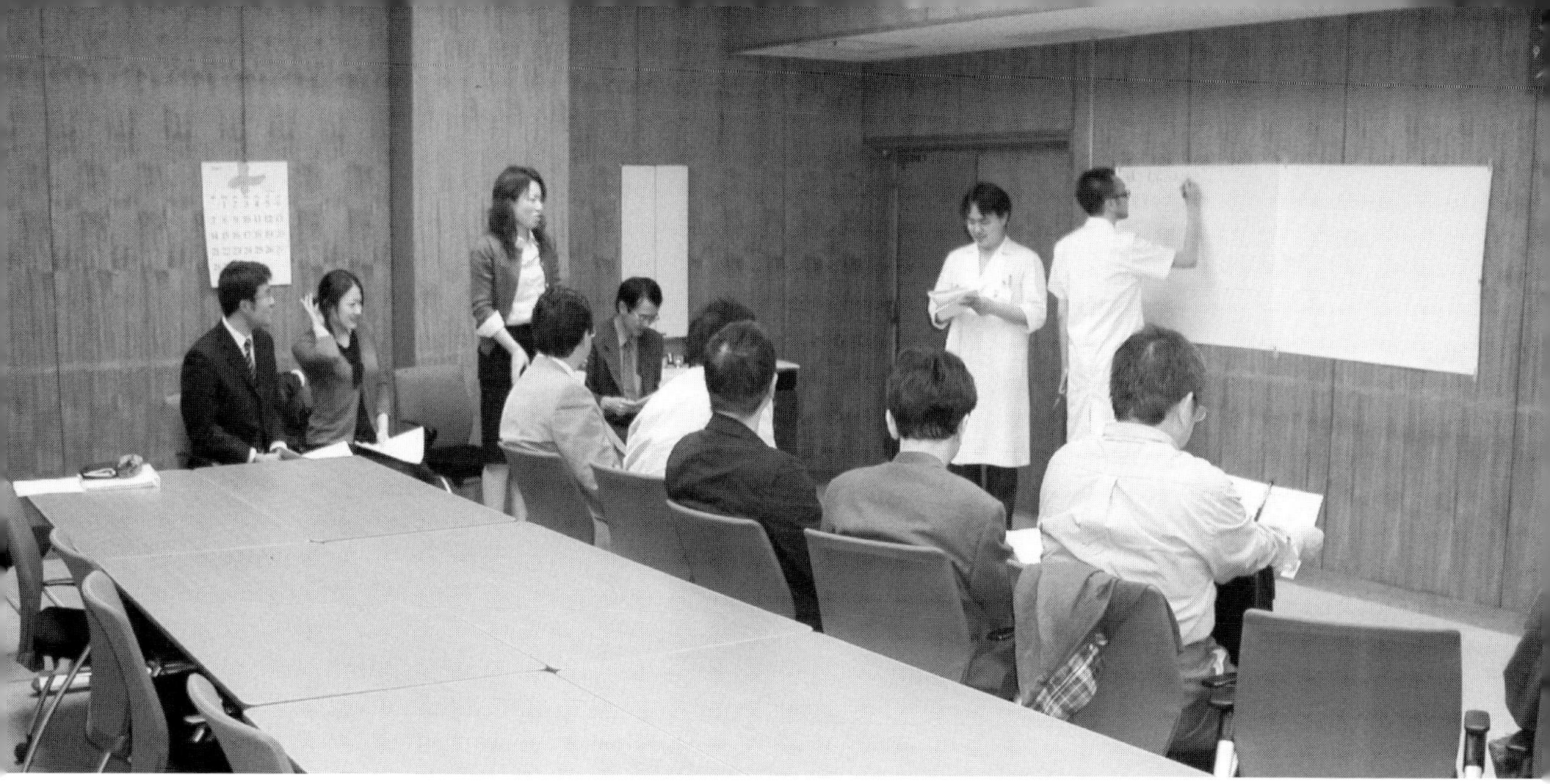

会議ではファシリテーション・グラフィックを活用

毎回の会議では、ファシリテーショングラフィックという手法で会議を運営しました。ファシリテーショングラフィックとは、話し合いの内容を同時進行で記入することで、創造的で達成感のある会議を行うための運営手法です。

議長ではなく、促進役であるファシリテーターが進行をし、コの字型ではなく、大きな白い紙に向かって扇形に並ぶこの手法は、耳でとらえる情報がその場で視覚的に表現されるので、参加者同士の情報共有や発想の活性化を手助けします。そのため、はーもにーの会議は、毎回短い時間で、参加型で楽しく、生産的な会議が実施されました。

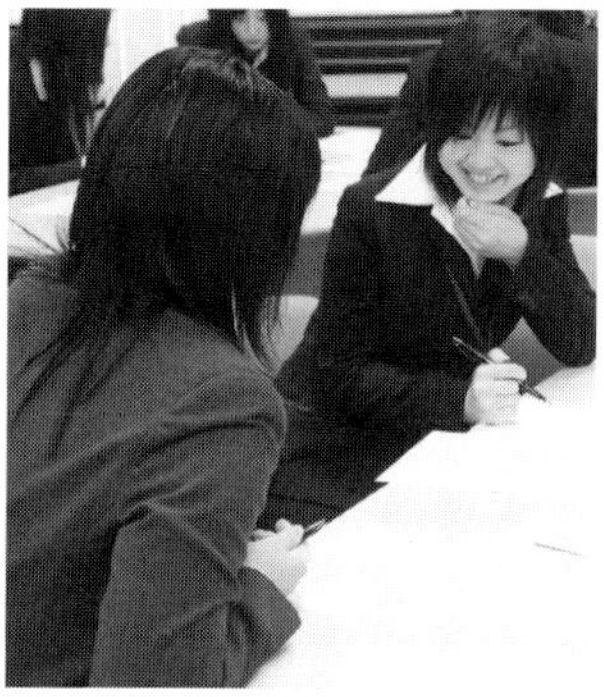

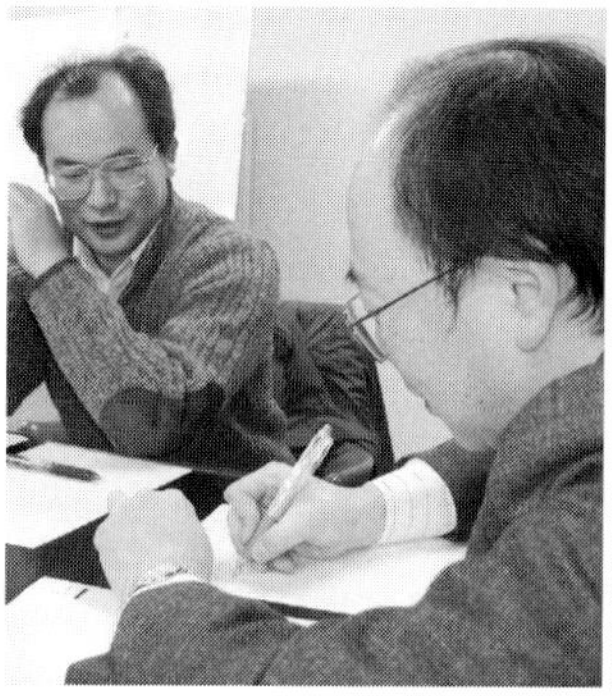

多様な意見を引き出し、整理する手法も効果的に活用

ワークショップには、その他にも「インタビューゲーム」や「マーケティングゲーム」という手法があります（第5章参照）。

インタビューゲームとは、問題意識に基づいて取材・編集・発信という情報生産の基礎技術を身につけるゲーム（＝演習）。マーケティングゲームとは、複数への取材を通して、潜在ニーズや新しい価値観を浮かび上がらせるゲームで、事前調査をし、一人よがりの事業を脱したいときにも効果があります（p98～99参照）。

はーもにープロジェクトでは、住民のニーズや意見を聞き、真に求められる地域歯科保健の姿を探るために、インタビューゲームとマーケティングゲームの研修を一年目に実施。それにより、住民の話を聞く方法、技術を身に付け、広い視点を持って事業を進めることに役立ちました。

（コラム2）

歯科専門家側に大きな衝撃を与えたワークショップの技術

実は、最初の会議では、歯科医師などの歯科専門家はあえて積極的に意見を出すことを控えようと思っていました。なぜなら、基本的には歯科保健の専門家が考えても斬新な意見は出にくいと考えていたからです。

しかし、最初の会議で私たちは大きな衝撃を受けました。全く経験したことがない会場レイアウト。場を盛り上げるようなファシリテーターの進行・かかわり。発言内容がその場でまとめられ、記録されていくファシリテーショングラフィック。そのいずれもが生き生きしていて、私たちの驚きはただごとではありませんでした。

「ワークショップという手法から、新たな視点での歯科保健活動が見えてくるのではないか？」

私たちは、大いなる可能性を感じました。歯科保健活動は、私たち歯科専門家で考えられる部分は考え尽くしてきた感がありました。また、歯科専門家が考えていることは、案外に住民の心をとらえていません。「ワークショップを通じて、私たちが日ごろ考えもしなかったこと、はっとするような意見・アイデアが出てくるのではないか」。そんな明るい期待を私たちに抱かせてくれたのが、ワークショップの技術でした。

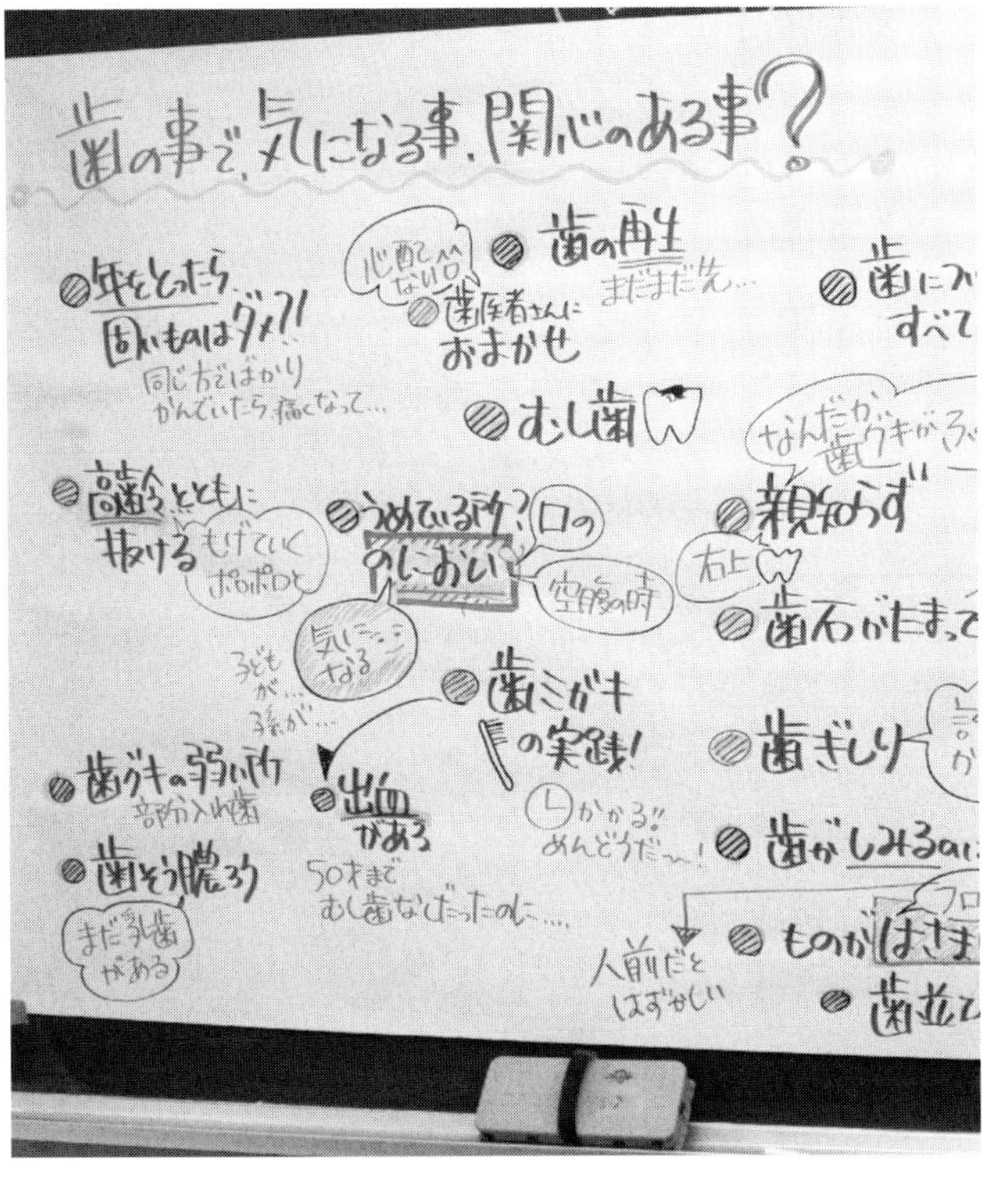

新潟大学大学院医歯学総合研究科 准教授　葭原　明弘

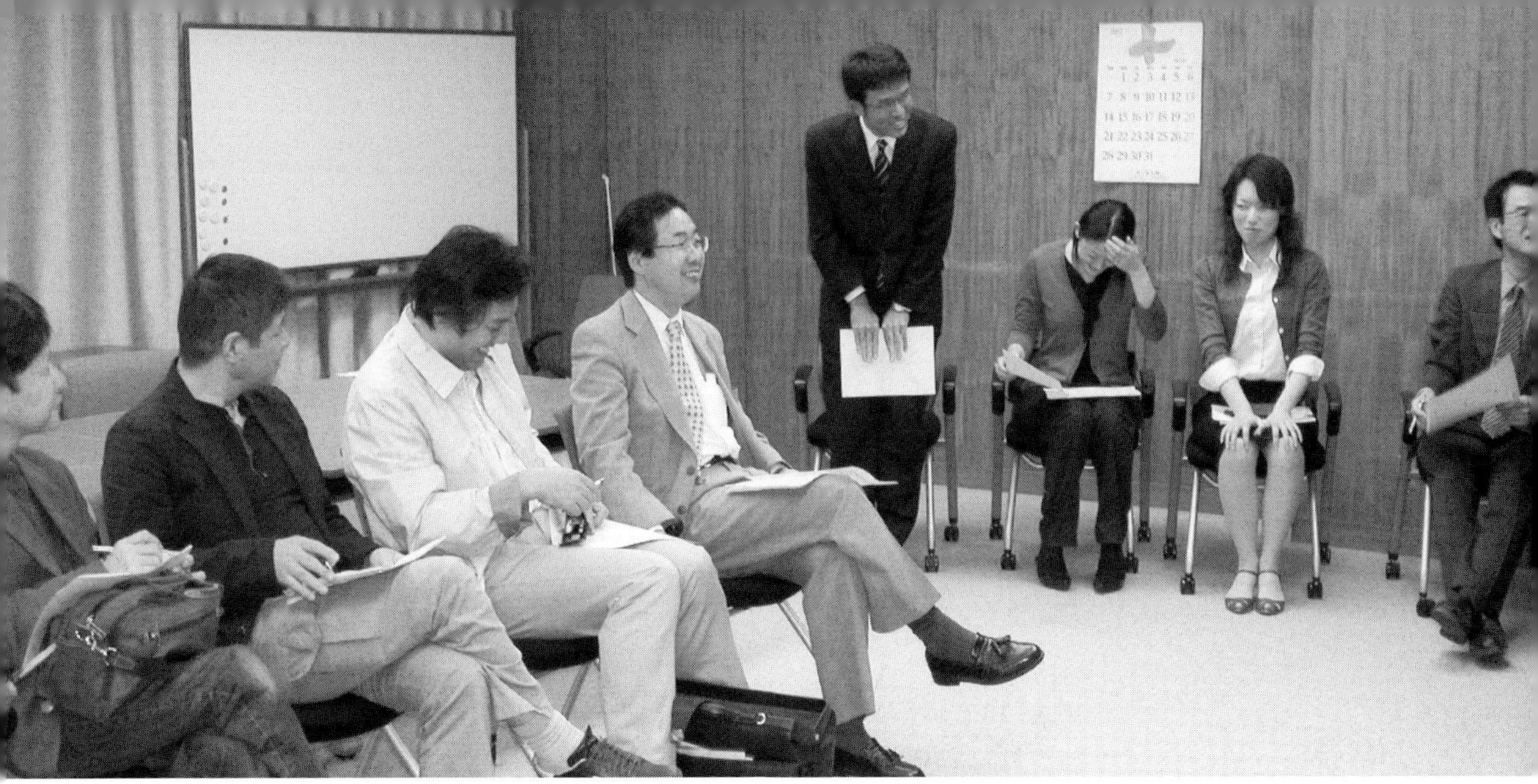

実行委員会の立ち上げ

NPO法人まちづくり学校　副代表理事　斎藤　主税

行動計画と活動理念が定まったところで、いよいよ本格的に事業開始です。しかし、それにあたって推進母体を明確にしておく必要がありました。とにかく、新潟では前例のない新しい取り組みです。歯科の専門家とまちづくりNPOが協働で実施するプロジェクトということもあり、歯科医師会や大学が母体になるのではなく、「この事業のための実行委員会を、出席者で新たに立ち上げ、そこが推進母体となって事業を実施しよう」ということになりました。

行動計画作成の段階で意見として出てきたのは、「歩きながら考える方式」という考え方です。机上であれこれ考えるよりも、行動を起こしながら考えようという姿勢が打ち出されましたから、必然的に組織づくりでも、ゆるやかな枠組みの方がベターだということになりました。

実行委員会とは称していますが、会則はありません。とりあえずの代表者は設けましたが、それ以外は特にルールを決めませんでした。関心のある人・組織が、自らの意志で参加する。途中で参加したい人・組織がいたら、それは大歓迎！　去る者は追わず来る人は拒まずという、かなりゆるやかな組織というよりグループとして発足しました(今思えば、こうした緩やかな形式にしたことが、事業が長続きしている要因になっています)。

ポイント

●その一　前例の無い新しい取り組みであった。

●その二　「歩きながら考える方式」で進めることから、組織体制もゆるやかなものとした。

●その三　「去る者は追わず来る人は拒まず」が長く続いている秘訣。

（コラム3）

「はーもにープロジェクト」という名称について

NPO法人まちづくり学校　理事　小見　まいこ

新潟で歯科の専門家とまちづくりＮＰＯが協働で実施する歯科保健推進プロジェクト。私たちは、このプロジェクトを「はーもにープロジェクト」と称しています。実は、この「はーもにープロジェクト」という名前が決めるまでには、ちょっとした経緯がありました。

この名前になる前は、「住民参加型成人歯科保健推進モデル事業」と少々長くて硬いものでした。初めのころは、会議の雰囲気が硬かったこともあり、特に気になりませんでしたが、会議を重ねるにつれ、どんどんメンバー同士で意識共有がなされ、お互いに打ち解けてくる（キャラクター的に、案外似たもの同士だった!?）と、だんだんこの名称に違和感が出てきました。

本格的な事業内容の検討を始めようとした第四回の会議の時、「そろそろ、プロジェクトの名前を変えませんか?」という声が、出席者の中から自然と出てきました。「それなら、みんなで考えて投票方式で決めましょう」ということになり、早速、参加者全員で考えることに。

一人一人が付箋紙にプロジェクト名の案を書き（複数思いついた場合は、何枚でも記入可）、それを大きな模造紙にペタペタと張り付け一面に並べます。参加メンバーは、並べられた名称案を一通り見て吟味した後、一人二枚シールを持って、気に入った名称案が書かれた付箋紙にシールで投票（※5）。「チームはっとトリック」や「歯っ想会」「ハートプランニング」「爽健美歯」など二十個近い案が出る中で、圧倒的に票を集めたのが、「はーもにープロジェクト」という名称でした。

「歯科関係者とまちづくり関係者が調和し、美しいハーモニーを奏でたい」という思いが、このプロジェクトの名前に込められています。

※5
この手法は、「シール張り評価法」と呼ばれ、住民参加型まちづくりでよく使われる手法の1つです。参加者全員からアイデアや提案引き出し、参加型で簡単に評価・決定できるプログラムです。

第2章

手探りで始めた実験プロジェクト

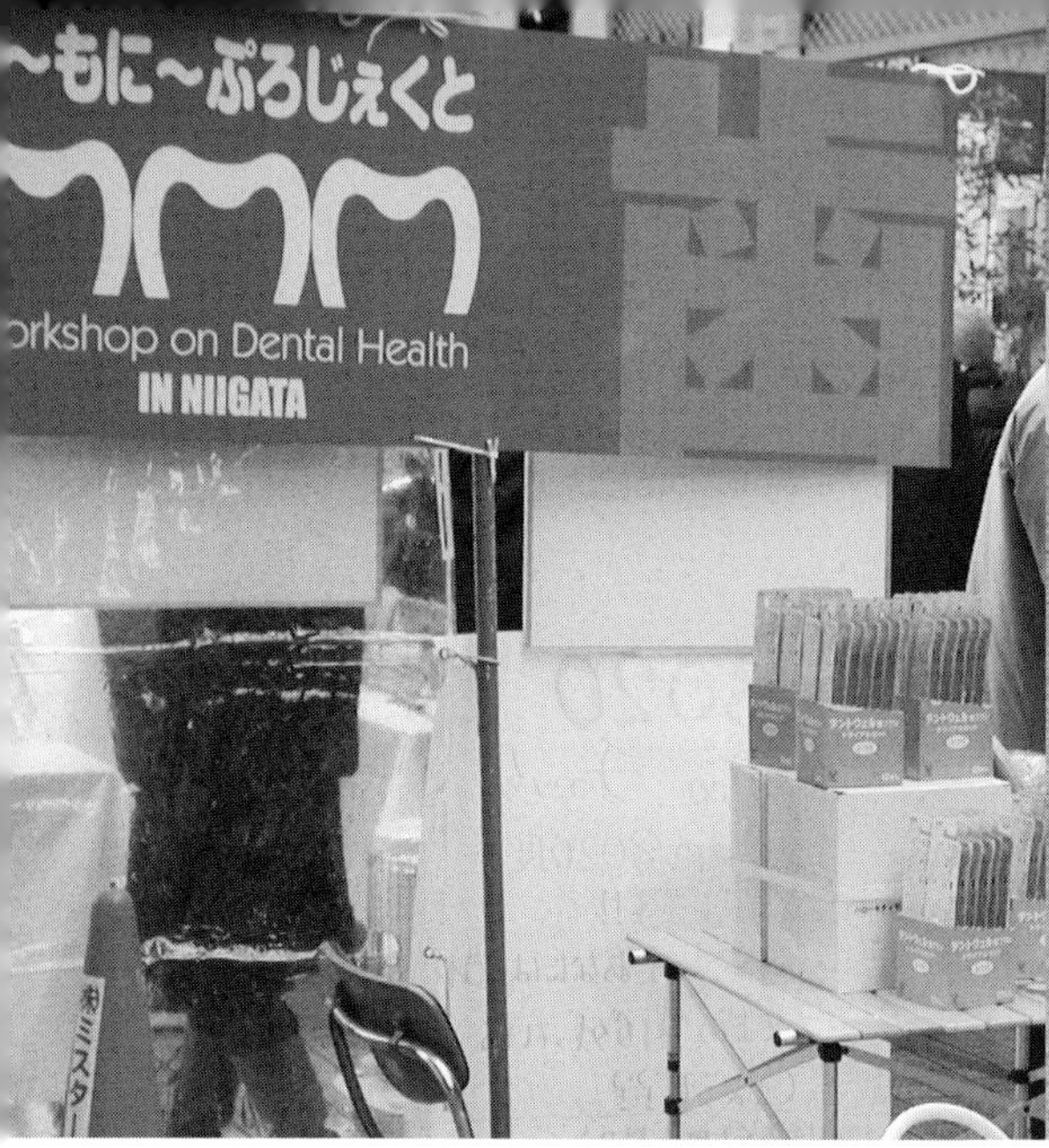

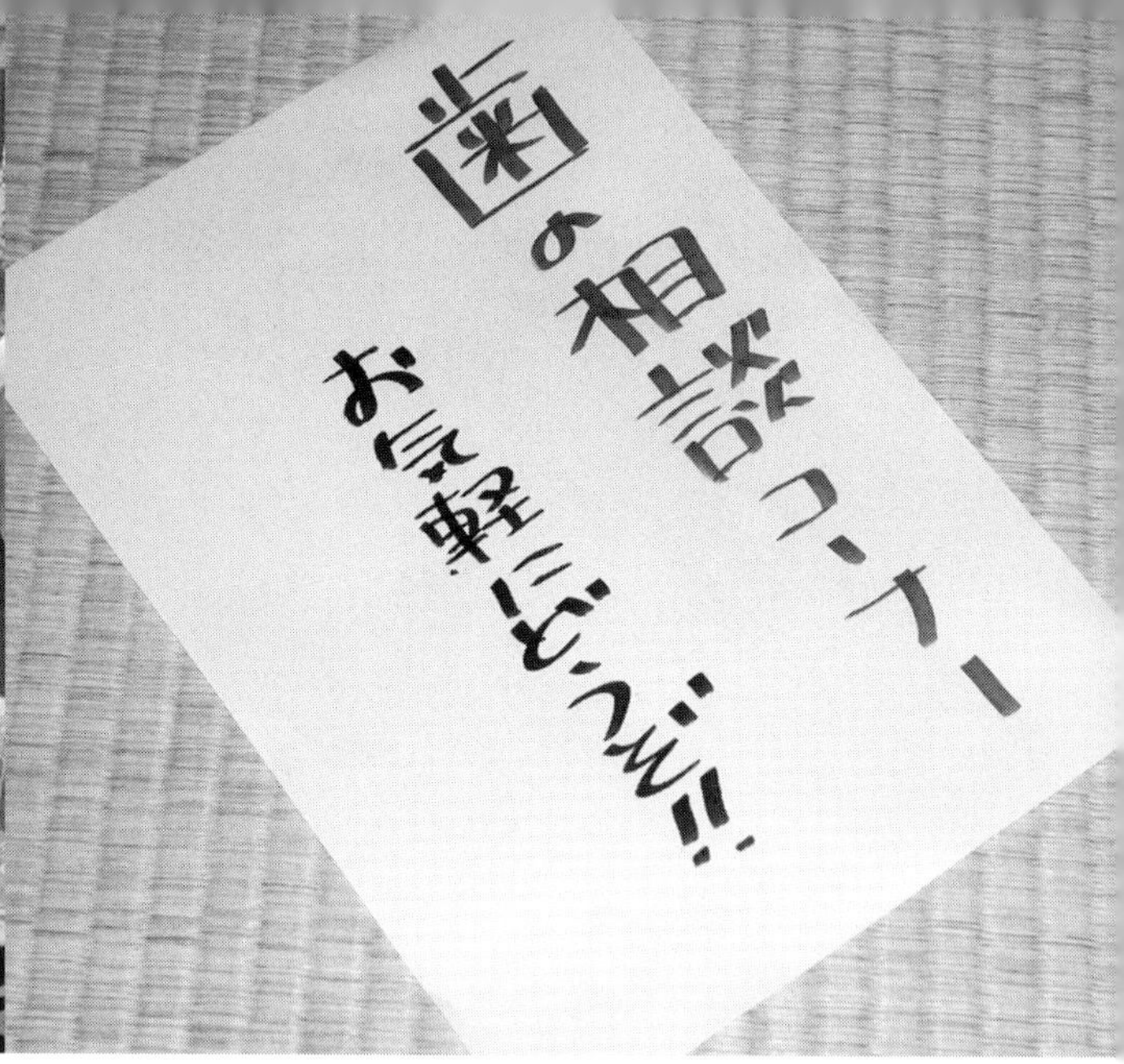

まずは実験的にやってみることからスタート

NPO法人まちづくり学校　副代表理事　斎藤　主税

住民参加は「住民ニーズを探るための出会いの場」ととらえる

　事業理念を作成し、実行委員会を組織した「はーもにープロジェクト」。いよいよ具体的な行動に移していくことになりました。しかし、まだ一つ問題が残っていました。そもそも「歯科保健事業における住民参加とは何か？」がまだ見えていなかったのです。メンバー同士で意識の共有がある程度成されたとはいえ、住民参加のとらえ方がハッキリしていなければ、どう活動を展開していったらよいか皆目見当がつきません。

　そこで、実行委員会の内部でいろいろと議論を重ねた結果、はーもにープロジェクトにおける住民参加は、「住民との出会いの場」ととらえていくことにしました。歯科関係者と住民の間にはギャップがある。そのギャップを埋めるためには、住民側のニーズを探る必要がある。このニーズを探るための「出会いの場」であるという考え方の整理を行ったのです（図4）。

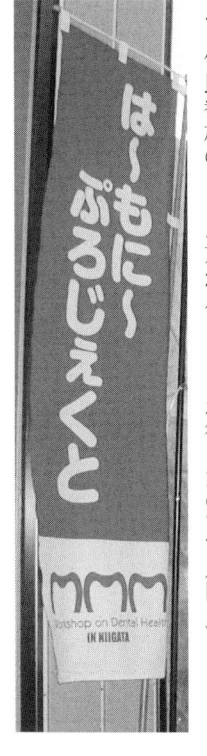

※勉強会での議論から、成人歯科保健における「住民参加」の位置付けとその目的は以下のように設定しました。

■はーもにープロジェクトにおける方向性

歯科保健事業における住民参加とは ...

「出会いの場」をつくること

（第1回会議での共通認識）

○世間一般的に成人歯科保健に対する認識が低い。
○歯科医療関係者と住民との間に意識（認識）のギャップがある。

（第2回会議での共通認識）

○成人歯科健診の受診率向上のためには、受診対象者の意識（ニーズ）を探ることが必要。
○受診対象者の意識の向上が不可欠。

「出会いの場」の目的は ...

○住民ニーズを把握する
○成人歯科保健に対する意識向上のきっかけをつくる

（第 2 回会議での共通認識）

第1・2回会議の議論の中で浮かび上がってきた課題

○「歯科医療」「健康」などといったテーマで、「場」の設定をしても、人々は関心を示さない。
○人々の関心が集まるテーマ（例えば「食」）を設定し、そこに成人歯科保健に関する「場」を設定すべき。

○住民と歯科医療関係者とのコミュニケーションの場が不足している（そのような場はこれまであまり設けられていない）。

○マイナス面を強調してPRするのではなく、プラス効果（快適性など）を強調したPRも必要。
○ワンストップサービス（企業の健康診断と一緒に歯科健診も行うなど）のニーズは非常に高いのではないか？
→ **○顧客満足（CS）という意識を持ったサービスの展開を歯科医師側も持ってもよいのではないか？**

○参加して楽しいと思えるような「場」の設定が重要。
○「わざわざ来てもらう」ではなく「ついでに寄ってもらう」という考え方で、「場づくり」の検討も必要。

○歯科医療関係者同士の意見交換の場は十分に設けられているか？
→ **○関係者同士（歯科医師、保健士、栄養士など）の意見交換の場をつくることも必要ではないか？**

図4　歯科保健における住民参加の位置付けと事業の方向性

歩きながら考える

活動初年度は、8020推進財団からの助成を受ける際、「成人歯科保健推進のための行動計画を作成する」という内容で申請していました。ですから、最終的に行動計画が出来上がっていればよいわけなんですが、机上で計画を作成しても「絵に描いた餅《もち》」となってしまうのは明白でした。

そこでまちづくり学校から提案したのが、「歩きながら考える計画づくり（図5）」でした。まずは、すぐに取り組めそうなことを実験的に実行してみよう。実験を積み重ね、その成果を踏ま

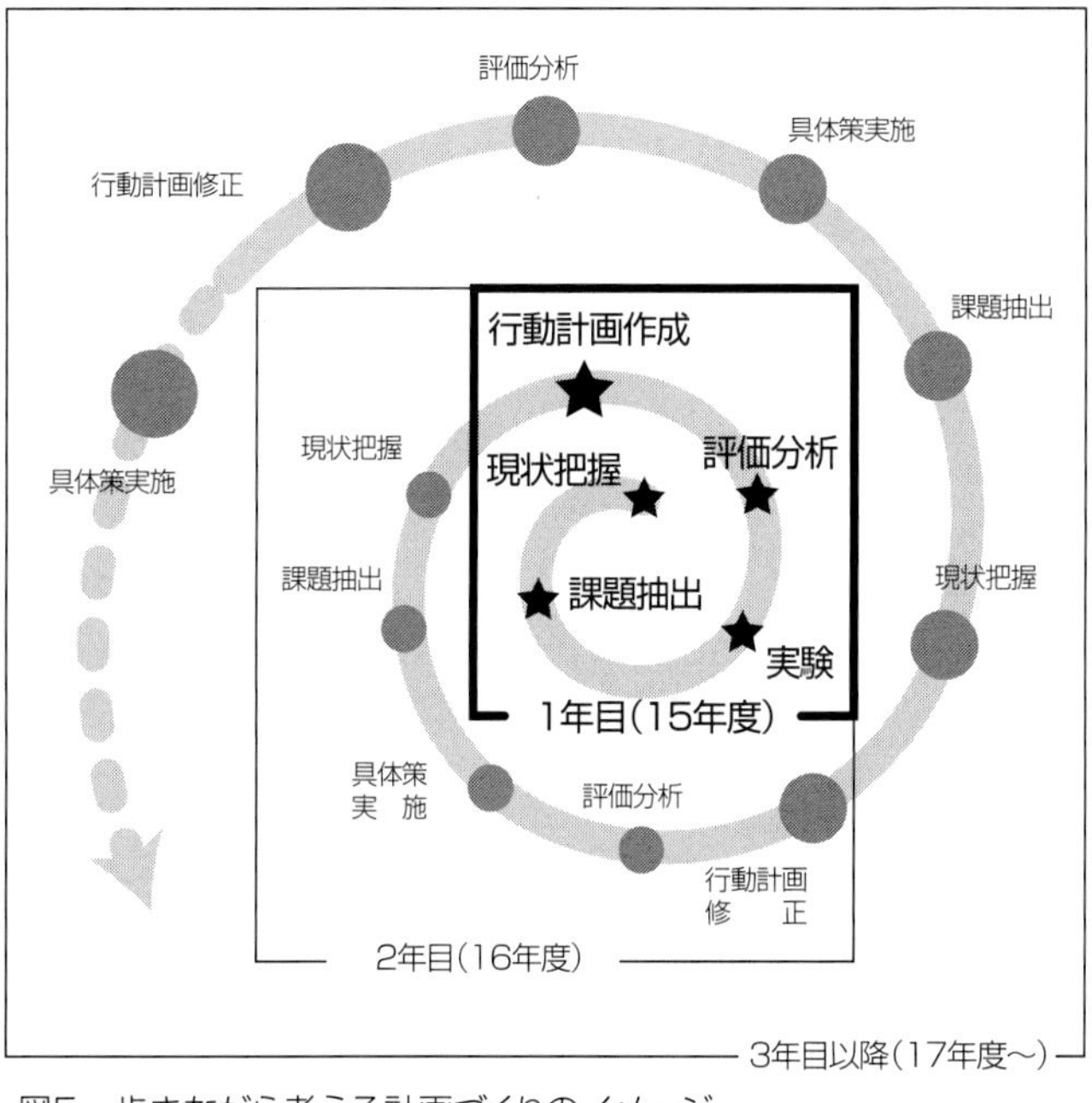

○実験的な取り組みは、計画づくりにおける「アクションリサーチ」ととらえ、その結果を評価分析して動計画を作成していく。

○このプロセスを繰り返し行うことで、より実効性のあるものへと計画を育てていく（歩きながら考える計画づくり）。

図5　歩きながら考える計画づくりのイメージ

①歯科保健関係者・一般市民へのインタビューの実施

○歯科保健関係者（歯科医師、保健師、栄養士など）へ歯科保健に現状や意識などをインタビューする。
○一般市民へ歯科に対する意識やイメージなどをインタビューする。
→ ○専門家と市民の双方が抱いている歯科保健への意識などを把握する。

②市民と歯科保健関係者との意見交換会の開催

○歯科保健関係者と市民とが一堂に会し、ワークショップ形式で意見交換を行う。
→ ○歯科関係者と市民との意識のギャップを明確化する。
○意見交換から生まれる新たな方向性の抽出。

③にいがた食の陣における実験イベントの開催

○食という切り口から、歯科保健をPRする催しを開催する。
○来場者から歯科に関する意識・意見に関するデータを収集する。
→ ○食という身近な話題を通じて歯科に対する市民の本音を把握する。

④JC メンバー健診（実験実施）&意見交換会の実施

○成人歯科健診の受診率向上の一方策として、歯科健診を受診する一つのきっかけを提供する。
→ ○実験的な施策の実施。
○成人の歯科に対する意識の把握。

⑤親子体験学習プログラムの実験実施

○親子で楽しみながら歯のことを考えるきっかけづくりとして、実験的に体験学習プログラムを実施する。
→ ○親子をターゲットにした啓発プログラムの実験実施。

図6　実験プロジェクトの具体的な内

えて計画づくりを進めよう。何事も、実際にやってみることで見えてくることがあるはずだ！

こうした思いから、一年目は実験プロジェクトをいくつか実施し、その結果を踏まえて行動計画を作成しようということになりました。

一年目は五つの取り組みを実施することに

新潟でこれまで行われてきた歯科保健活動では、確かに住民と接する機会は設けられてきました。しかし、それらは「歯科」というテーマが前面に出されたものばかりで（歯科保健フェアなどのイベント開催など）、歯科関係者以外から見れば、とても身近なものとして感じられませんでした。また、発信される情報も健康へのマイナス面ばかりが強調されている感があり、そこに「楽しさ」というものがないという印象も受けていました。

また、歯科関係者と住民、歯科関係者同士（歯科医師同士、歯科医師と歯科衛生士・保健師・栄養士など）で、十分なコミュニケーションが取れていないのではないかということも気になっていました。

そこで、実行委員会でアイデアを出し合い検討した結果、図6に示す五つの取り組み、実験プロジェクトとして実施することになりました。

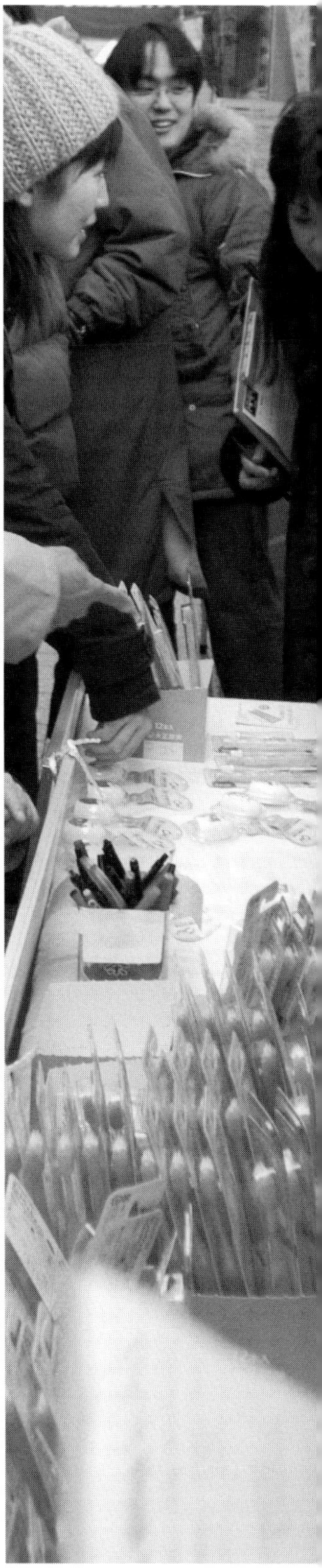

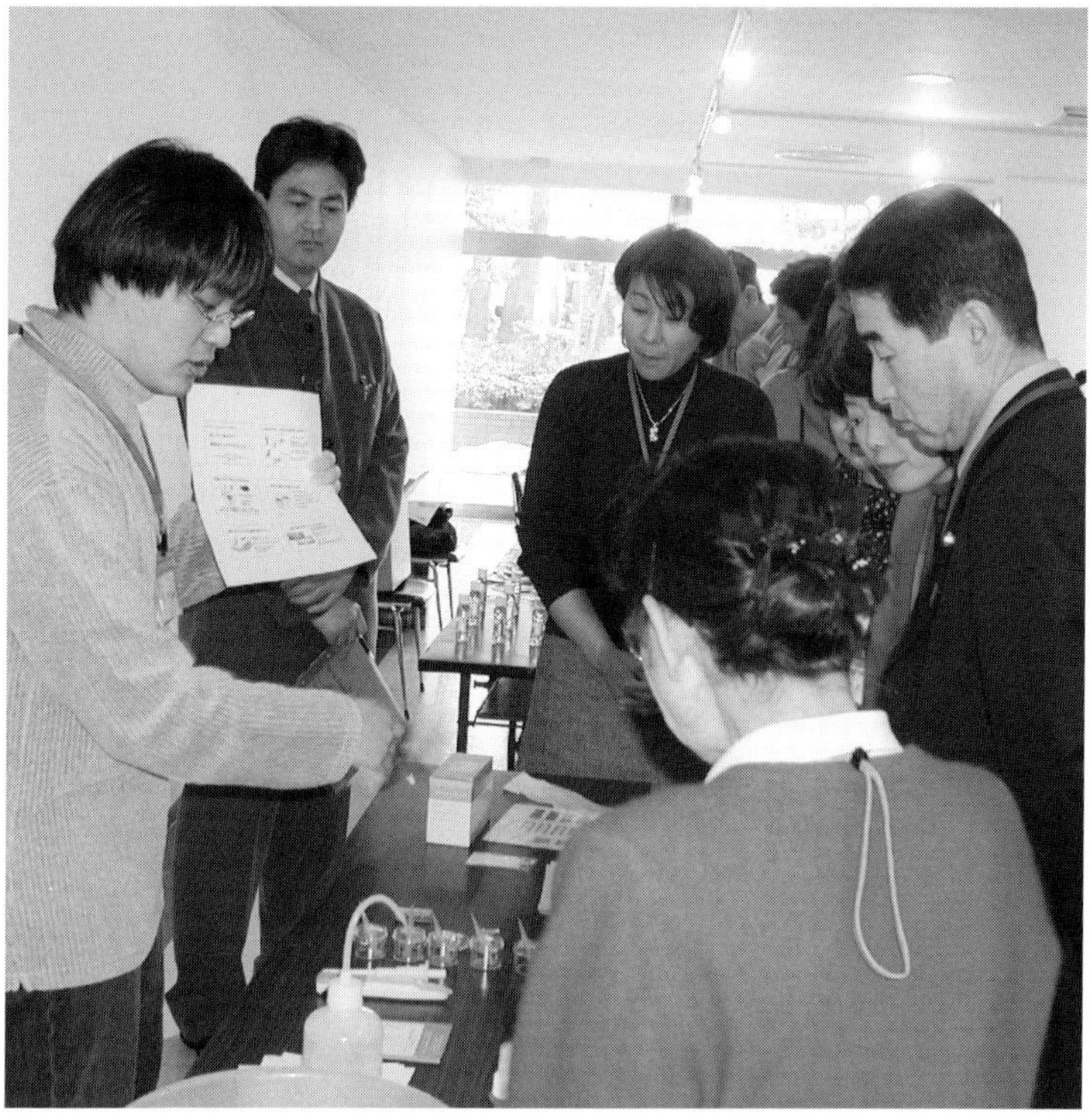

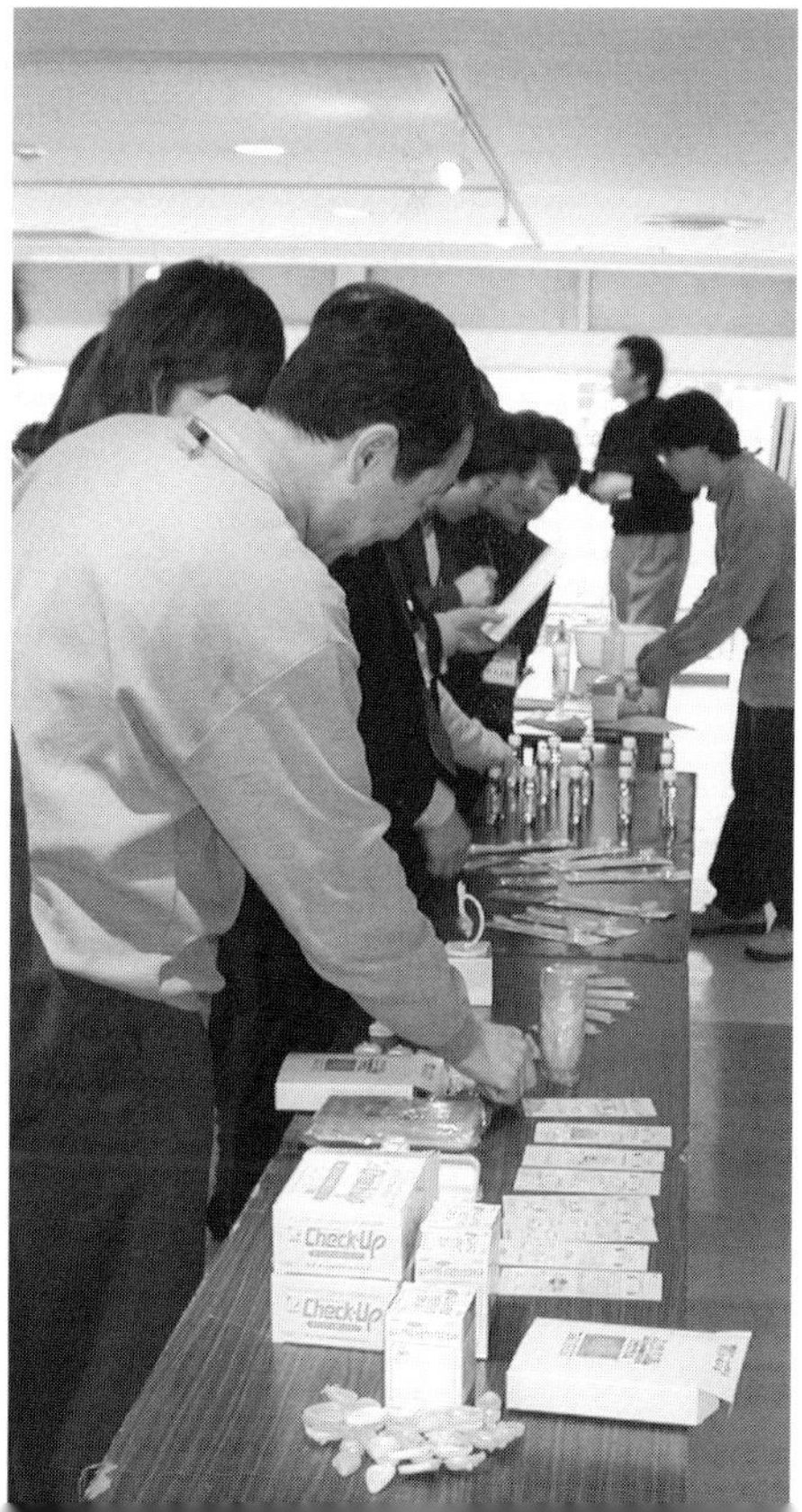

企画の段階で留意したのは、「歯科」を前面に出すのではなく、身近で楽しめそうな「食べる」という切り口からアプローチしてみることや、住民らが行う取り組み・活動に歯科関係者が「参加する」ということです。そして、この中で、直接、住民とコミュニケーションを取る機会を設け、ニーズが把握できるようにするということを心がけました。

ポイント

●その一　住民参加は、住民と直接コミュニケーションを取るための「出会いの場」である。

●その二　行動ありき、「歩きながら考える方式」で事業を推進していく。

●その三　「楽しさ・身近さ」「コミュニケーション」を意識した企画を立案した。

表1　インタビュー先一覧

【一般の方】
○実行委員会メンバーの知人・友人
　→ターゲットである４０代を昨年迎えた友人たち（４人）
　→歯に関心の高い身近な友人・知人（４人）
　→新潟青年会議所のメンバー（１０人程度）
　→スポーツクラブの友人（4～5人程度）
○自社の社員（１０人程度）
○幼児のお母さん（30～40歳）
○在宅（診療所などに勤めていない）歯科衛生士

【歯科医師】
○歯科医師会の知人（4～5人）
○新潟市歯科医師会会員
○地域保健委員などの委員

【行政などの関係者】
○保健所職員
○新潟県栄養士、栄養士会の知人
○総合生協の組合員
○食生活改善推進委員

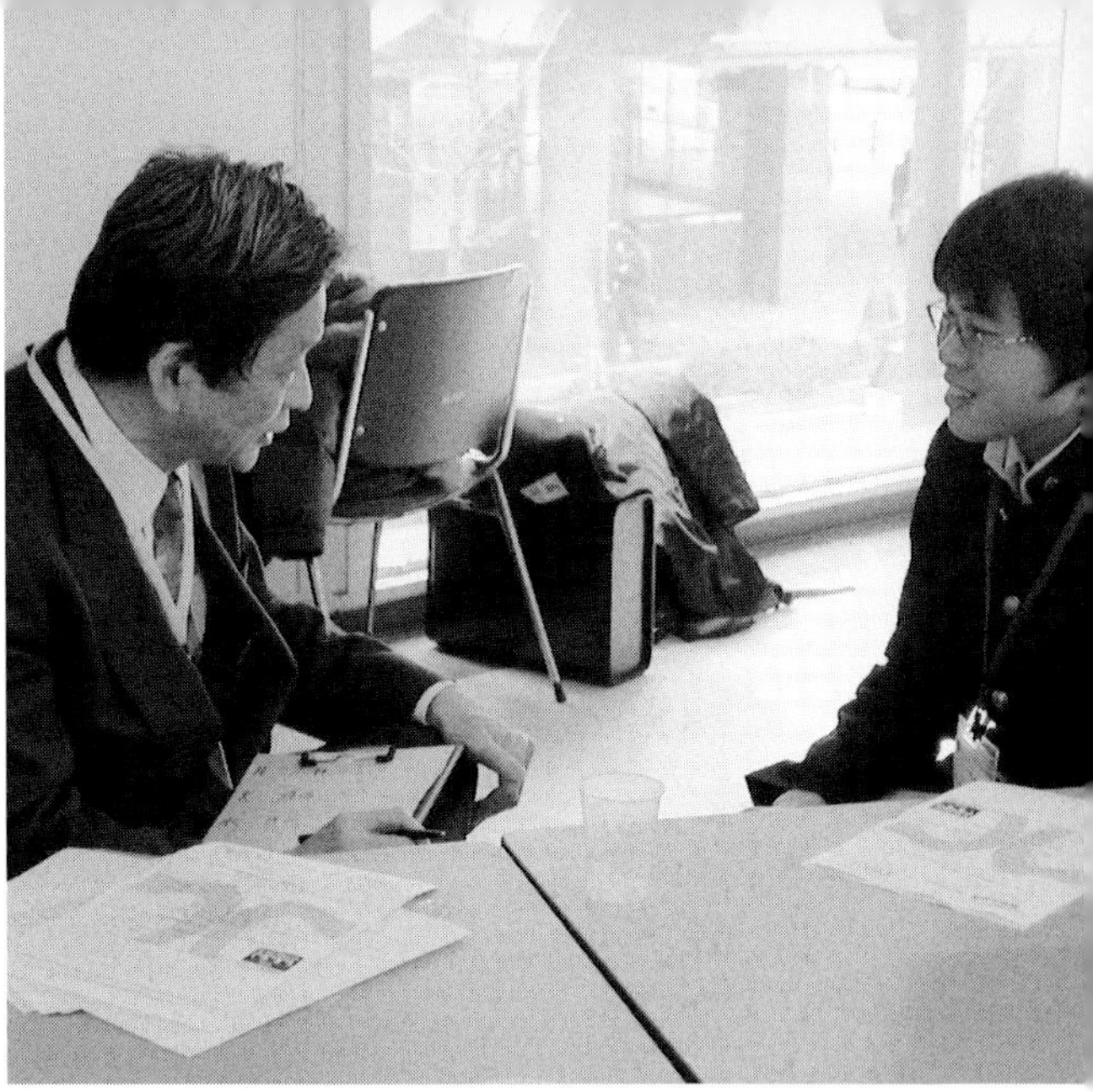

身近な人に「歯の健康」についてインタビューしてみよう

NPO法人まちづくり学校　理事　阿宮　由子

ねらいは、ギャップの明確化と歯科保健の方向性を模索すること

「歯科関係者と市民との間にある、歯科に対する意識のギャップ」「市民に寄り添った歯科保健活動とは?」。この二つを模索すべく、まずは実行委員会メンバーによる歯科関係者と市民に対する「インタビュー調査」を行うことにしました。市民と歯科関係者双方の意識とギャップを明確にし、新たな歯科保健活動の方向性を見いだすきっかけをつかみたい、それがこのインタビュー調査のねらいです。

多様な人脈を生かして行ったインタビュー調査

インタビュー調査を行うにあたっては、コミュニケーション技術を磨く学習会を、実行委員会内（特に歯科関係者に対して）で行いました。この事前トレーニングは、非常に効果的だったようで、歯科の先生方はあらためてコミュニケーションスキルの重要性を認識したようでした。

その後、市民と歯科関係者に聞きたいことを整理し（図7）、インタビュー先の検討を行いました。インタビュー先は、具体的に「どこの誰」という感じで意見を出し合ったところ、歯科・まちづくり双方から意見を聞きたい対象となる人が、次々と出てきました（表1）。異なる分野の人が集まることで、多様な人脈が自然な形でつながっていく。あらためて、異分野同士で連携することの重要性を認識しました。

五つの課題が浮かび上がってくる

インタビュー調査は、実行委員会メンバーが役割分担して実施し、その結果は、潜在的なニーズを探り出すマーケティングゲーム（p98～99参照）という手法を用いて集約しました。ここから見えてきたのは、「気軽に相談できる仕組みづくりが必要

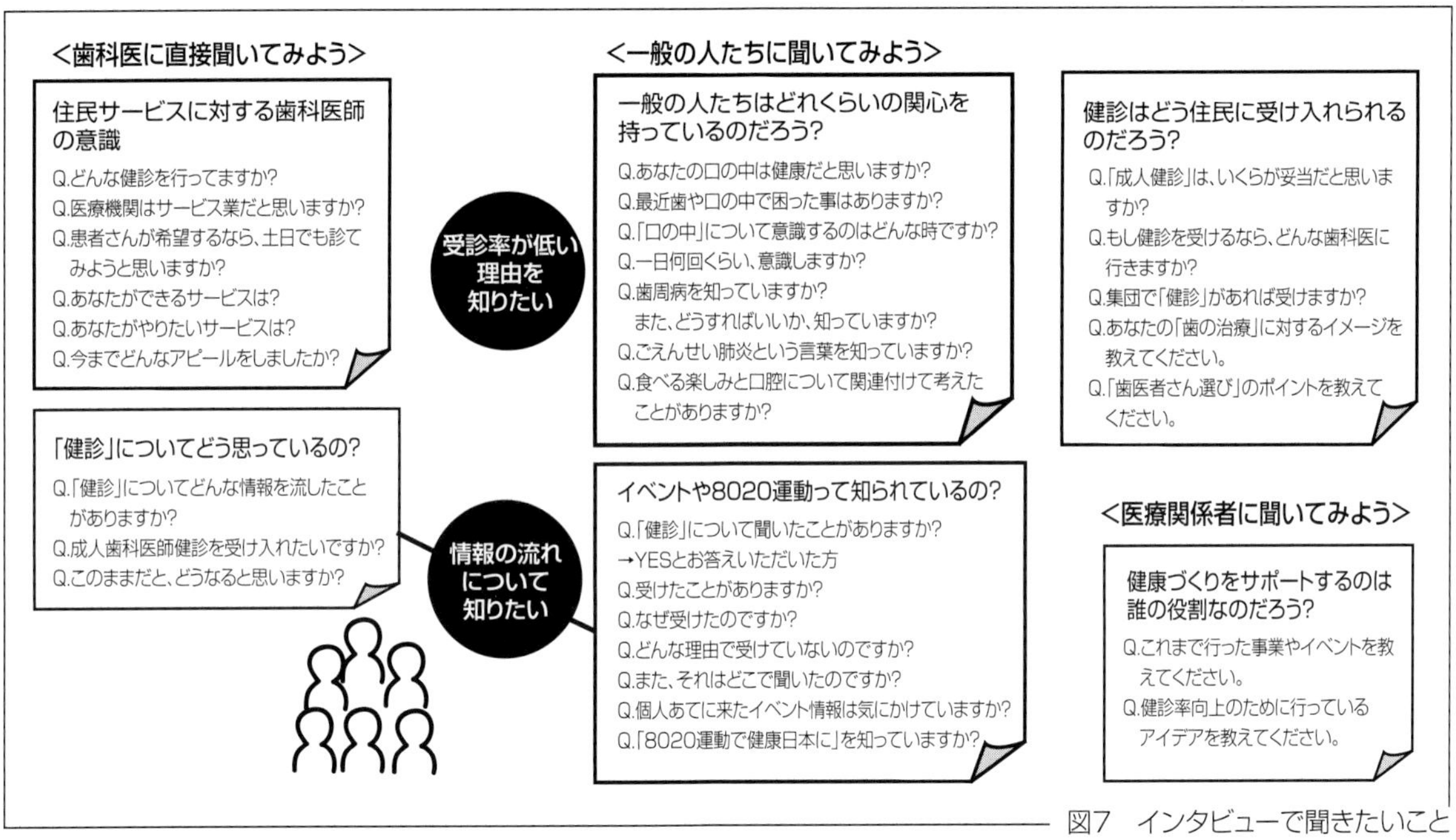

<歯科医に直接聞いてみよう>
住民サービスに対する歯科医師の意識
Q.どんな健診を行ってますか?
Q.医療機関はサービス業だと思いますか?
Q.患者さんが希望するなら、土日でも診てみようと思いますか?
Q.あなたができるサービスは?
Q.あなたがやりたいサービスは?
Q.今までどんなアピールをしましたか?
「健診」についてどう思っているの?
Q.「健診」についてどんな情報を流したことがありますか?
Q.成人歯科医師健診を受け入れたいですか?
Q.このままだと、どうなると思いますか?
受診率が低い理由を知りたい
情報の流れについて知りたい
<一般の人たちに聞いてみよう>
一般の人たちはどれくらいの関心を持っているのだろう?
Q.あなたの口の中は健康だと思いますか?
Q.最近歯や口の中で困った事はありますか?
Q.「口の中」について意識するのはどんな時ですか?
Q.一日何回くらい、意識しますか?
Q.歯周病を知っていますか?
また、どうすればいいか、知っていますか?
Q.ごえんせい肺炎という言葉を知っていますか?
Q.食べる楽しみと口腔について関連付けて考えたことがありますか?
イベントや8020運動って知られているの?
Q.「健診」について聞いたことがありますか?
→YESとお答えいただいた方
Q.受けたことがありますか?
Q.なぜ受けたのですか?
Q.どんな理由で受けていないのですか?
Q.また、それはどこで聞いたのですか?
Q.個人あてに来たイベント情報は気にかけていますか?
Q.「8020運動で健康日本に」を知っていますか?
健診はどう住民に受け入れられるのだろう?
Q.「成人健診」は、いくらが妥当だと思いますか?
Q.もし健診を受けるなら、どんな歯科医に行きますか?
Q.集団で「健診」があれば受けますか?
Q.あなたの「歯の治療」に対するイメージを教えてください。
Q.「歯医者さん選び」のポイントを教えてください。
<医療関係者に聞いてみよう>
健康づくりをサポートするのは誰の役割なのだろう?
Q.これまで行った事業やイベントを教えてください。
Q.健診率向上のために行っているアイデアを教えてください。

図7　インタビューで聞きたいこと

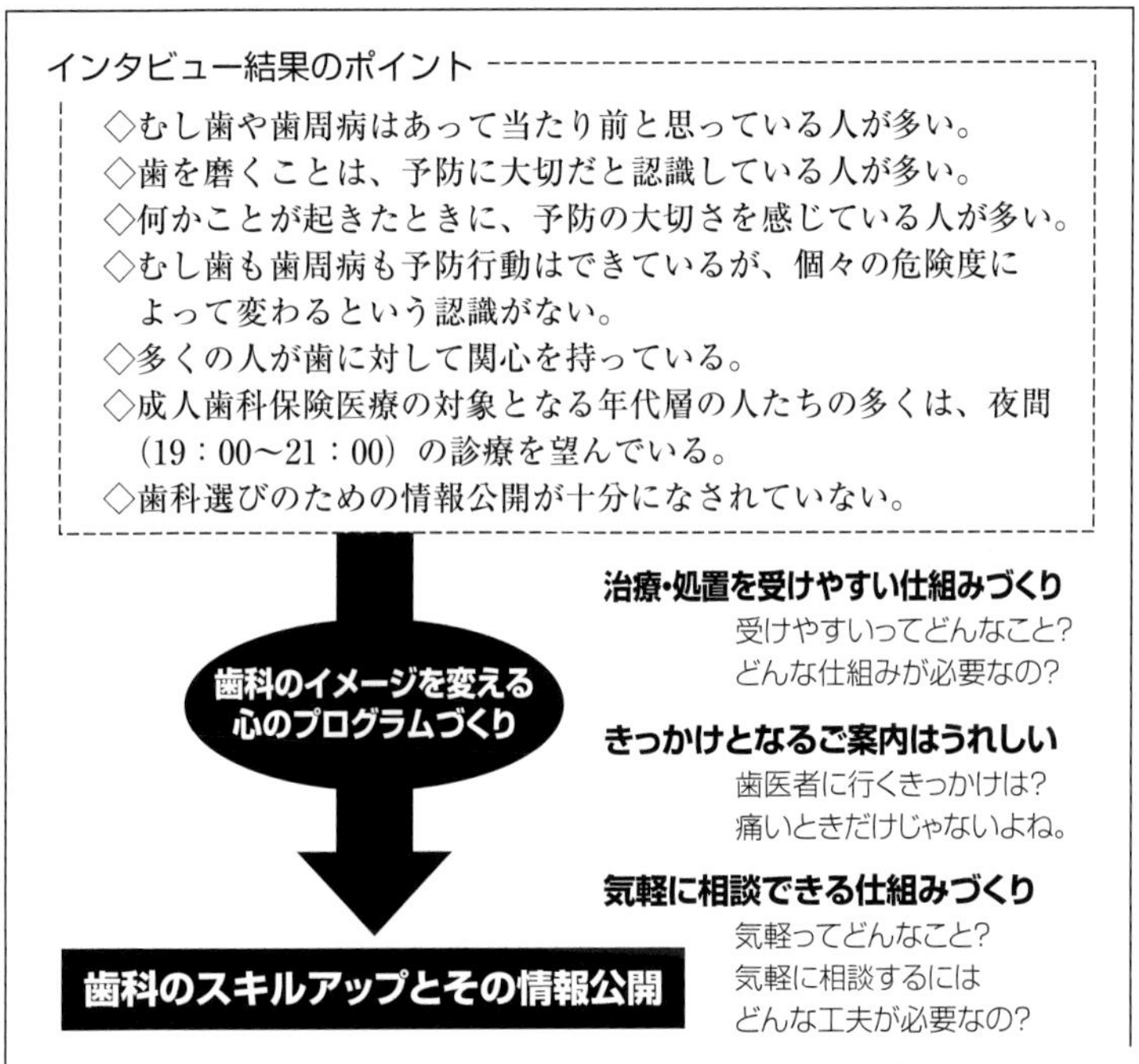

インタビュー結果のポイント
◇むし歯や歯周病はあって当たり前と思っている人が多い。
◇歯を磨くことは、予防に大切だと認識している人が多い。
◇何かことが起きたときに、予防の大切さを感じている人が多い。
◇むし歯も歯周病も予防行動はできているが、個々の危険度によって変わるという認識がない。
◇多くの人が歯に対して関心を持っている。
◇成人歯科保険医療の対象となる年代層の人たちの多くは、夜間（19：00〜21：00）の診療を望んでいる。
◇歯科選びのための情報公開が十分になされていない。
歯科のイメージを変える心のプログラムづくり
治療・処置を受けやすい仕組みづくり
受けやすいってどんなこと?
どんな仕組みが必要なの?
きっかけとなるご案内はうれしい
歯医者に行くきっかけは?
痛いときだけじゃないよね。
気軽に相談できる仕組みづくり
気軽ってどんなこと?
気軽に相談するには
どんな工夫が必要なの?
歯科のスキルアップとその情報公開

図8　インタビュー結果のまとめ

だ」「治療・処置を受けやすくする仕組みづくり」「きっかけとなるご案内はうれしい」「歯科のイメージを変える心のプログラムづくり」「スキルアップとその情報公開」の5つの課題でした（図8）。

　直接インタビューすることにより、「こうだろう」という予測ではなく、「こうだ」というしっかりとした情報が得られ、さらに、相手との関係も深まることが分かったインタビュー調査でした。

ポイント

●その一　すぐに実行できる身近な人へのインタビュー調査を手分けして実施した。

●その二　異分野の人材が連携することで、多様な人脈が生かされ、幅広い人々へのインタビューが行われた。

●その三　実際の生の声から、歯科保健に対する五つの課題が浮かび上がった。

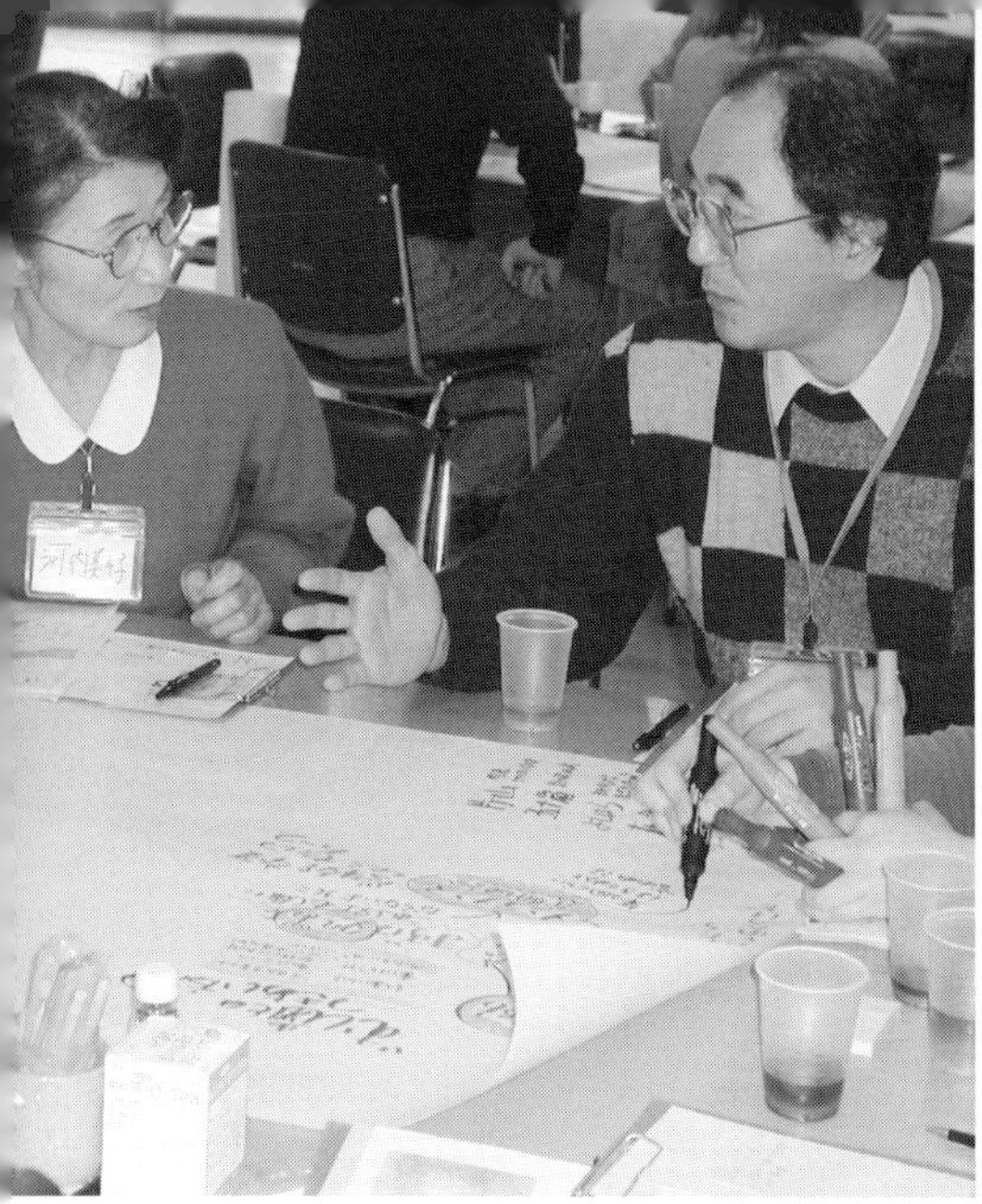
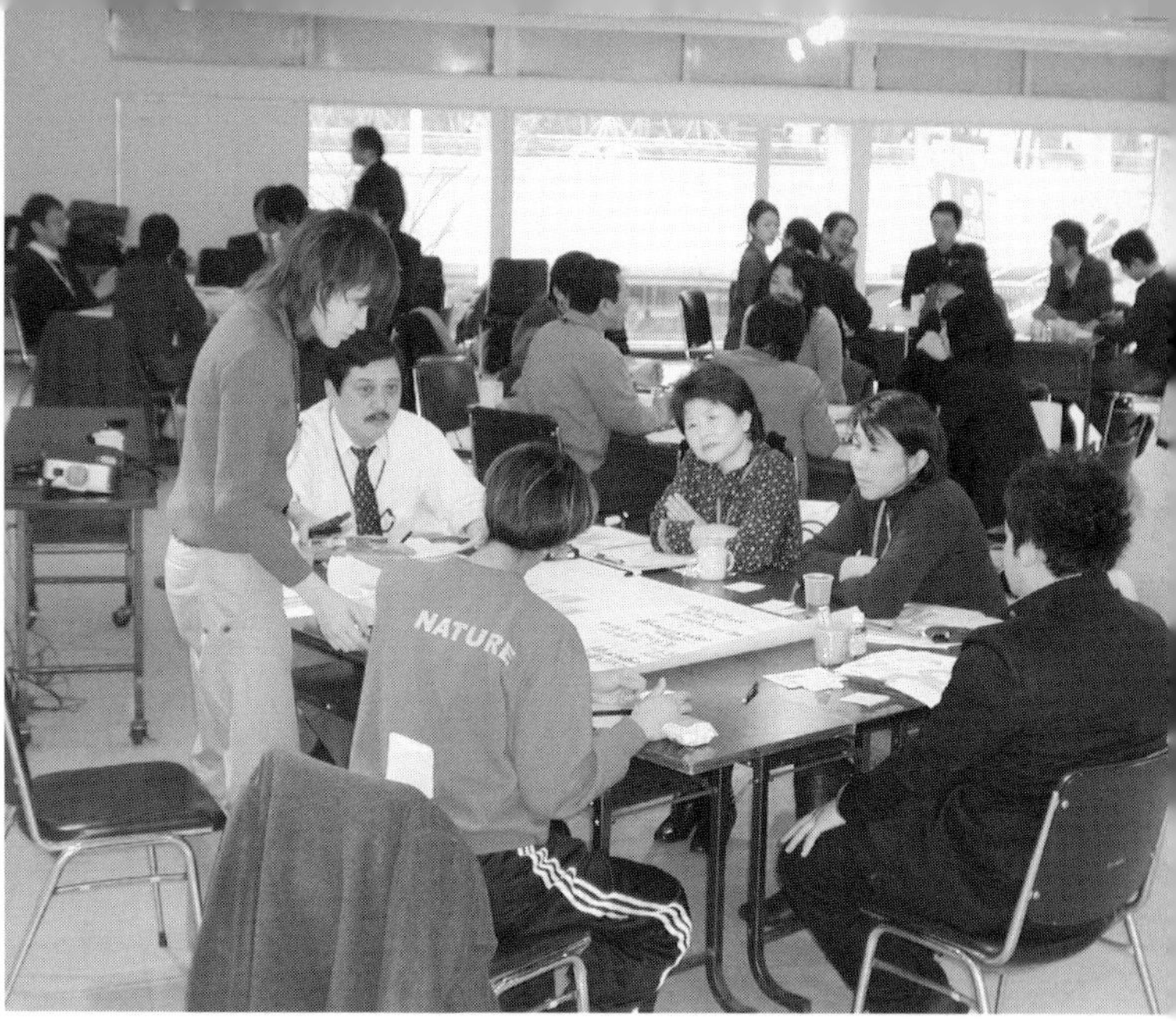

市民と歯科関係者との意見交換会

NPO法人まちづくり学校　理事　阿宮　由子

診療所外で市民と歯科医の意見交換をしよう

歯科診療所の外で、歯科関係者と市民がざっくばらんに歯のことを語り合おうと、平成十六年二月一日（日）新潟市の万代リターナで「市民と歯医者さんの意見交換会」を開催しました。当日は、市民二十四名が参加。ラグビー部でマウスピースを使う高校生、新潟大学に通う学生、むし歯になったことのない女性、健康生きがいづくりアドバイザーらの幅広い市民が参加しました。

市民と歯科医師が同じテーブルで意見交換を行うという、新潟はおろか全国でも初めての試みです。とにかく堅苦しい雰囲気にしないために、開催にあたっては、プログラム（図9）を含めさまざまな工夫を施しました。

大好評だった「お試し体験」メニュー

その一つは、手軽にできるお口の健康チェックです。「お試し体験」と名付け、口の中の写真撮影、口臭測定、むし歯のなりやすさチェック、うがい薬・歯間ブラシのグッズ体験などのメニューを、意見交換会の最初に実施しました。これが、市民には大好評！　どのメニューにも「ほ～」と感心し、中には行列ができるメニューも。その様子に「こんなのでいいのかな」と最初は不安そうな顔をしていた歯科関係者も、次第に笑顔が浮かび出しました。そして、お試し体験のメニューを皆で番付を行いました。どのメニューが良かったか、率直な感想を集めたところ、人気はダントツで「むし歯のなりやすさチェック」。体と同じように、歯も人によって抵抗力が違い、ケアの仕方が変わるとは知らなかったという理由からの一位でした。

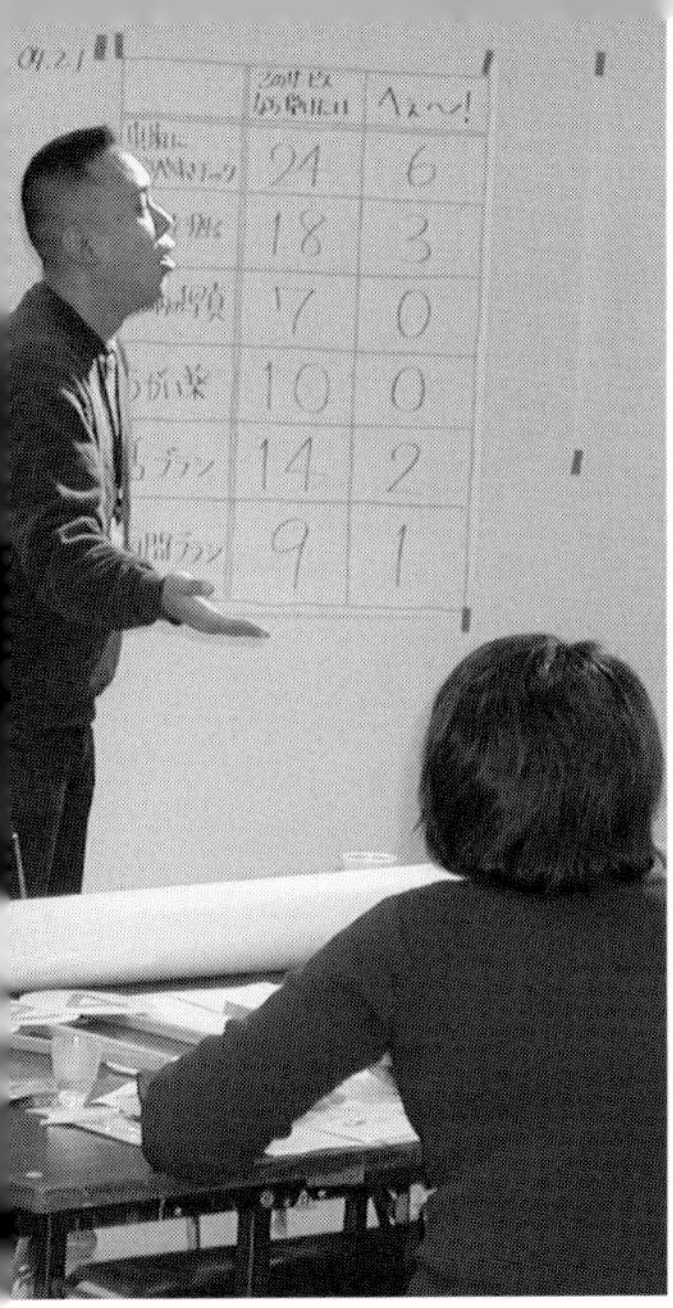

お試し体験を番付に！

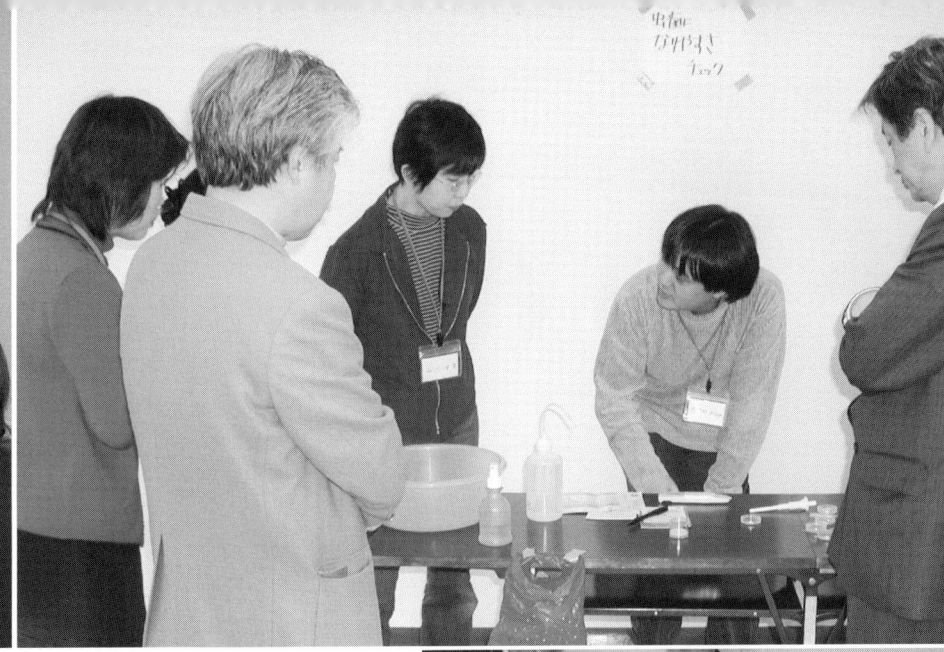

お試し体験①
「むし歯のなりやすさチェック」

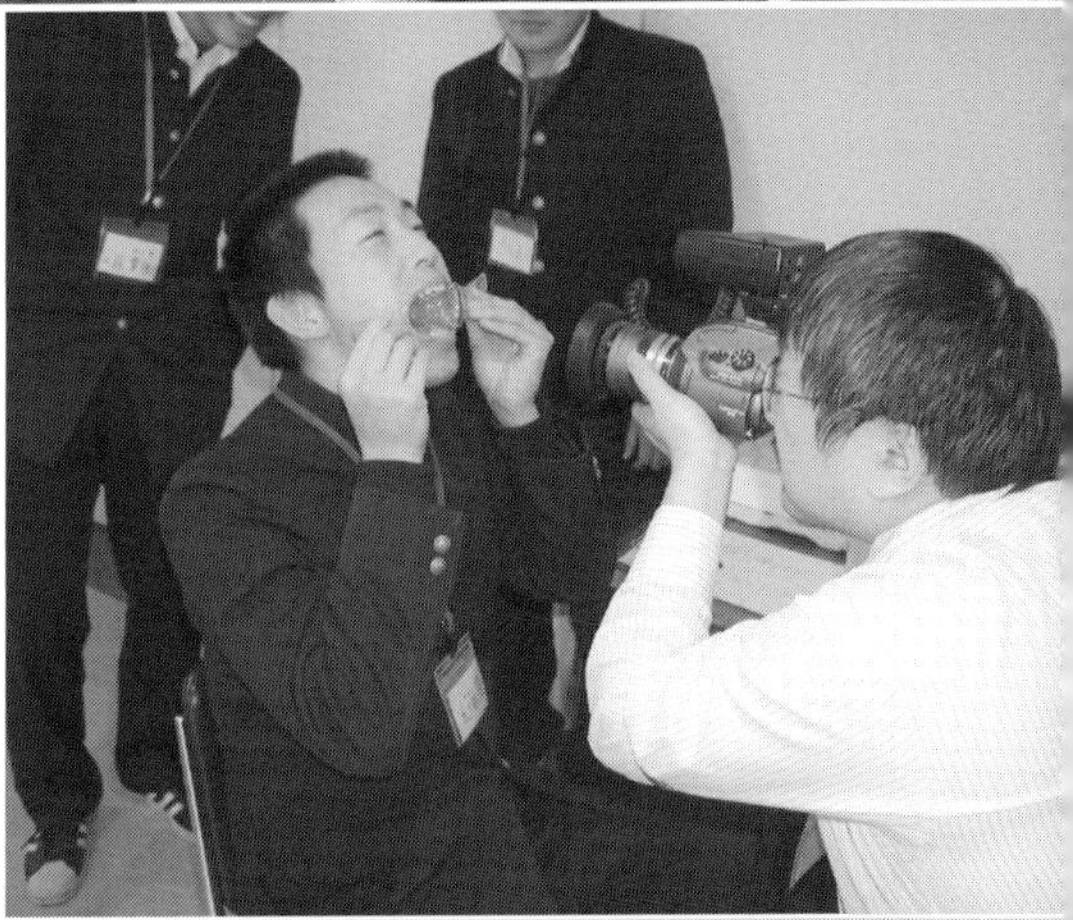

お試し体験②
「お口の中を写真撮影」

お試し体験③「口臭測定」

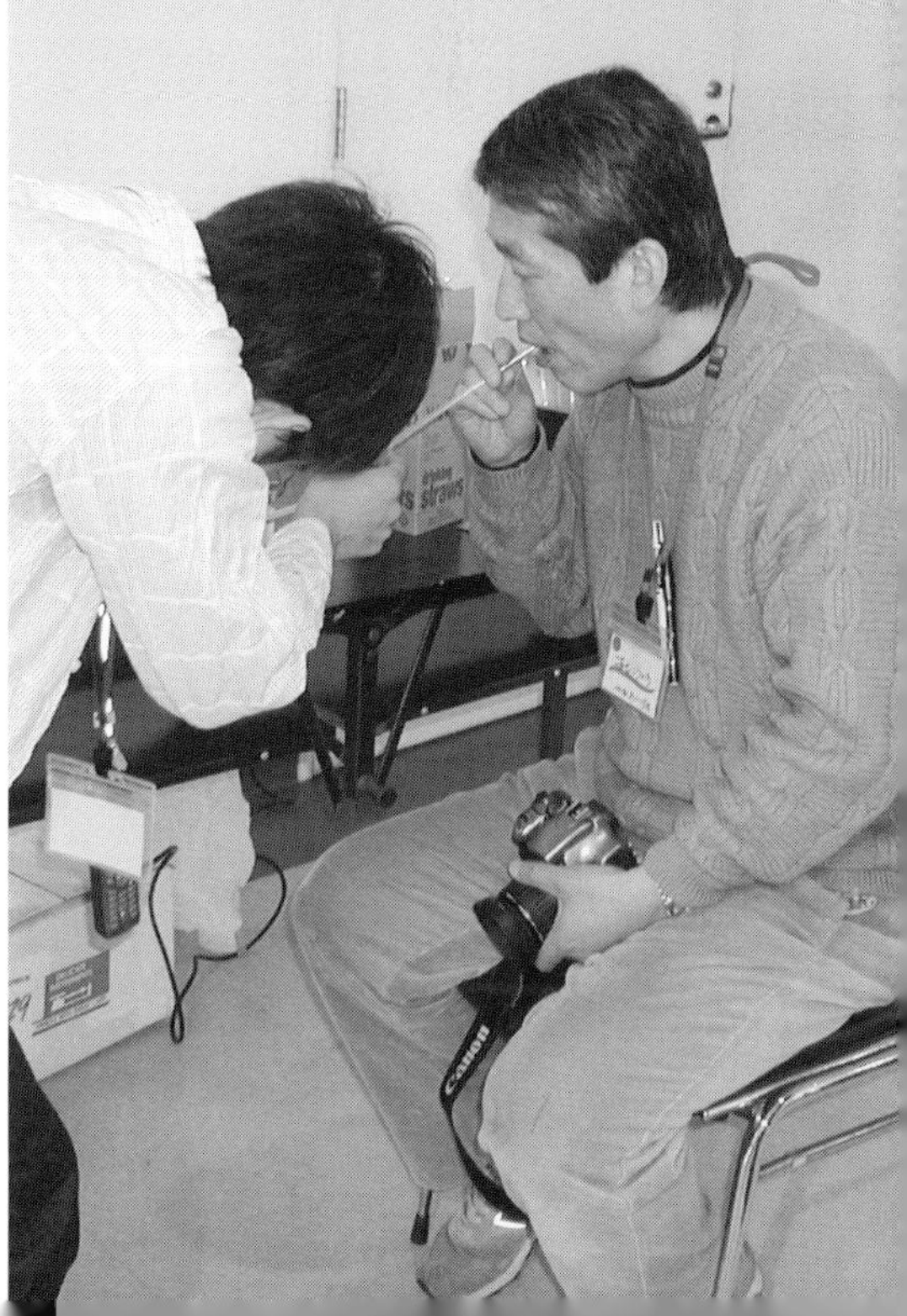

市民と歯医者さんの
意見交換会 プログラム

13：00　オープニング
- 主催者あいさつ
- 本日の進め方の説明

13：15　お試し体験&ゆるやかな関係づくり
- ちょっとしたゲームをしながら、まずは頭と体をリラックスしましょう！
- 意外に知られていない歯科サービスを、歯医者さんからご紹介します。
  ※ちょっとした体験コーナーも設けます。

14：00　サービス番付
- 歯医者さんから紹介された歯科サービスの中で、「へぇ～」と思ったもの、「これは受けてみたい」と思ったものを、参加者全員で番付を付けます。

14：20　グループディスカッション
- まずはグループ内で簡単な自己紹介をしましょう。
- 以下の質問に対する答えをポストイットに記入しましょう。
  質問（その1）…最後に歯科健診を受けたのはいつですか？
  質問（その2）…歯医者さん（あるいは市民）に聞いてみたい素朴な疑問は？
- 記入したポストイットをグループ内で発表し合います。
- 発表されたポストイットを見ながら、グループ全員で「歯科がもっと身近なものになるには？」について意見出し合ってください。

15：30　まとめを発表しましょう
- 各グループでつくったまとめを、各グループごとに発表しましょう。

15：50　ワークショップ全体のふりかえり

15：55　ふりかえりシートの記入

16：00　閉会

図9　意見交換会の当日プログラム

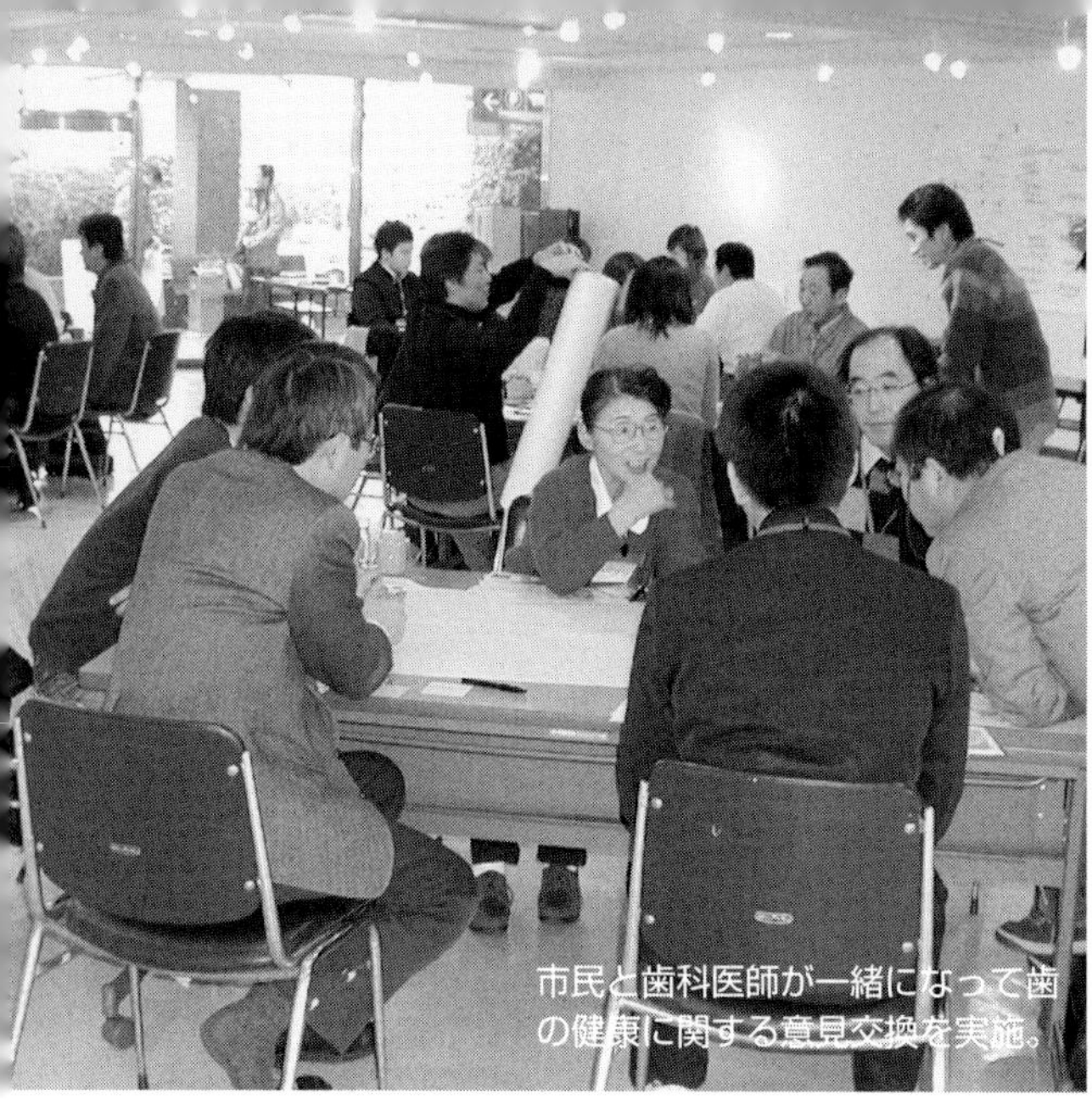

市民と歯科医師が一緒になって歯の健康に関する意見交換を実施。

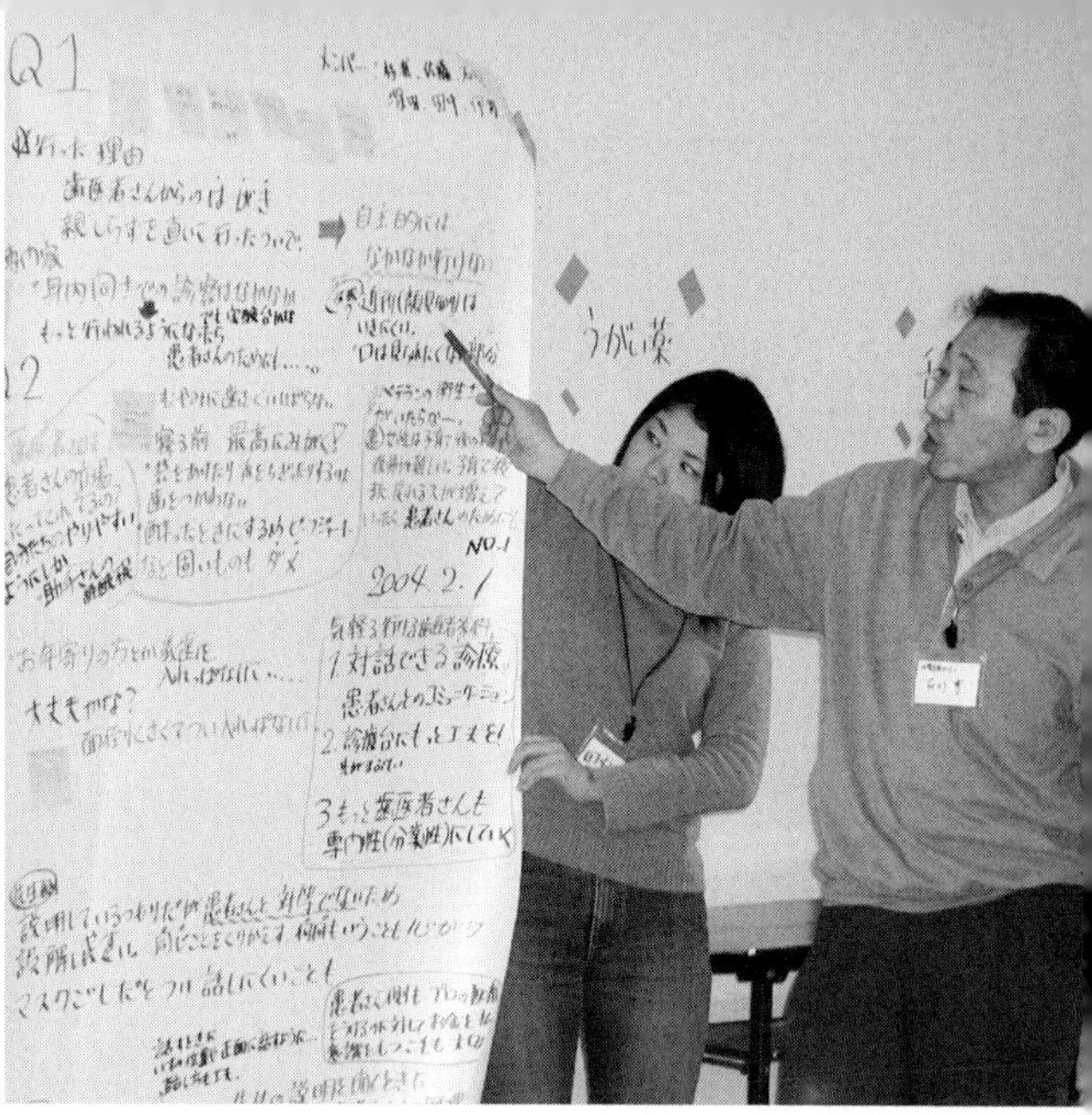

市民と歯科医師が同じテーブルで意見交換

お試し体験の後は、いくつかのグループに分かれてのグループディスカッション。「最後に歯医者に行ったのはいつ？」「この際だから歯医者さんに聞いてみたいことは？」を付箋紙に記入し、順々に発表しながら話を深めていく方法で進めました。

市民からは、歯科医院では聞けなかった素朴な疑問がほとんど。市民が歯科医に求めているのは、ごくごく素朴な疑問を聞ける人間関係なのだということが見えてきました。

街角インタビューを併行して実施

意見交換会の会場となった万代リターナは、新潟市内でも最も人通りの多い万代シテイと呼ばれる繁華街に立地しています。日曜日の午後ということもあり、会場の外には多くの買い物客が通行していることから、通行人にも意見を聞こうということで実施したのが、街角インタビューです。

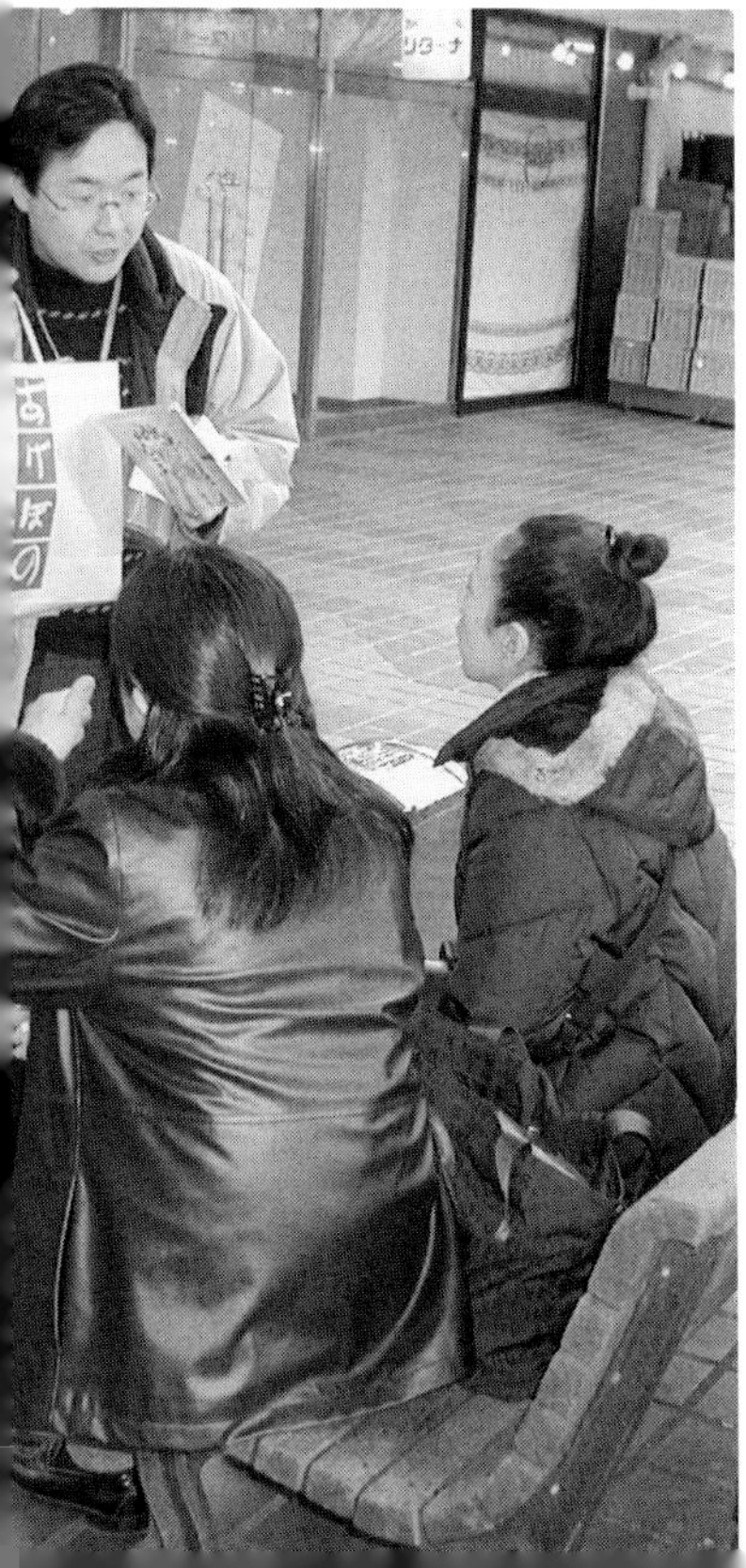

「歯の健診を受けるならどこか？（近所の診療所or職場や地域での集団健診）」「あなたが通院できる時間帯は？」「歯科診療所を選ぶ基準は？」という三つの設問を用意し、通行人に回答してもらおうという試みです。実施の際は、まちづくりワークショップでよく用いられる「シール張り評価法」を活用しました。質問と回答欄を書き込んだ模造紙を段ボールに張り付け、通行人にシールで投票してもらうというやり方です。回答していただいた方には、歯の健康グッズ（歯ブラシやフロスなど）をプレゼントするという方法にしたところ、意外や意外、多くの方々が回答してくださいました。

実はこの街角インタビュー、正直なところ、やる前はあまり成果を期待していませんでした。対象は通行中の買い物客です。「決して、歯の健康に関心がある人たちばかりではないだろうから、あまり相手にしてもらえないだろう」と思っていました。ところが、実際に声を掛けてお願いしてみると、若い人からお年寄りまで、誰もが皆、質問に回答してくれました。もちろん、景品につられたこともあるので

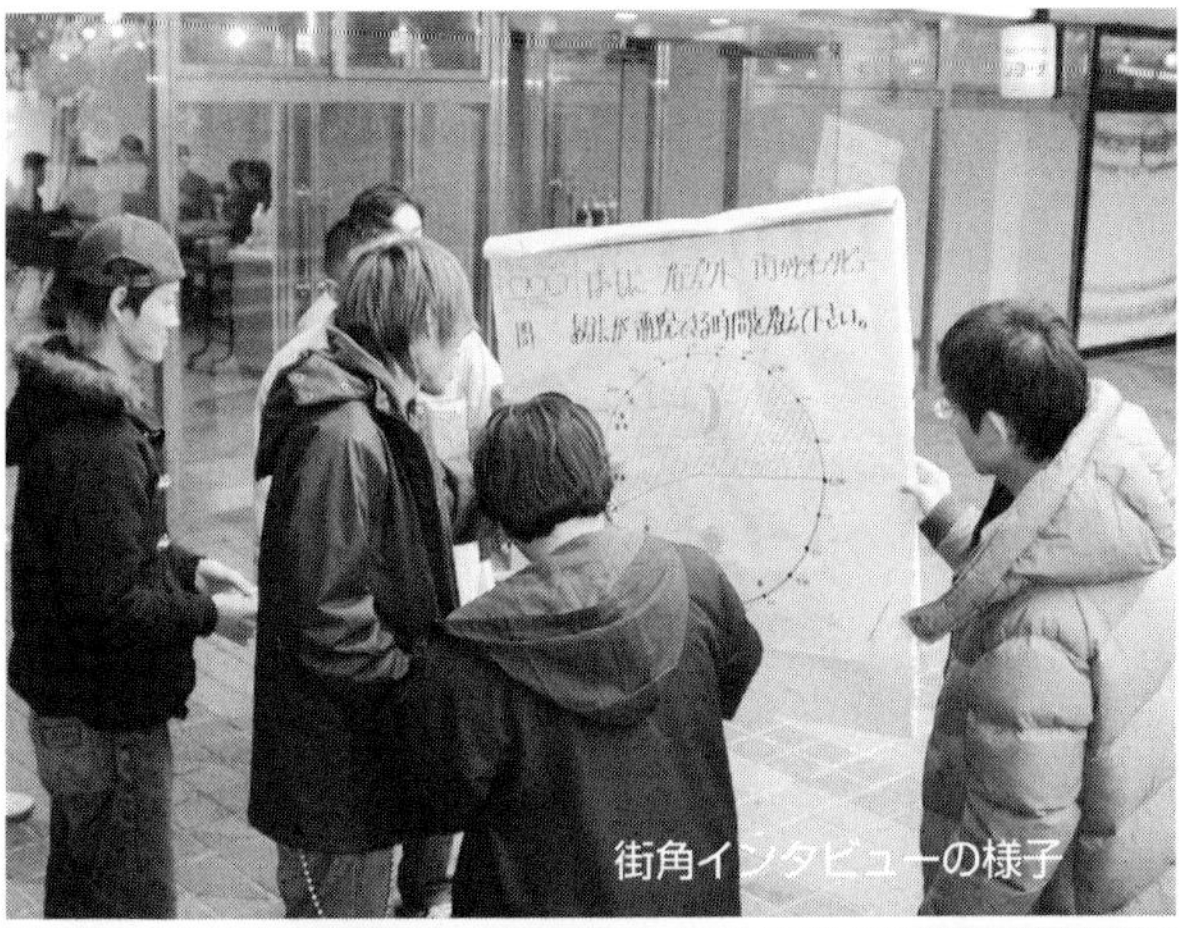

街角インタビューの様子

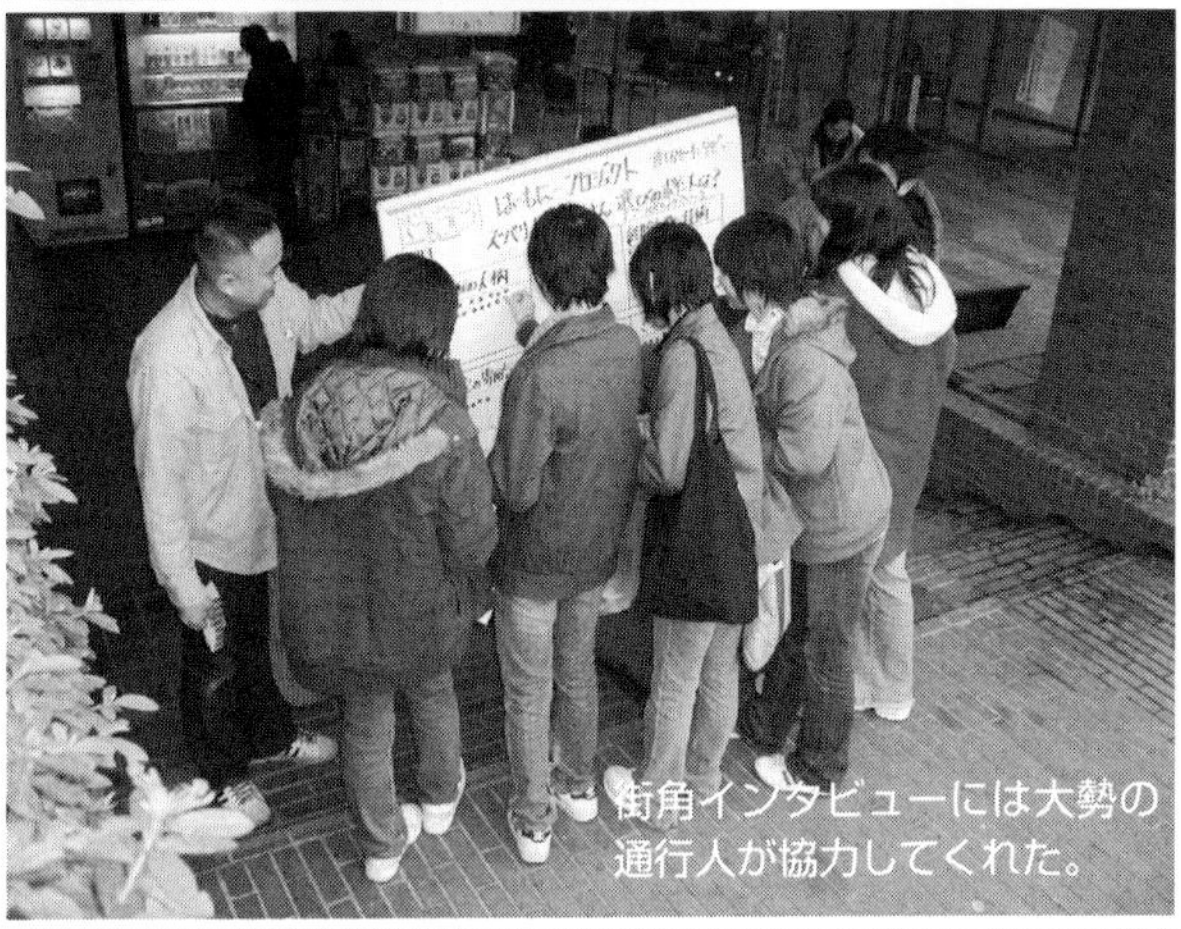

街角インタビューには大勢の通行人が協力してくれた。

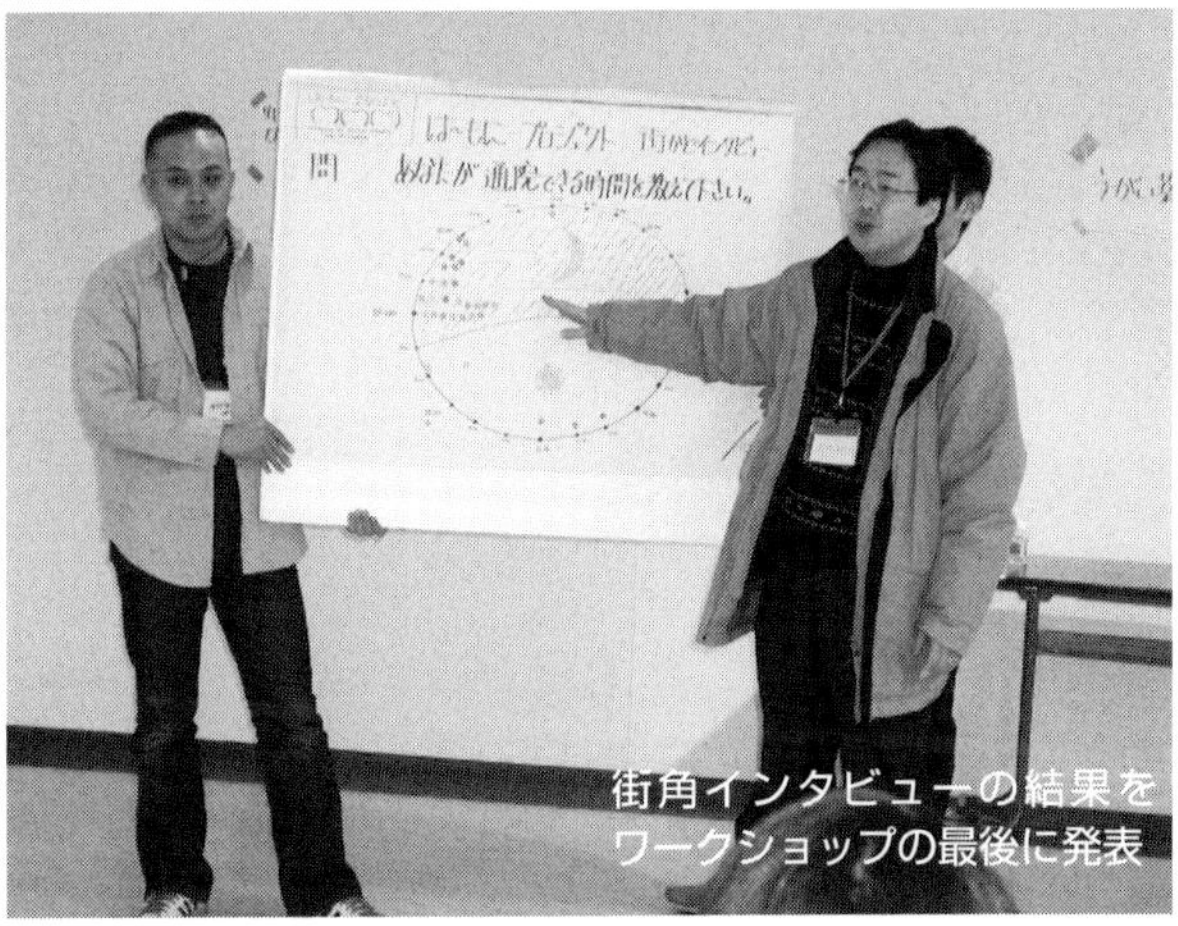

街角インタビューの結果をワークショップの最後に発表

しょうが、思っていた以上に反応が良かったのは、大きな発見でした。

このとき、「もしかしたら、市民は歯の健康に無関心なわけではないのかもしれない」という意識が、実行委員会メンバーに芽生え始めました。

(コラム4)

互いに聞き合える関係づくりがキーポイント

インタビュー調査、意見交換会を経て、ねらいどおり、今の歯科の良いところ、悪いところ、新しい歯科保健活動の方向性を見いだすきっかけをつかむことができました。そしてこれらの取り組みから、「歯科保健活動は、市民と歯科関係者との直接的な関係づくりが大切」ということが見えてきました。

ポイント

●その一　お口の健康チェックメニューは、市民に大好評であった。

●その二　意見交換会では、市民から歯の健康に関する素朴な疑問が多数でてきた。

●その三　「市民は歯の健康に無関心なわけではない」と思い始めた。

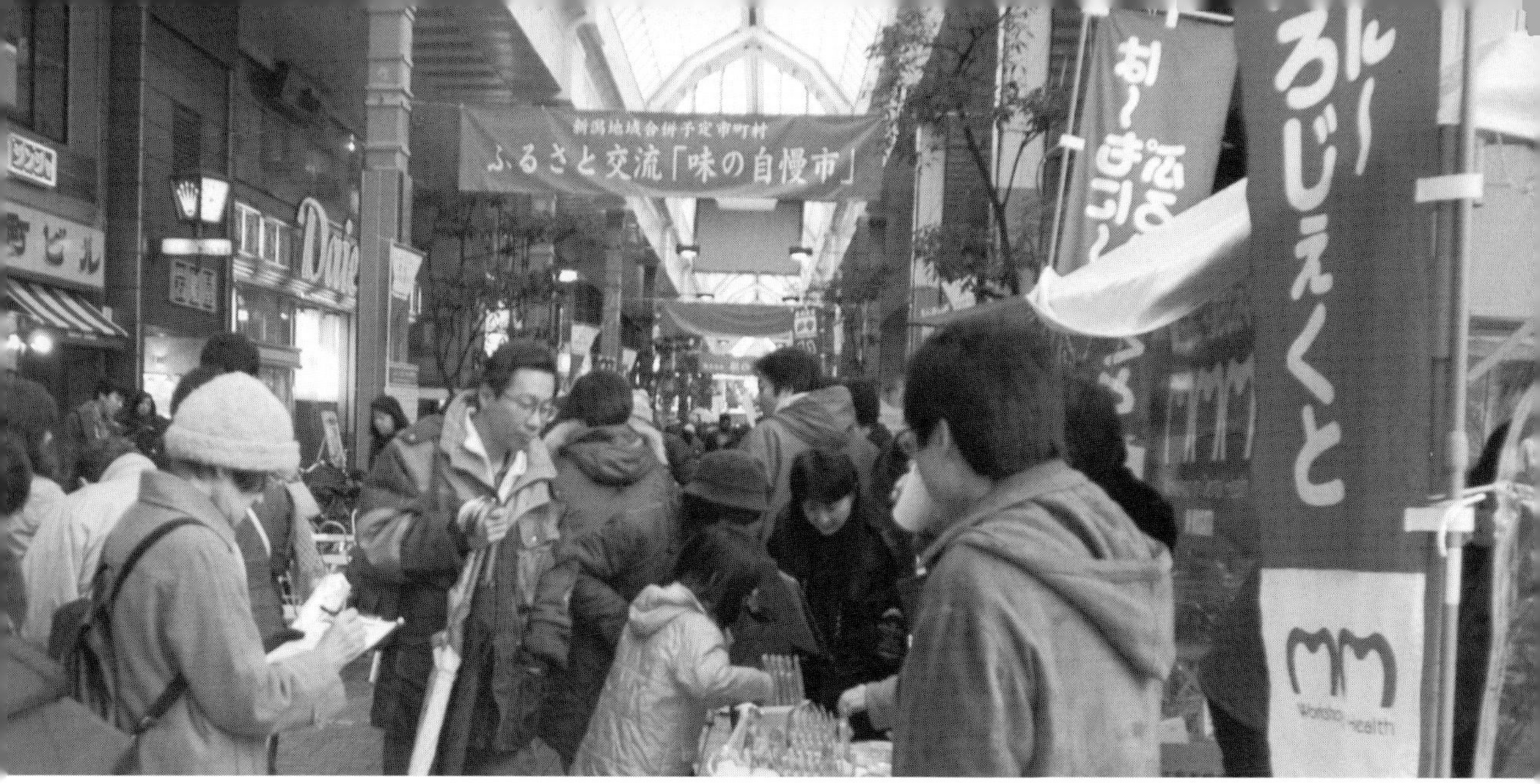

食の一大イベント「にいがた食の陣」への参加

新潟市歯科医師会　理事　荒井　節男

「歯科」ではなく「食べる」を切り口にしてみよう

今まで市民の歯科保健に対する認識に関しては、さまざまな機関や団体がその把握に努めてきましたが、専門的な視点からのものが多く、なかなか市民の本音を引き出せていませんでした。そんな話を実行委員会でしていた時、まちづくり学校メンバーから、「『食』という切り口から歯科保健をPRしてみては?」「にいがた食の陣（新潟市で行われる「食」に関する一大イベント）に出店して反応をみましょうよ」というアイデアが出てきました。これは、歯科の専門家であるわれわれには考えつかなかったアイデアでした。話はトントン拍子に進み、とにかく実際にやってみようということになりました。

市民の本音を把握することを目的にブース出店

「にいがた食の陣・当日座」は、新潟市では冬のイベントとして定着しており、非常に多くの来場者が期待できます（われわれがブースを設置する古町＝新潟市の中心部にある繁華街＝会場には、二日間で六万人の来場者があるとのこと）。そこで、アンケートやクイズなどを行いながら「食」という切り口から歯科保健をPRしつつ、食という身近な話題を通じて歯科に対する

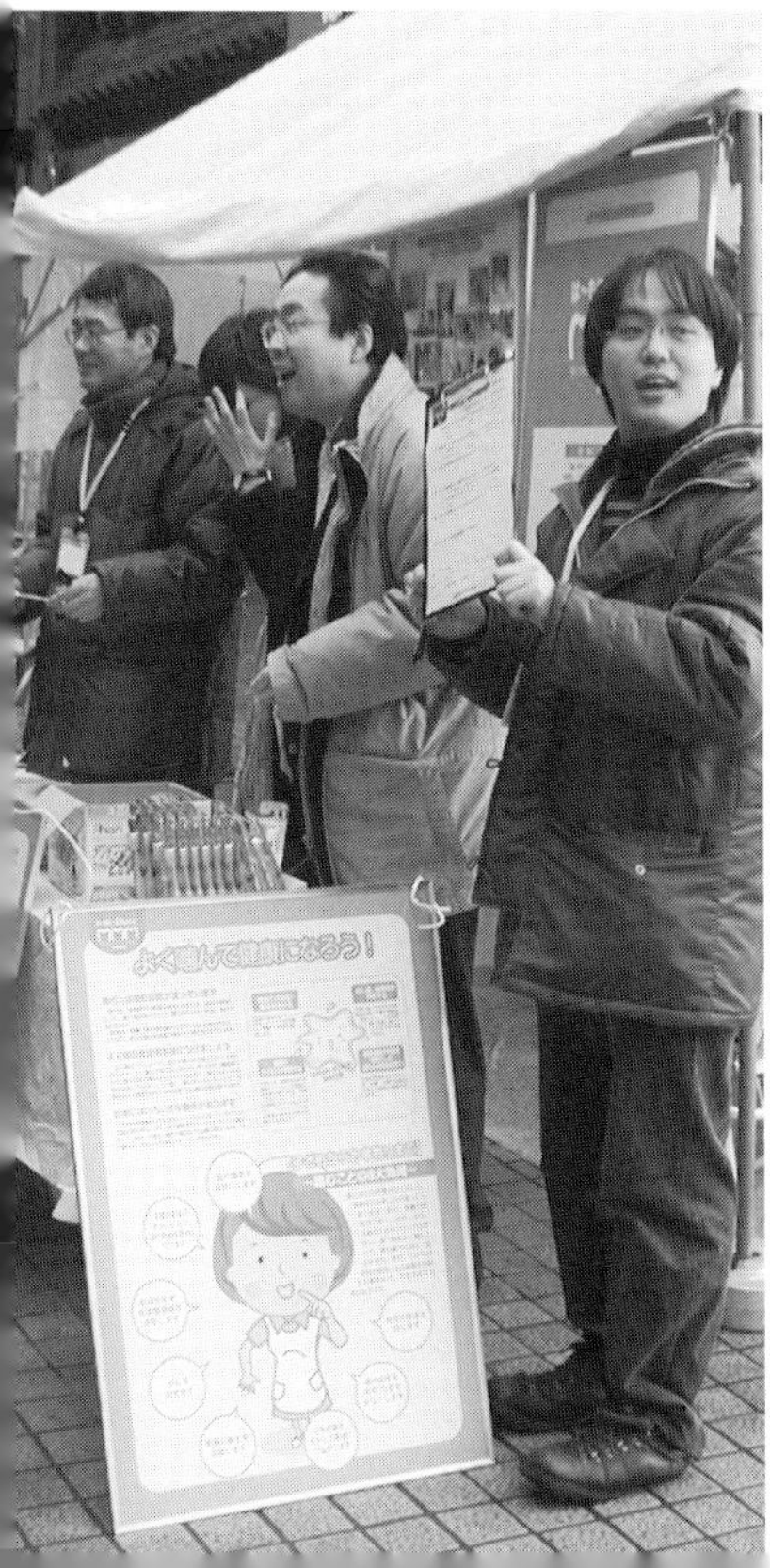

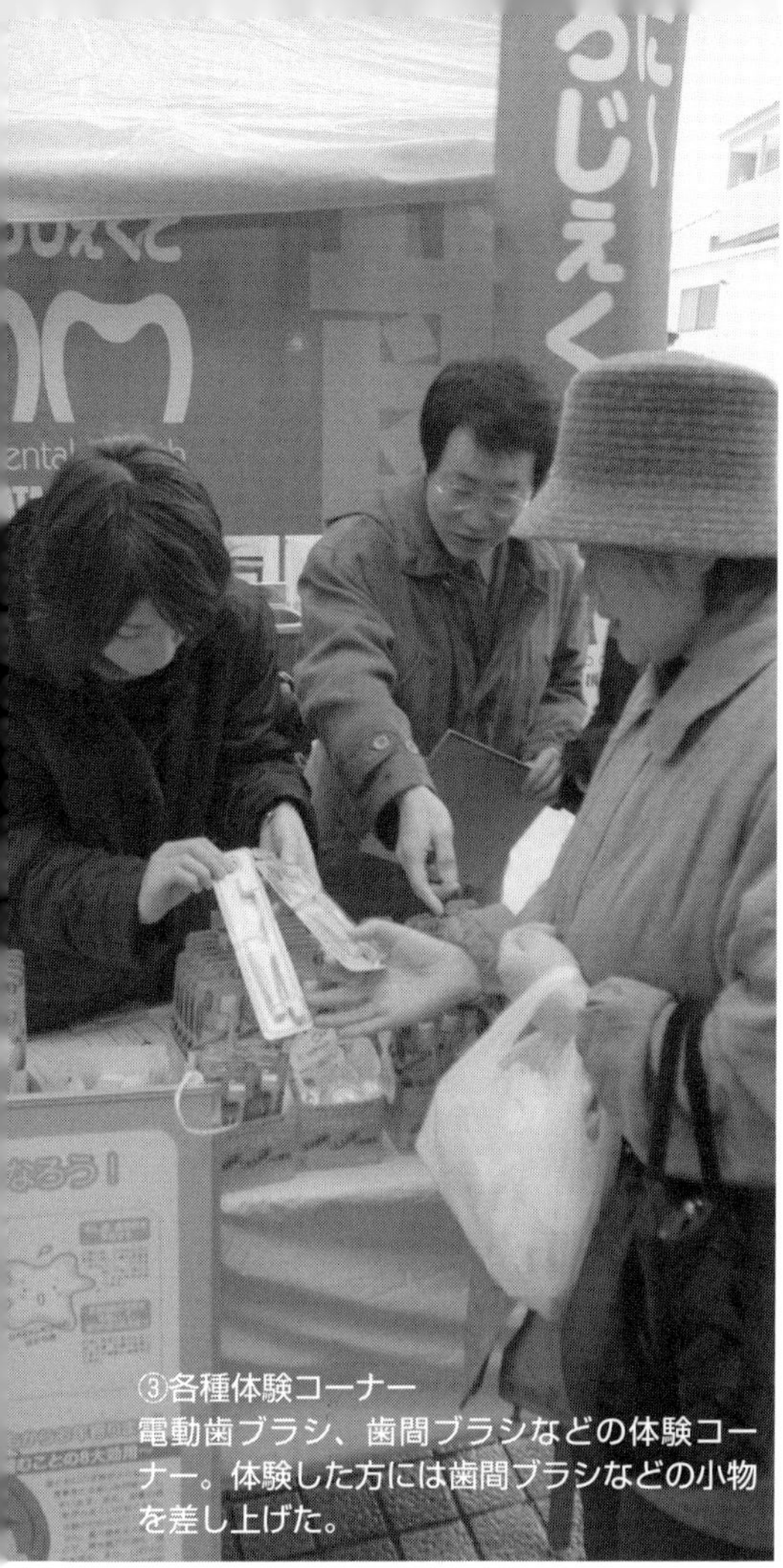

③各種体験コーナー
電動歯ブラシ、歯間ブラシなどの体験コーナー。体験した方には歯間ブラシなどの小物を差し上げた。

市民の本音を把握することを目的に、平成十六年二月七（土）、八日（日）の二日間にわたって、さまざまな取り組みを実施しました。

来場者の関心を引くための工夫を施した

多くの来場者が見込まれる「にいがた食の陣・当日座」ですが、当然、来場者の目当ては「食べ物」です。その中で、はーもにープロジェクトのブースに多くの市民が足を止めてもらうには、気軽に参加できるよう、さまざまな工夫をしました。具体的には、景品を配る、街角インタビューで呼び込みをする、歯科医師会関係者や行政関係者に声掛けをして応援を頼み、にぎやかな雰囲気づくりをする、などです（当

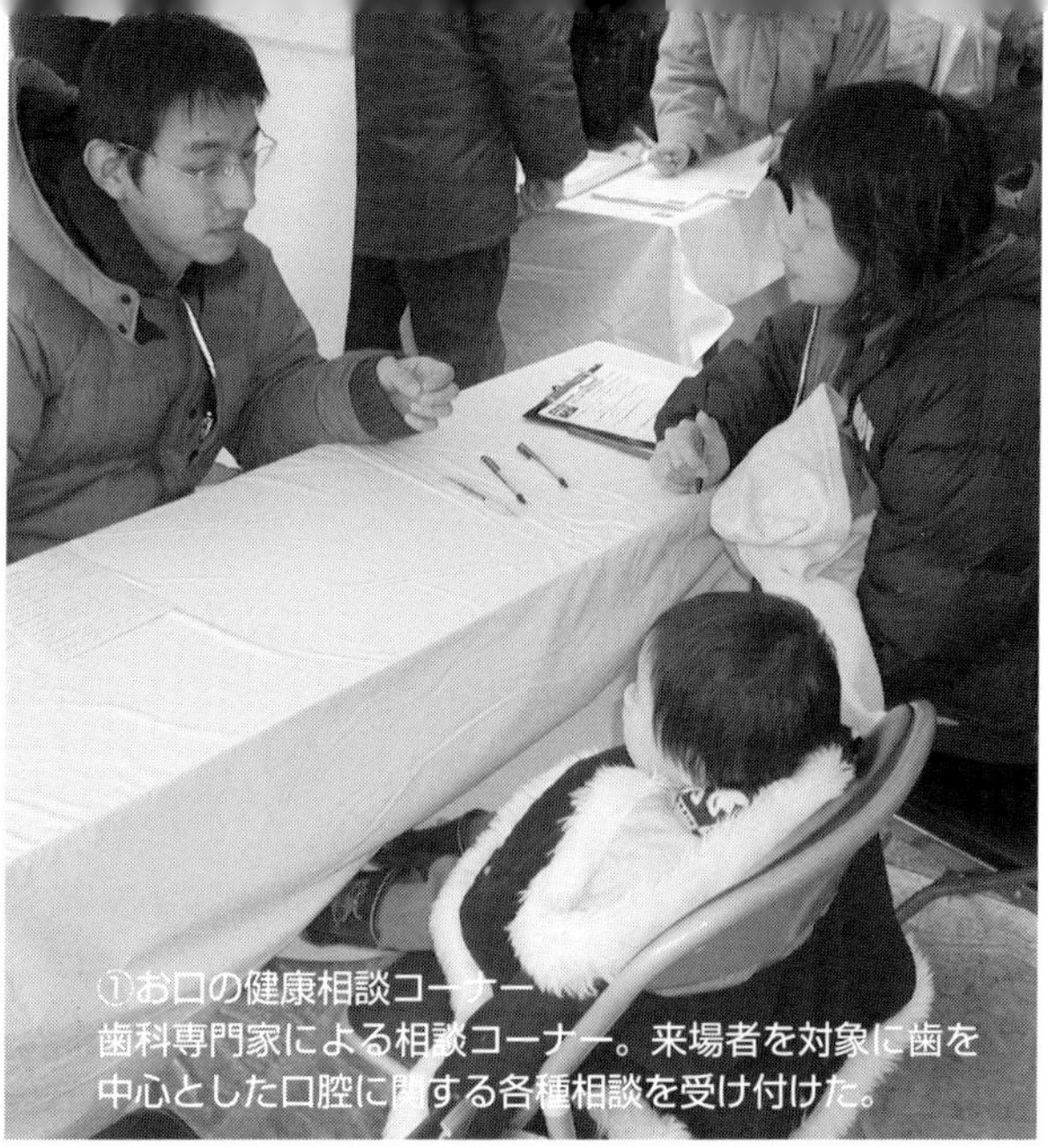

①お口の健康相談コーナー
歯科専門家による相談コーナー。来場者を対象に歯を中心とした口腔に関する各種相談を受け付けた。

は〜もに〜ぷろじぇくと MMM Workshop on Dental Health IN NIIGATA

あなたの 8020度チェック！

あなたの「8020」度を、このクイズでチェック！！
80歳の時、あなたは20本以上の歯が残っているのでしょうか？

評価

<問題>	解答欄（1つに○を付けてください）
①8020運動とは、「80歳で20本以上、自分の歯を残そう」という運動のことだと思っている。	はい　いいえ
②歯がなくなる原因と歯周病とは無関係だと思っている。	はい　いいえ
③あなたが好んで食べる食べ物は次の2つのどちらですか？	a 軟らかい食べ物 b かみ応えのある食べ物
④あなたが、普段の食事でご飯をかむ回数はどれぐらいです ？	約　回
⑤食べ物の好き嫌いは多い方ですか？	はい　いいえ
⑥寝る前には必ず歯を磨きますか？	はい　いいえ
⑦歯ブラシ以外にも歯間ブラシやフロスなども使っていますか？	はい　いいえ
⑧前回、歯科健診を受けたのはどれぐらい前ですか？	約　年・ヶ月前
⑨たばこは吸いますか？	はい　いいえ
⑩いつも口の中が乾いた感じがしますか？	はい　いいえ

※こちらもお答え下さい。（○印を付けてください）
年　齢）9歳以下　10代　20代　30代　40代　50代　60代　70代　80歳以上
性　別）男 性　・　女 性

図10　8020チェックのシート

②8020クイズ
8020の理念を分かりやすく伝えるため、クイズ形式の催しを開催（図10参照）。10の質問に対してYES・NOで回答してもらい、点数に応じてプレゼント（回答者が80歳の時に食べられる食べ物）を差し上げた。
<プレゼントの内容> 80〜100点　笹団子
50〜70点　お茶と硬いせんべい
30〜40点　お茶と軟らかいせんべい
〜20点　お茶

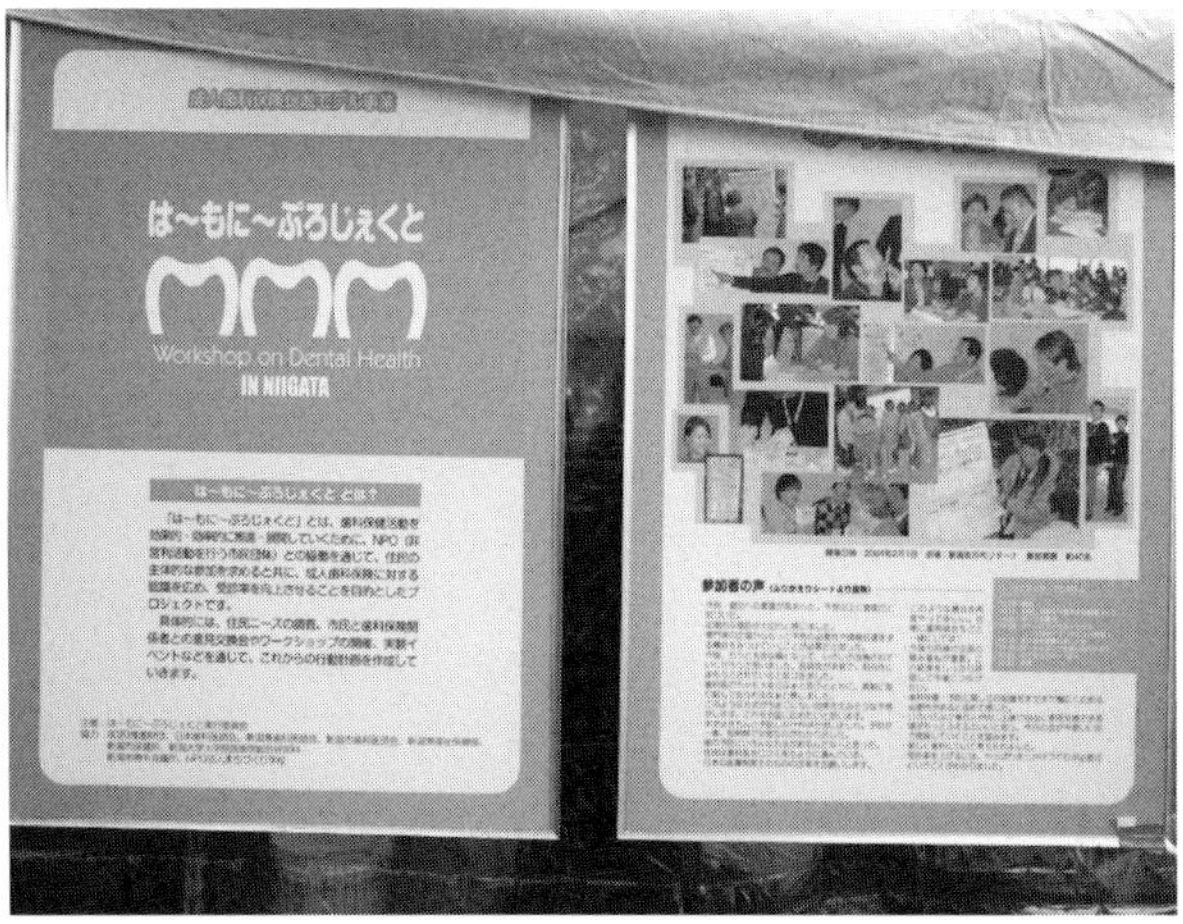

④パネル展示
8020の理念や「はーもにープロジェクト」のPRパネルを展示。

は〜もに〜ぷろじぇくと
Workshop on Dental Health
IN NIIGATA

は〜もに〜プロジェクト実行委員会

お口と歯の健康に関するアンケート

このアンケートは、今後、新潟市における成人歯科保健を推進していくための基礎データ収集を目的に実施するものです。

Q1 「歯医者さん」というと、どんなイメージが浮かびますか？（1つに○を付けてください）
a 怖い　b 痛い　c 高い　d やさしい　eたのもしい
f その他（　　　　　）

Q2 歯医者に行こうと思うのはどんなときですか？（1つに○を付けてください）
a 定期的なチェック　b ちょっとしたとき　c 痛くてたまらないとき
d 絶対行きたくない　e その他（　　　　　）

Q3 あなたが歯科健診を前回受けたのはいつですか？
約　　　　年
　　　　ヶ月　前

Q4 Q3の歯科健診はどんな機会に受けたのですか？（1つに○を付けてください）
a 自分から歯科医院に行って健診を受けた　b 学校や会社の健康診断で
c 歯の治療のついでに健診してもらった
d その他（　　　　　）

Q5 現在、歯の健康のために行っていることはありますか？

Q6 あったらいいなと思う歯科保健サービスは何ですか？

年齢	性別	住まい
歳	男 ・ 女	市内 ・ 県内(下越·中越·上越)· 県外

職業
1 学生　2 公務員·会社員　3 自営業　4 パート·アルバイト　5 専業主婦
6 その他（　　　　　）

ご協力ありがとうございました。

図11　プレゼントアンケートに使用したアンケート用紙

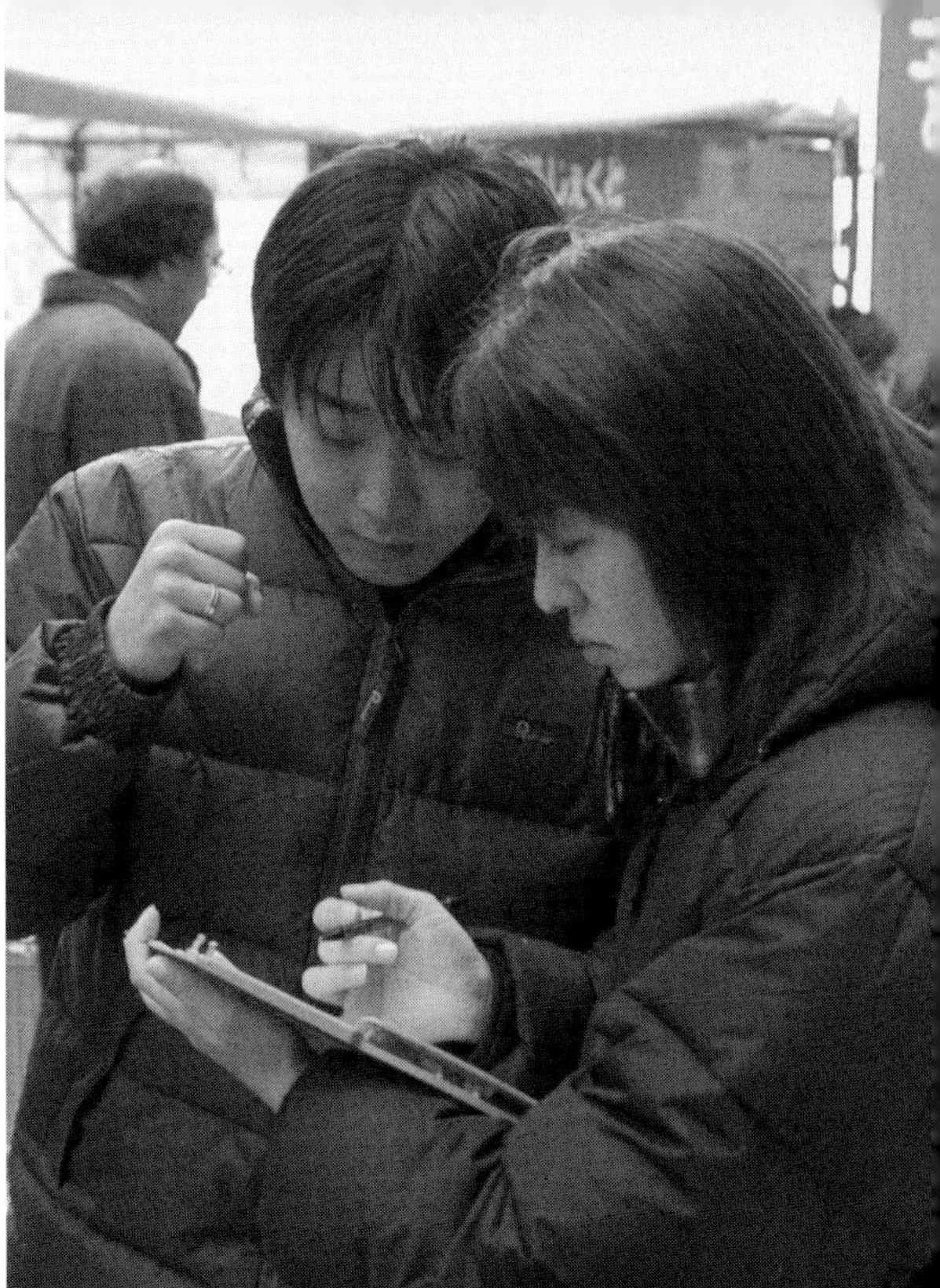

⑤プレゼントアンケート
歯科保健に関するアンケート（図11参照）に答えてもらった人に歯科に関する景品をプレゼント(歯ブラシ、歯間ブラシ、フロス、舌ブラシ、リステリンなど)しました。
※このアンケートが今回の最大の目的であり、この結果は今後の行動計画作成の基礎データとなりました。

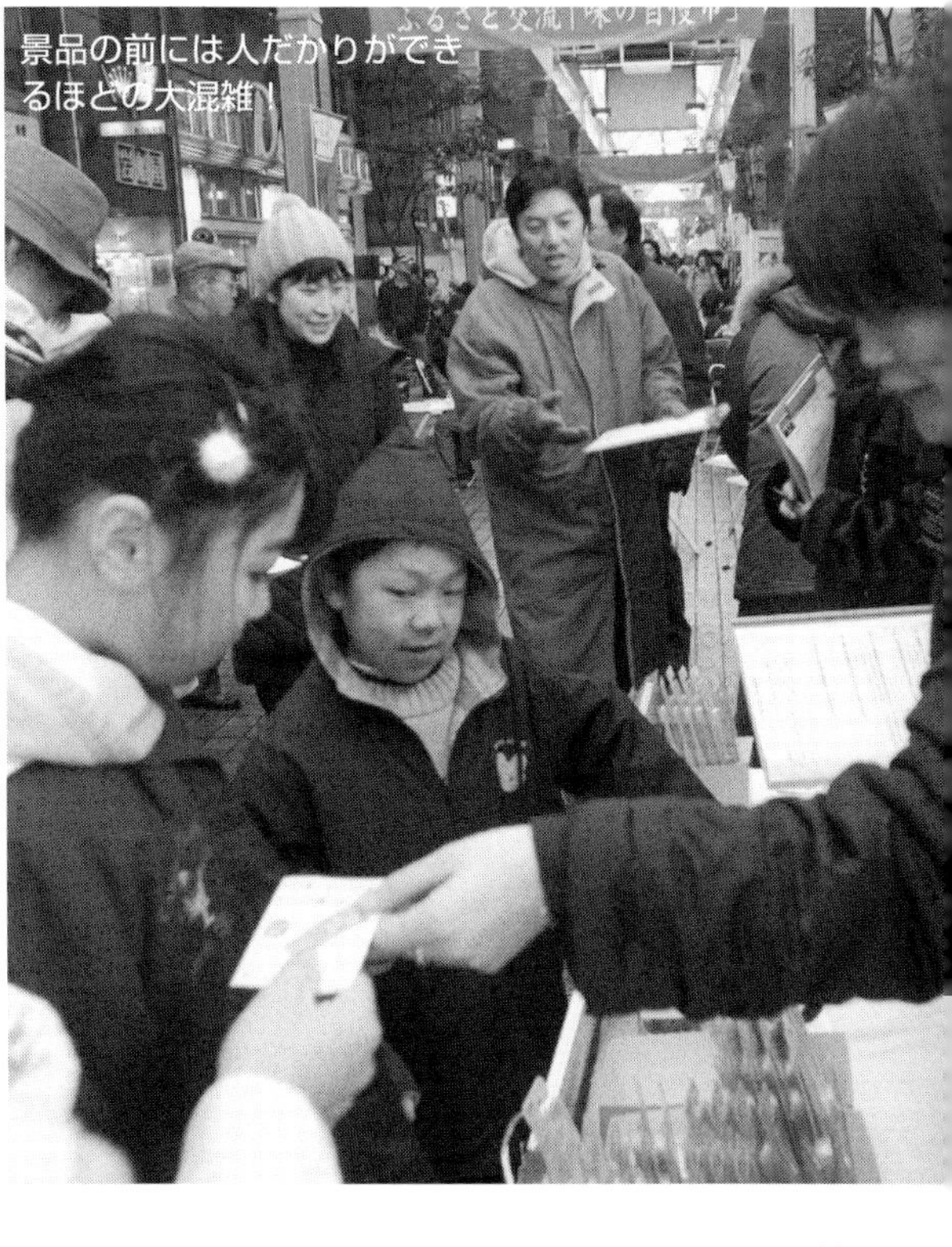

景品の前には人だかりができるほどの大混雑！

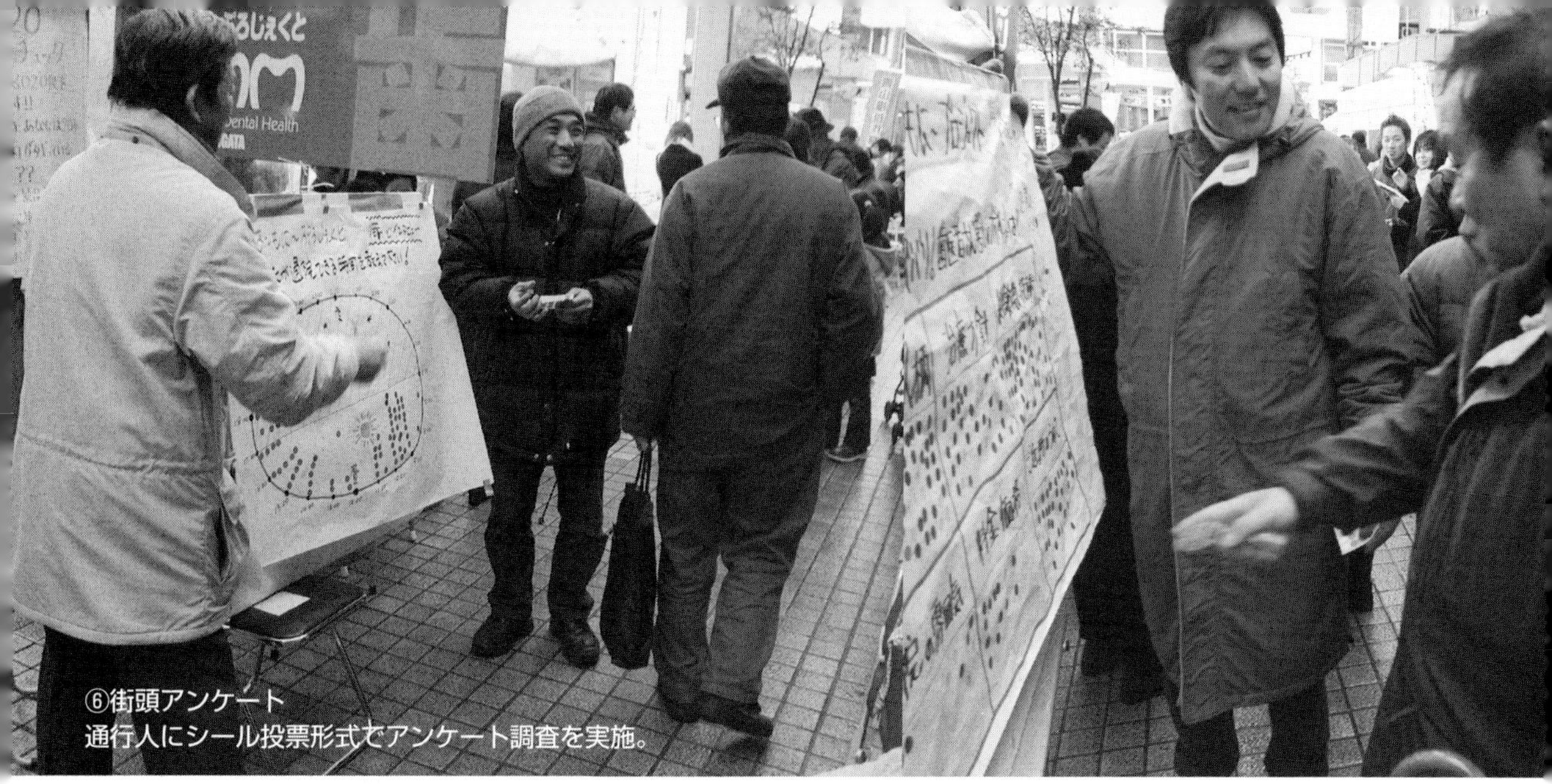
⑥街頭アンケート
通行人にシール投票形式でアンケート調査を実施。

日に実施した催しの内容・様子はｐ39・40の写真を参照）。

市民は歯の健康に意外と関心がある！

今回、プレゼントアンケートには二日間で千二百八十三名、８０２０クイズには百九十九名と非常に多くの方が参加してくれました。景品の威力が絶大とはいえ、意外と歯科には潜在的に関心があることが分かりました。また、８０２０クイズでも高点数の方が多く、歯科的な知識は結構定着していることがうかがわれました。

また、われわれの実行委員会としても、歯科医師会・行政・ＮＰＯの共同事業として一つのイベントを実施できたことは、結束を固めるという面でも意義がありました。そして、歯科医師として現場に出て行くことの大切さや、「まずは何かをやってみることでいろいろなことが分かってくる」という実行力の重要さをあらためて認識しました。

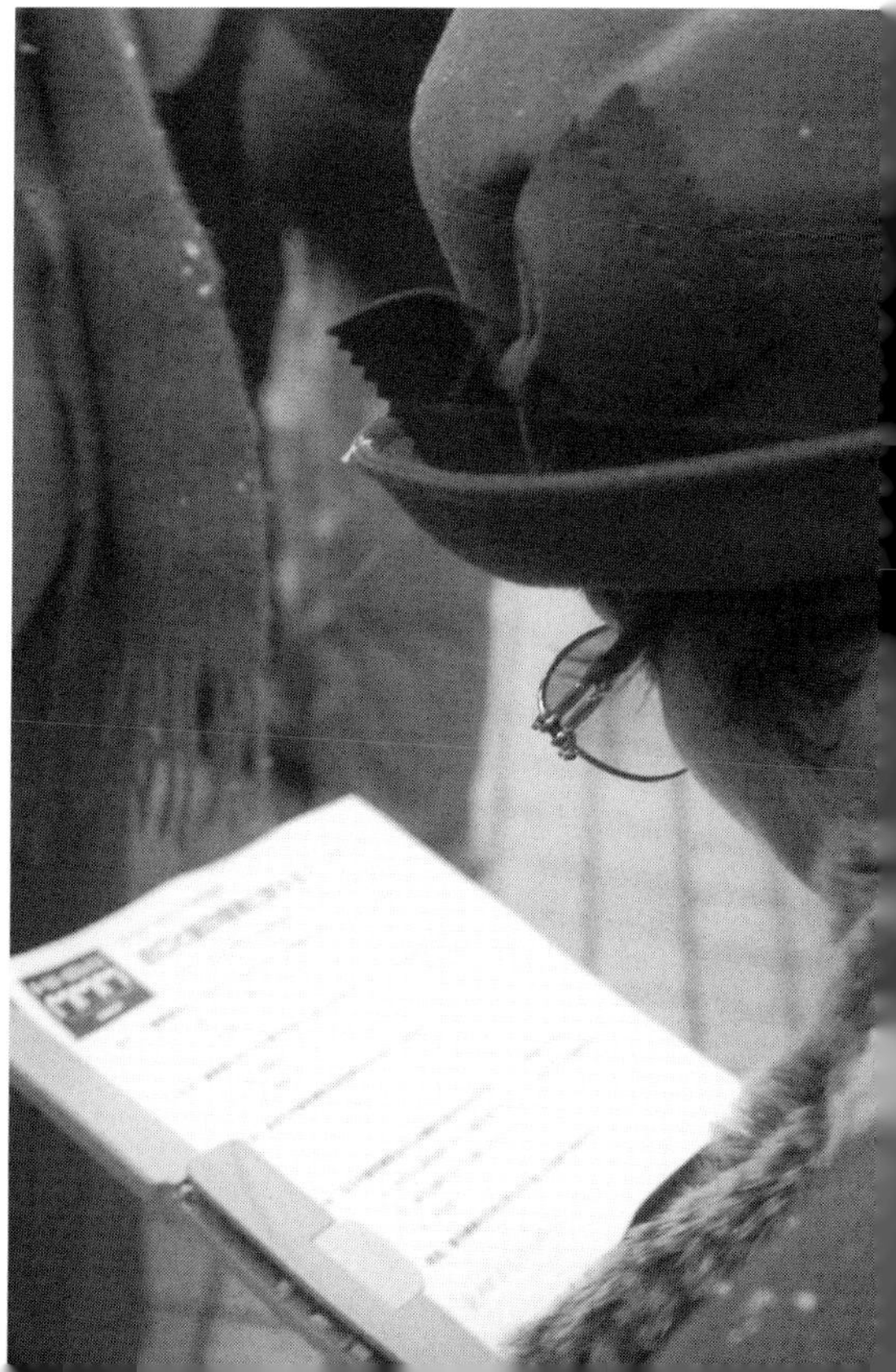

ポイント

●その一　**多くのサンプル数が集まり、さまざまな意見を聞くことができた。**

●その二　**イベントの集客には、景品・アンケート・呼び込みなど楽しく行う工夫が大切である。**

●その三　**市民は意外と歯の健康に関心があり、多くの知識を持っていて、歯科にも未来がありそうだと実感した。**

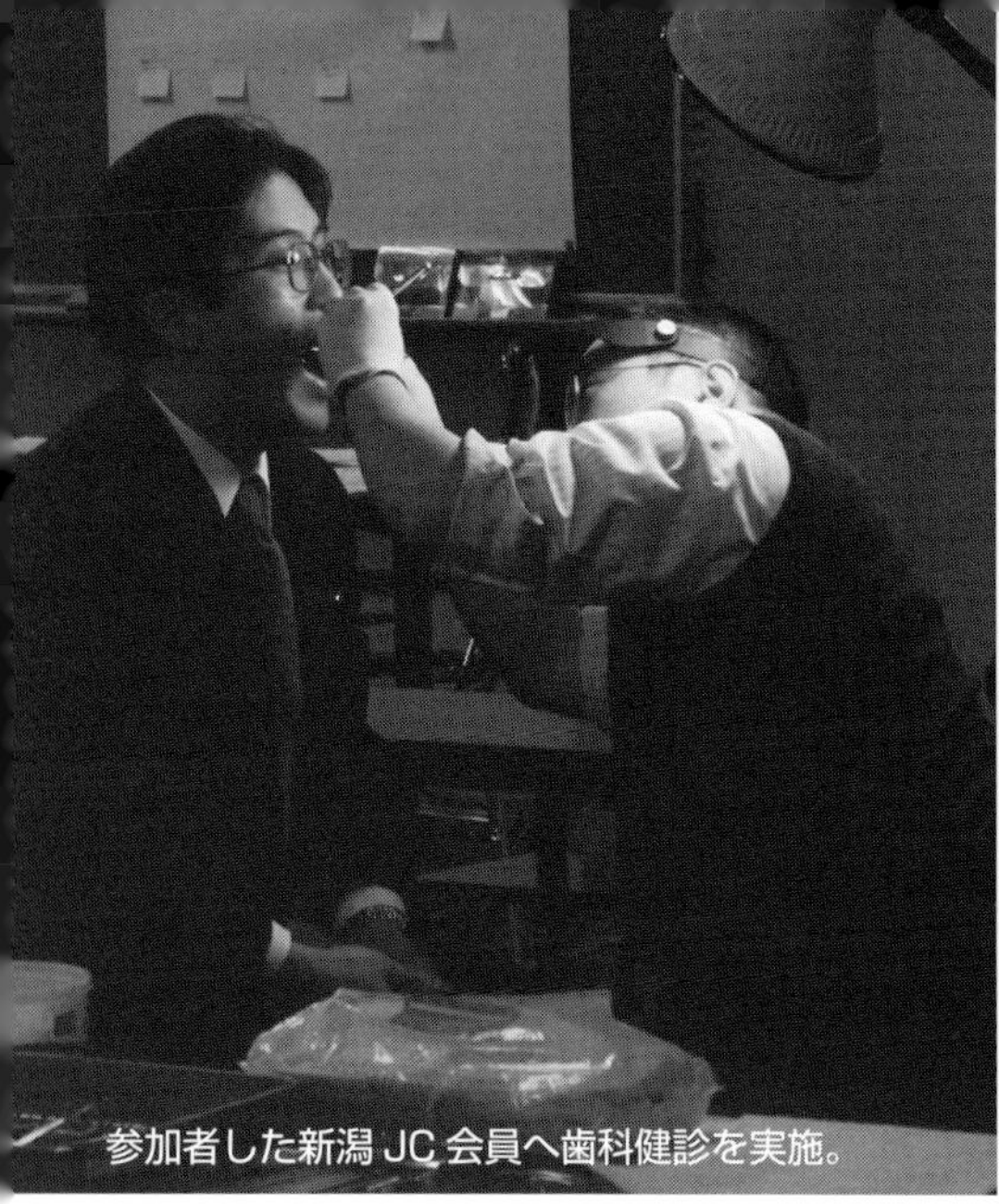

参加者した新潟 JC 会員へ歯科健診を実施。

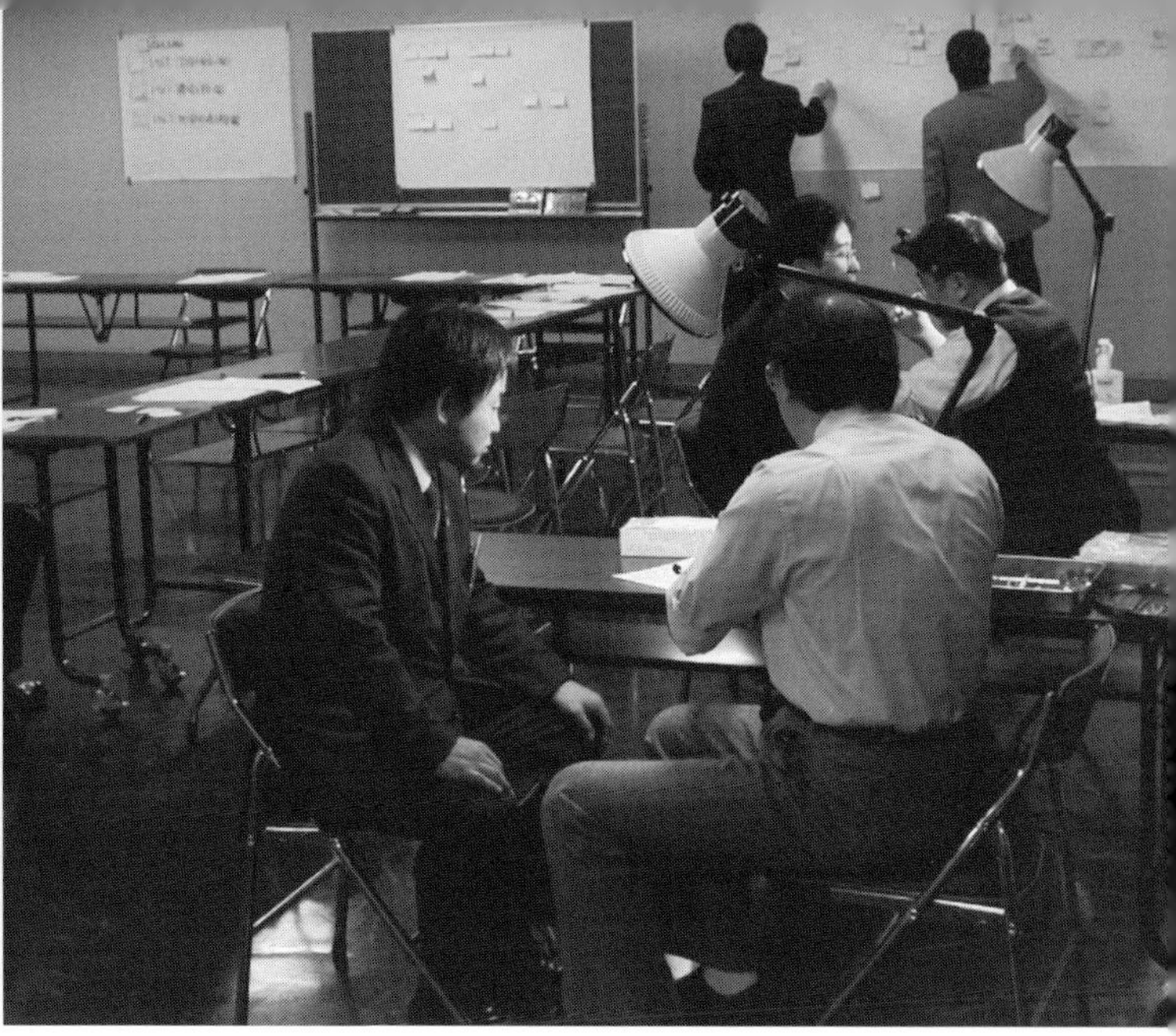

青年会議所との連携プロジェクト（一年目）

新潟市歯科医師会　桑原　秀也

ターゲットは三十代の青年会議所の会員

新潟市が市民向けに行っている行政サービスの一つに「成人歯科健診」があります。これは四十歳、五十歳、六十歳、七十歳の節目に、むし歯と歯周病の早期発見を目的に普段歯科医院に受診する機会のない方々に対して、歯科健診を受ける機会を設けようと始められた試みです。しかし、低料金で健診を受けることが出来るにもかかわらず、一向に受診率が向上しません。この状況を改善するには、対象となる市民の健康への意識を変える必要があります。そこで健診対象になる前の世代、つまり三十代の若い世代の意見を聞いてみることにしました。三十代の代表としてターゲットにしたのは、新潟青年会議所（以下、新潟ＪＣ）の会員。この新潟ＪＣのメンバーを三十代の働き盛りの集団ととらえ、この世代から定期検査の重要性を理解してもらい、その後の成人歯科健診を受診するきっかけを提供できたらと考えたのです。新潟ＪＣの会員に自分の口の中の様子を知ってもらおう。そしたら関心を持ってくれるだろう。なぜ歯科の定期検査を受診しないか、彼らの本音を聞いてみよう。名付けて「ＪＣ健診＆意見交換会」は動き出しました。平成十五年の冬でした。

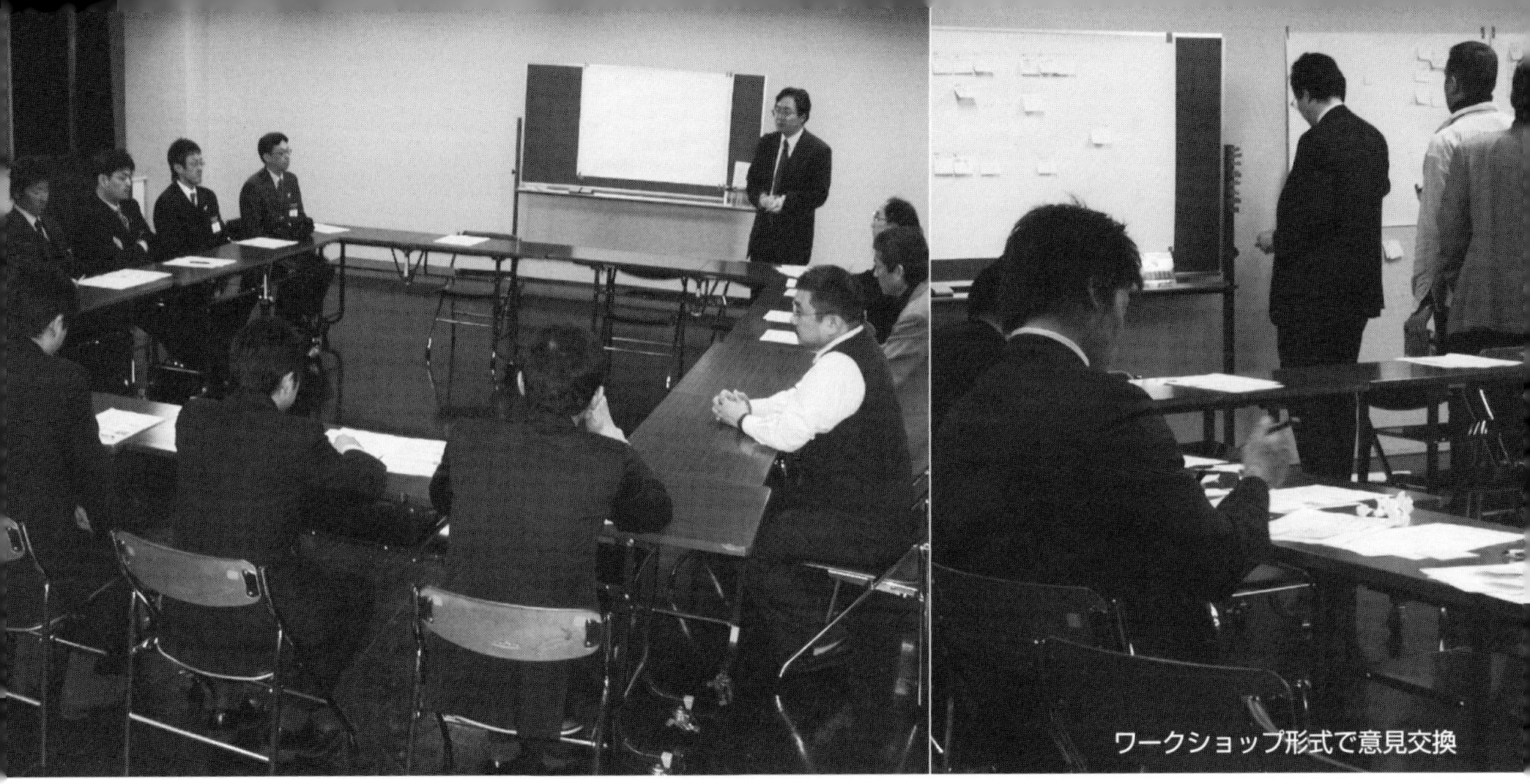
ワークショップ形式で意見交換

担当者の意識が変わる

はーもにープロジェクトの実行委員会に、まちづくり学校の小疇さん（新潟ＪＣのＯＢ）が、現役のＪＣ会員の金井さんと坪谷さんを連れてきました。二人ともとても協力的でフレンドリーな青年でした。二人の意見を反映させながら企画を練り上げた結果、平成十六年二月十六日に、十数人のＪＣ会員が集まり、歯科健診＆意見交換を実施しました。

当日は、お口に関するアンケート、簡単な歯科健診を行った後に歯科医師とＪＣ会員との意見交換を、ワークショップ形式で行いました。意見交換会では、途中で健康相談会になってしまう一幕もあったものの、貴重な意見を聞くこともできました。後日、坪谷さんが言いました。「ＪＣ健診＆意見交換会をやって何が変わったかって、自分が一番変わりました。だって、あの後、歯科医院に家族で定期健診に行きましたからね」

ポイント

●その一　**青年会議所（働き盛りの三十代）メンバーをターゲットにした。**

●その二　**新潟ＪＣメンバーにも実行委員会に参加してもらい、実験プロジェクトの企画段階から参画してもらった。**

●その三　**一連の取り組みによって、実行委員会に参加した担当者の意識が、最初に変わった。**

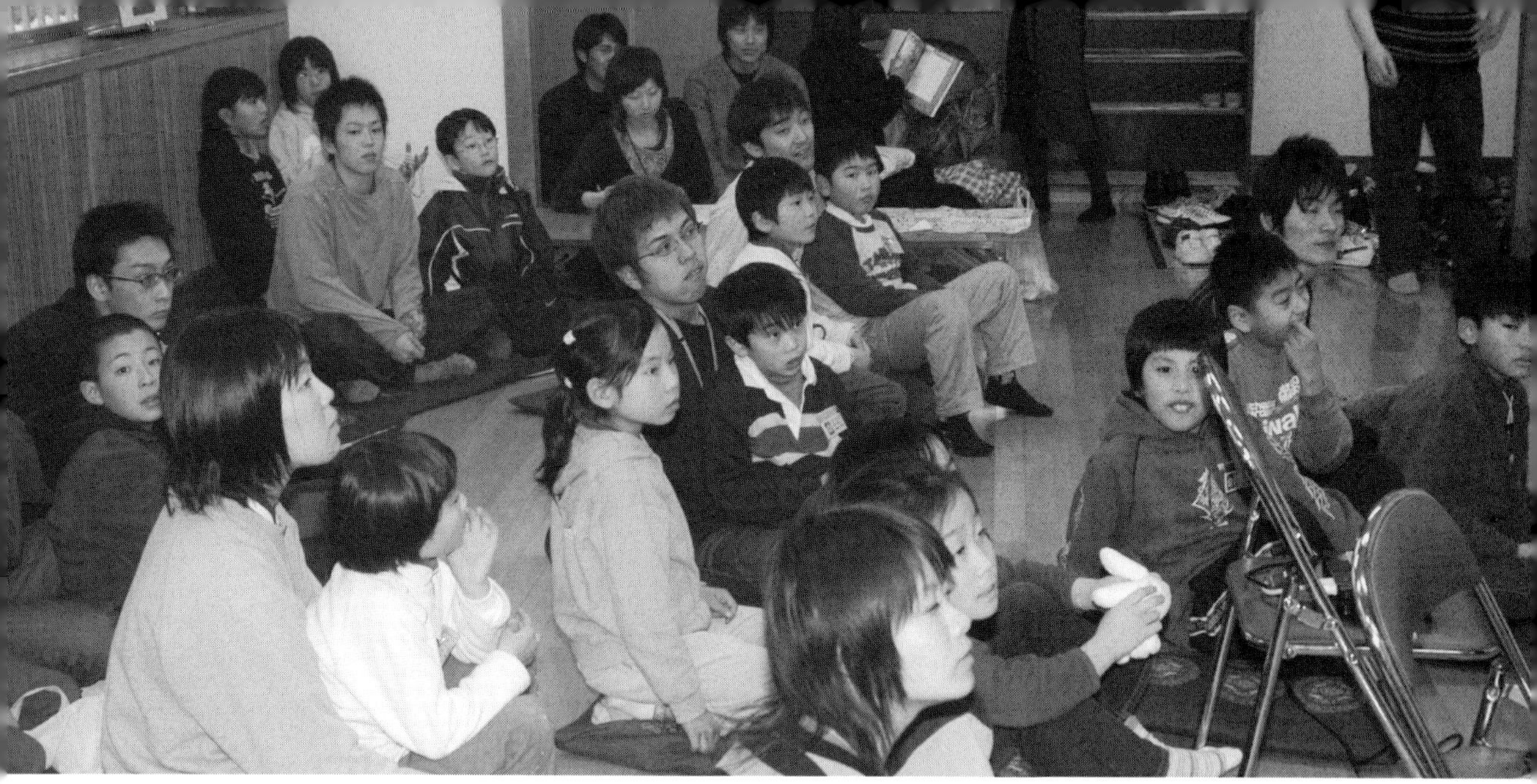

フリースクール「まなび屋」での親子体験教室

新潟大学大学院医歯学総合研究科予防歯科学分野　濃野　要

高くなっている敷居を少しでも下げる取り組みを

「むし歯」の予防は、歯の生えてくる（生え変わる）子どもの時期が一番重要です。しかし子どもたちにとっての歯医者さんは、経験や周囲から得た知識や知らないものへの恐怖で、敷居の高いものであるようです。実行委員会でそんなことを話していると、「予防知識の普及を図るだけではなく、高くなっている敷居を少しでも下げることを目的にした取り組みをやってみてはどうか？」という意見が出てきました。そして、「歯科医療関係者と子どもたちとが診療所や学校以外で直接触れ合うことができないか」という提案が、まちづくり学校メンバーから出てきました。

まなび屋との出会い

まちづくり学校のメンバーが紹介してくれたのは、「まなび屋」というフリースクール活動。これは、新潟大学教育人間科学部の学生が中心となり、大学の周辺にある公民館で、子どもたちの放課後の居場所づくりをする活動です。学校では学べないこと、体験できないことを、地域住民の協力を得ながら大学生が企画・運営している取り組みで、子どもたちには学外教育の場として、大学生にとっては教育実践の場として行われていました。

この活動の一つに「まなびの時間」という、さまざまなテーマについて子どもたちと対話をしながら学習していく時間があるとのこと。早速、はーもにープロジェクトとして、そのまなびの時間に参加することになりました。

まなび屋での活動

まなびの時間は一日に二回あり、一回目と二回目では子どもたちが入れ替わるため、同じプログラムを二度行います。ここでは実際に行った二日間についてお話しします。

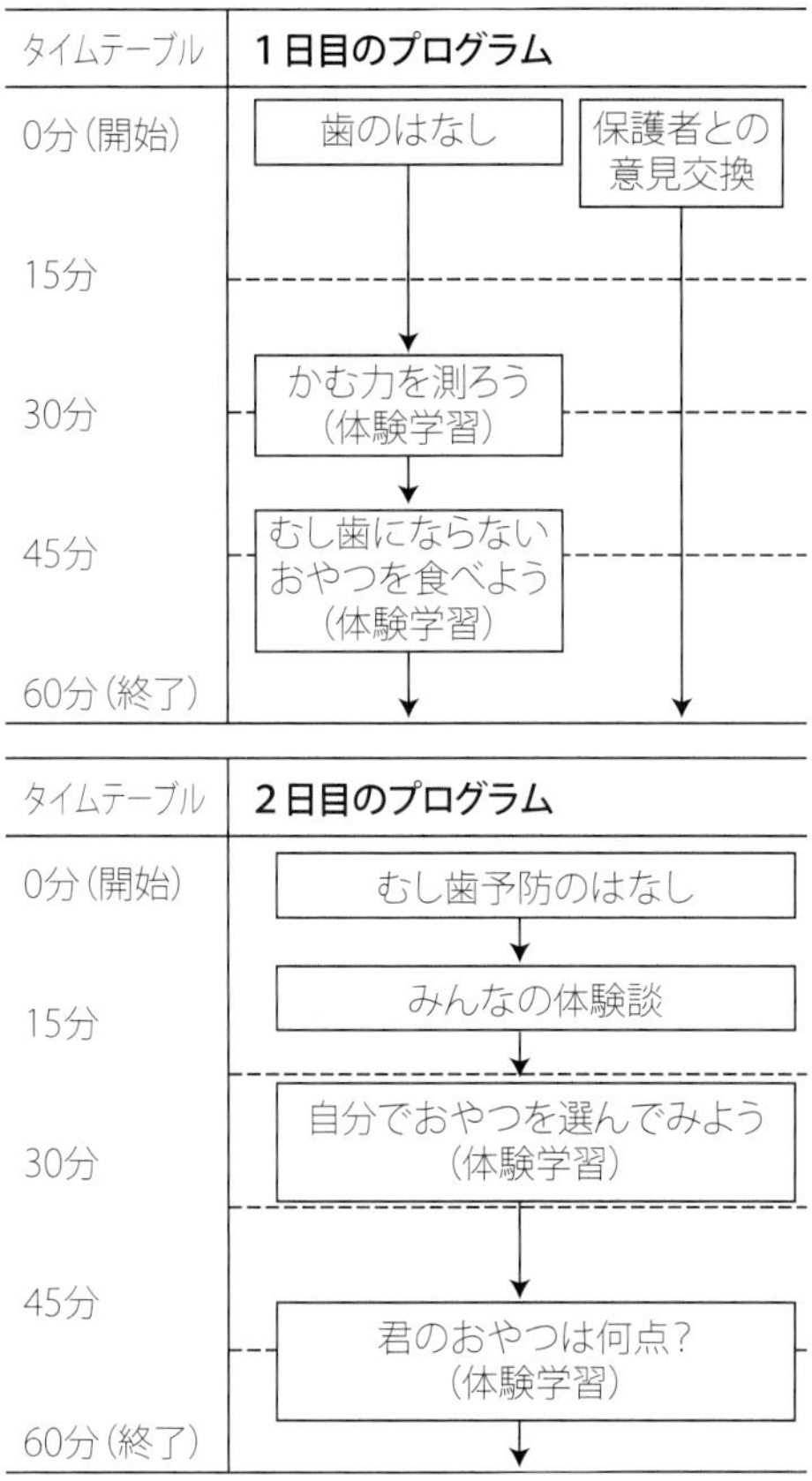
タイムテーブル
1日目のプログラム
0分（開始）
15分
30分
45分
60分（終了）
歯のはなし
保護者との意見交換
かむ力を測ろう（体験学習）
むし歯にならないおやつを食べよう（体験学習）
タイムテーブル
2日目のプログラム
0分（開始）
15分
30分
45分
60分（終了）
むし歯予防のはなし
みんなの体験談
自分でおやつを選んでみよう（体験学習）
君のおやつは何点？（体験学習）

図12　親子体験教室のプログラム

1日目に比べて、2日目は子どもが主体になるものを多くした。

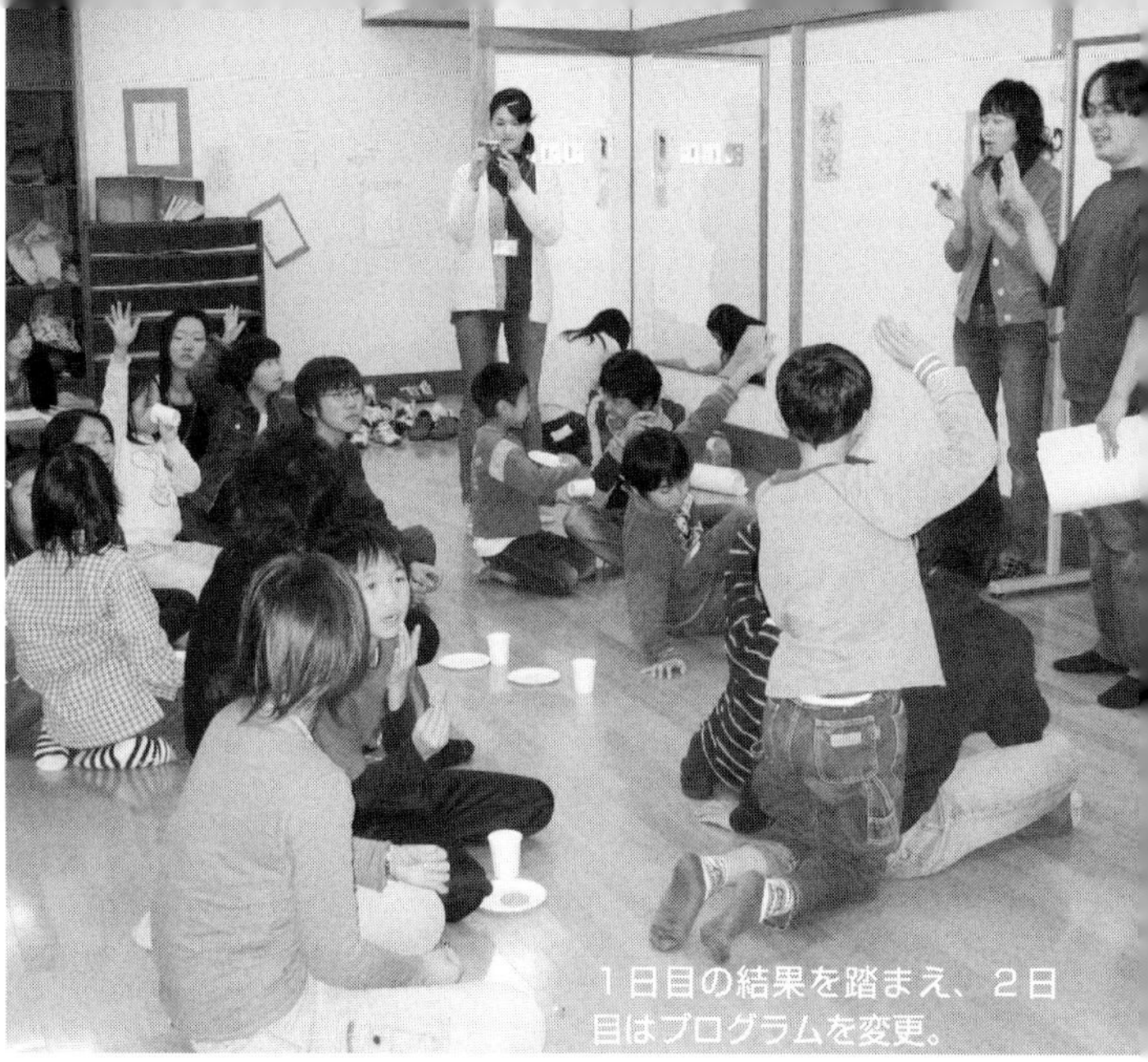

1日目の結果を踏まえ、2日目はプログラムを変更。

「会話をしよう！」

一日目では、歯の本数や大人の歯と子どもの歯の違いなどを写真（実際の写真やレントゲン写真）で紹介し、むし歯予防の大切さについてお話しましたが、どうもつまらなかったようです。そこで、二日目はこちらからの話はそこそこに、友達同士で口の中の歯の形や本数を確認してもらったり、歯医者さんに行ったことがある子どもに、その時の様子を発表してもらったりしました（図12参照）。通院経験のある子はわれ先にと話し始め、初めは端の方でじっとしていた子も最後には手を挙げて話をしてくれるようになりました。

「体験を伴った学習をしよう！」

一日目は、かむことによって色の変わる米を用いて、自分のかむ力がどのくらいなのかを体験してもらいました。むし歯や治療の有無で、かむ力がどれくらい違うのか、友達と見せ合ってもらいました。

二日目はチョコレート、ビスケット、おせんべい、さきいかの中から二つ、緑茶、オレンジジュース、スポーツドリンクの中から一つ、好きなものを選ん

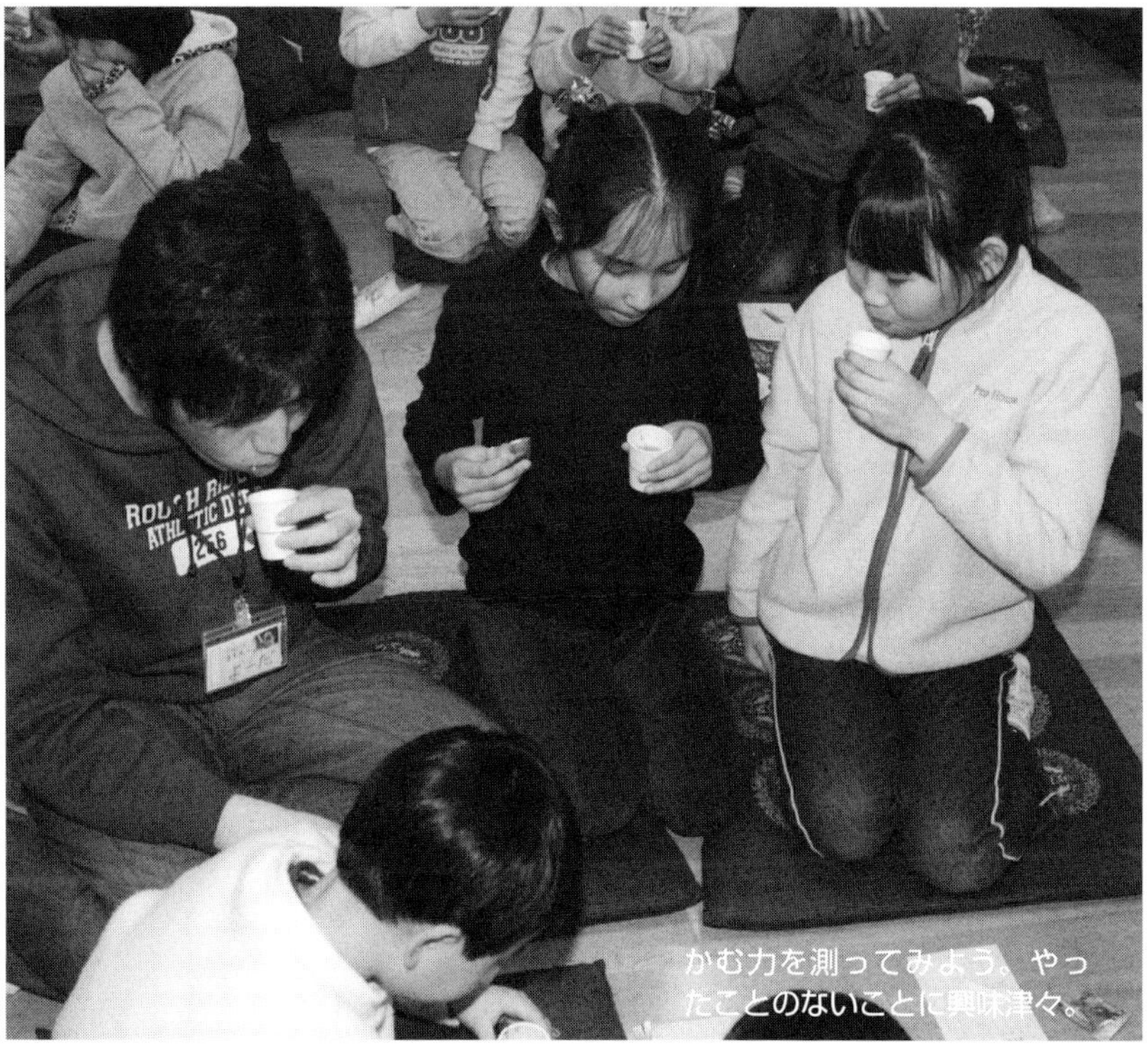

かむ力を測ってみよう。やったことのないことに興味津々。

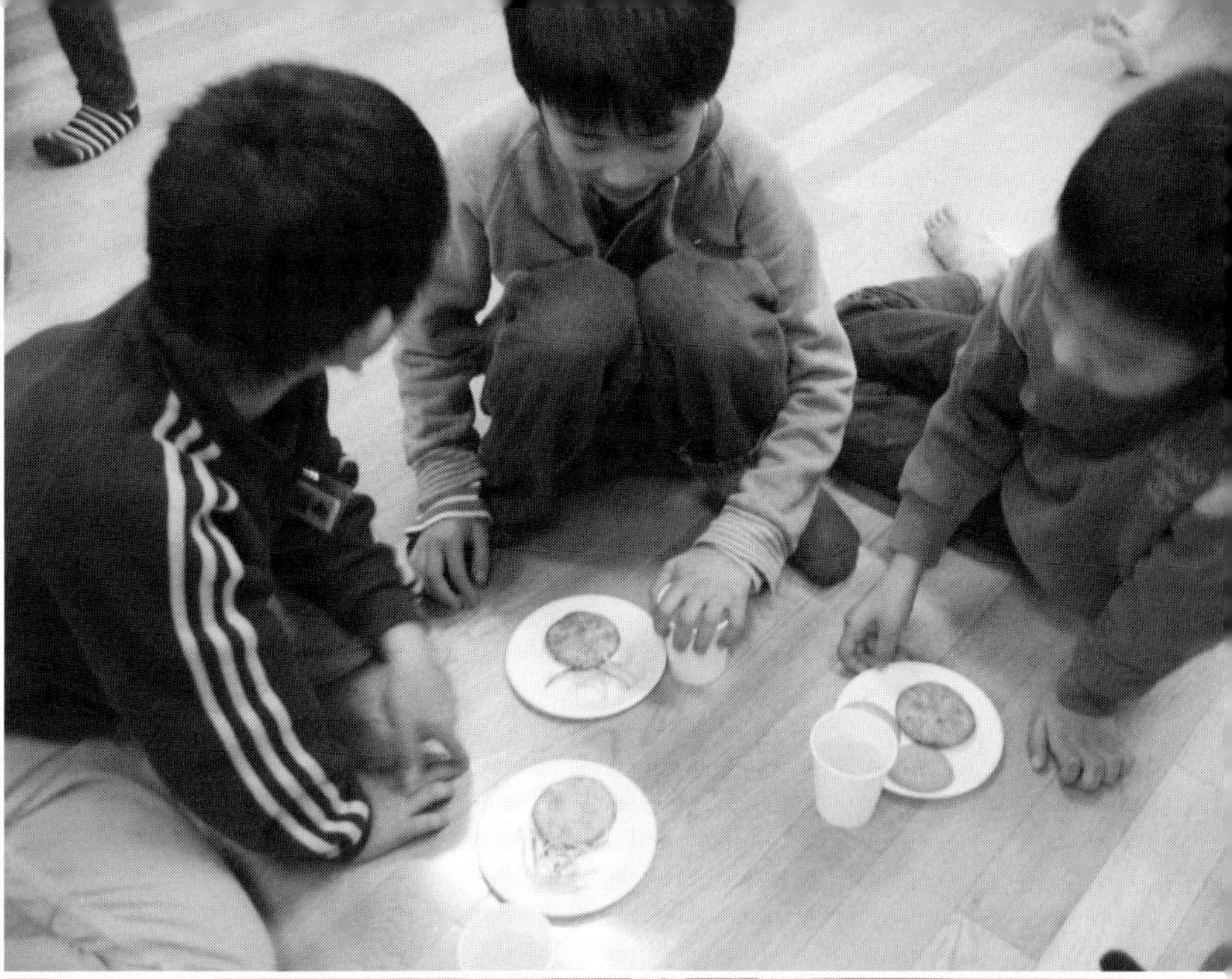

で、自分のおやつとしました。そして、おやつそれぞれに点数をつけて（たとえばチョコは四点、ジュースは四点、せんべいは一点など）、自分で選んだおやつがむし歯になりやすいかどうかチェックしました。その後、どんな組み合わせだとおいしく、むし歯になりにくいかをみんなで考えました。この時間が一番子どもたちと触れ合うことのできた時間でした。

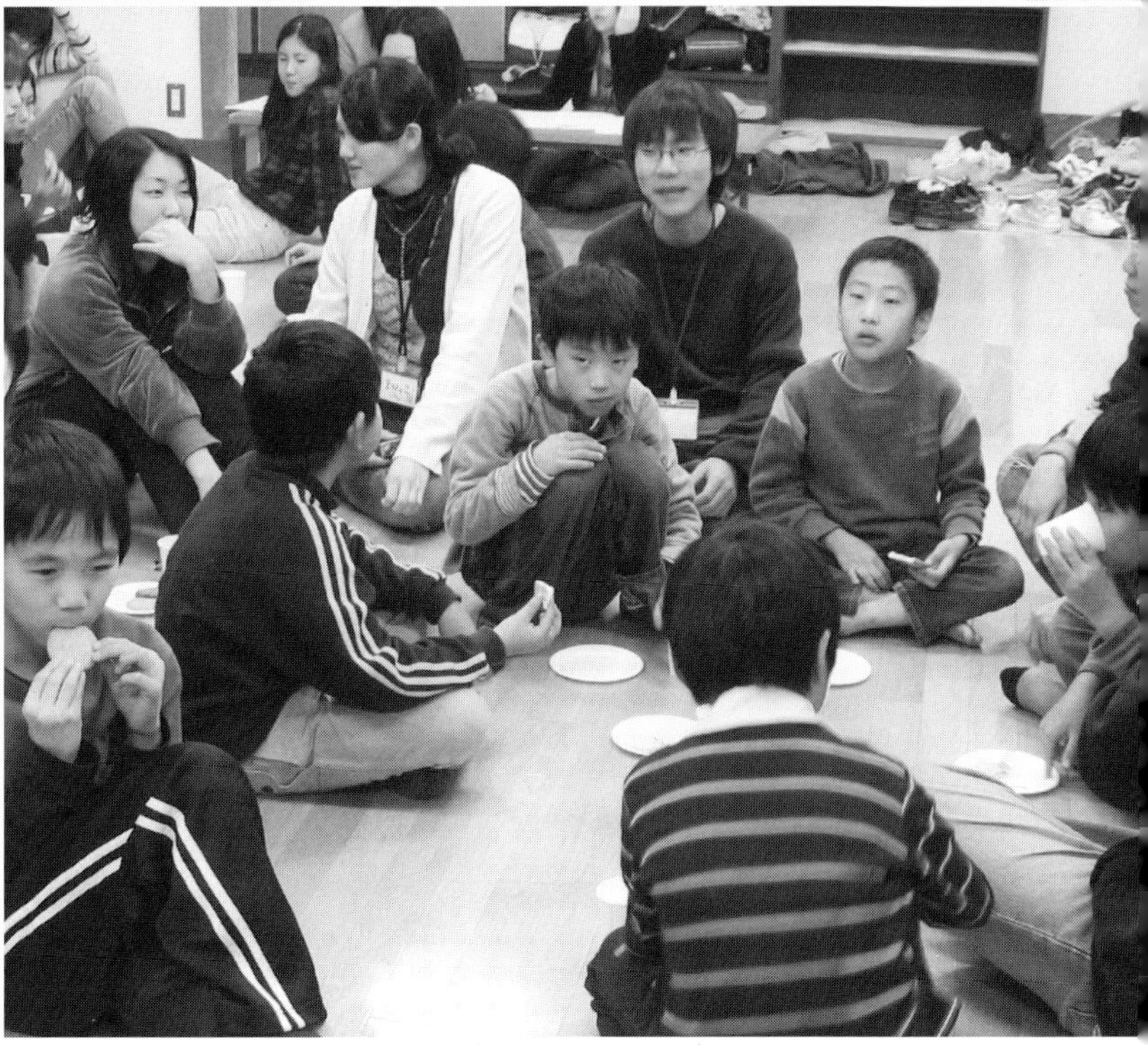

いくつかあるお菓子と飲み物から自分でおやつを選びました。

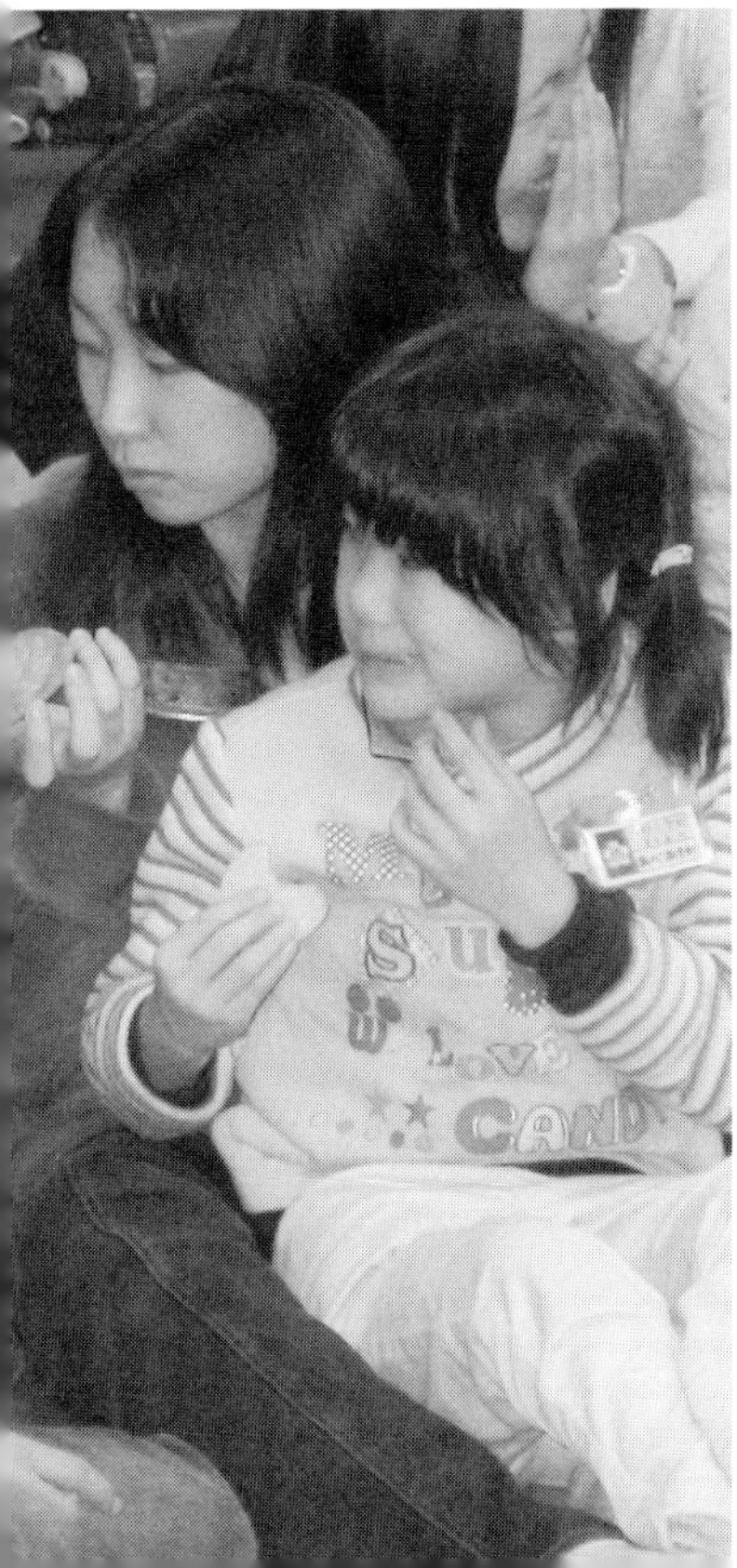

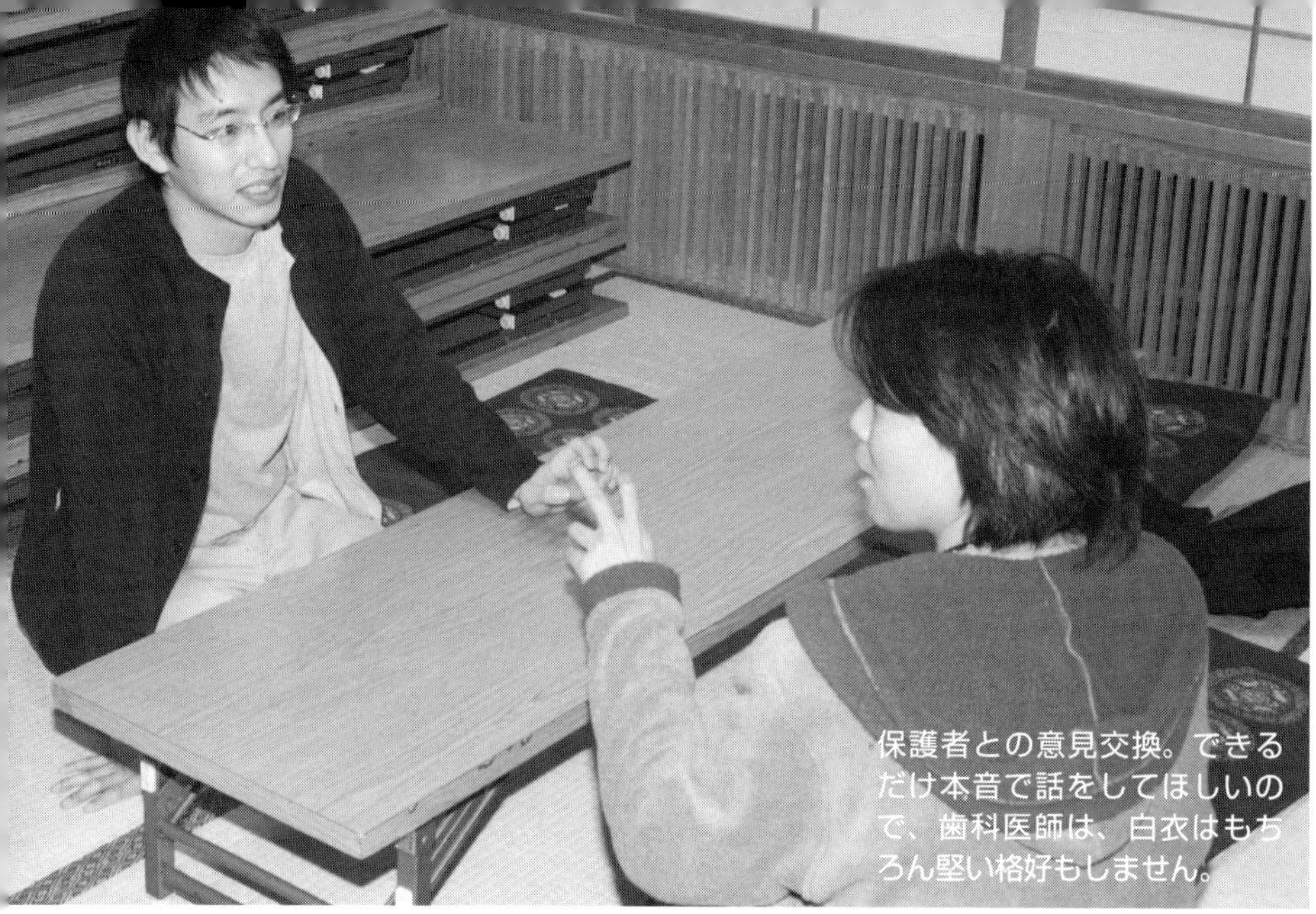
保護者との意見交換。できるだけ本音で話をしてほしいので、歯科医師は、白衣はもちろん堅い格好もしません。

直接意見をぶつけてもらおう！

「歯の相談コーナー」と題して、見学にいらっしゃっている保護者の方々とお話をする機会を作りました。ここでは、お子さんのことに限らず口の中のことについて自由に意見交換をしました。積極的に話をしてくれる方が多く、日ごろ、診療所では聞きにくいことや歯科医師への要望などを中心に話し合いました。まなびの時間が終わっても話し続けてしまうぐらい、大変熱気ある場となりました。

実際にやってみての感想

まなびの時間のあとの反省会では、表2にあるような意見が場を運営する大学生から出されました。

今回は大学生も子どもたちと一緒に聞き手になっていただきましたが、彼らは、はーもにープロジェクトが本来対象としている成人であるのはもちろんのこと、子どもたちの教育を担う人材でもあります。そんな彼らが少しでも口の健康に興味を持ちわれわれの活動を知ってくれたとすれば、近い将来のために非常に有意義であったと思います。

表2　まなび屋スタッフの振り返り

- ●普段奥手な子どもでも、熱心に聞き入っていた。
- ●体験を伴った学習方法は有効である。
- ●こういった専門家と子どもたちが直接触れ合う機会をもっと持ってほしい。
- ●学校教育の分野では伝えられないリアリティーがあった。
- ●公民館はこのような専門家を迎え入れる準備がある。
- ●これからもこのつながりを大切にしたい。

まなびの時間が終わった後で、スタッフから出た意見。おおむね好意的に見てくれているが、きっと要望もあるはず。

ポイント

●その一　子どもたちは話しを聞いて質問する形式はつまらない。自分の話をみんなに聞かせたい。

●その二　体験を伴った知識の伝達は、子どもたちに興味を持ってもらいたいケースでは効果的。

●その三　保護者や先生との対話を普段と場所を異にして行うと、いつもと違う意見が引き出せる。

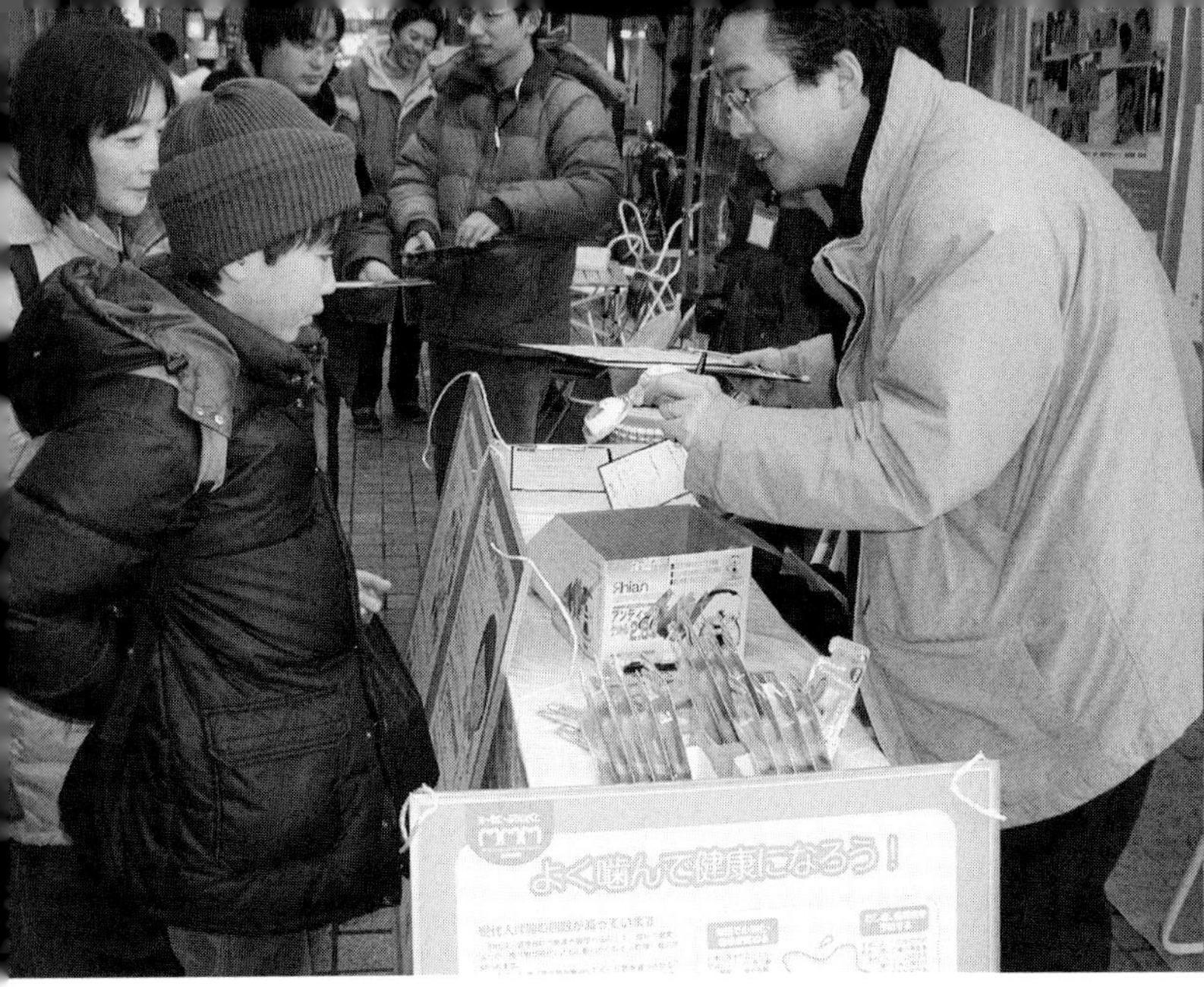

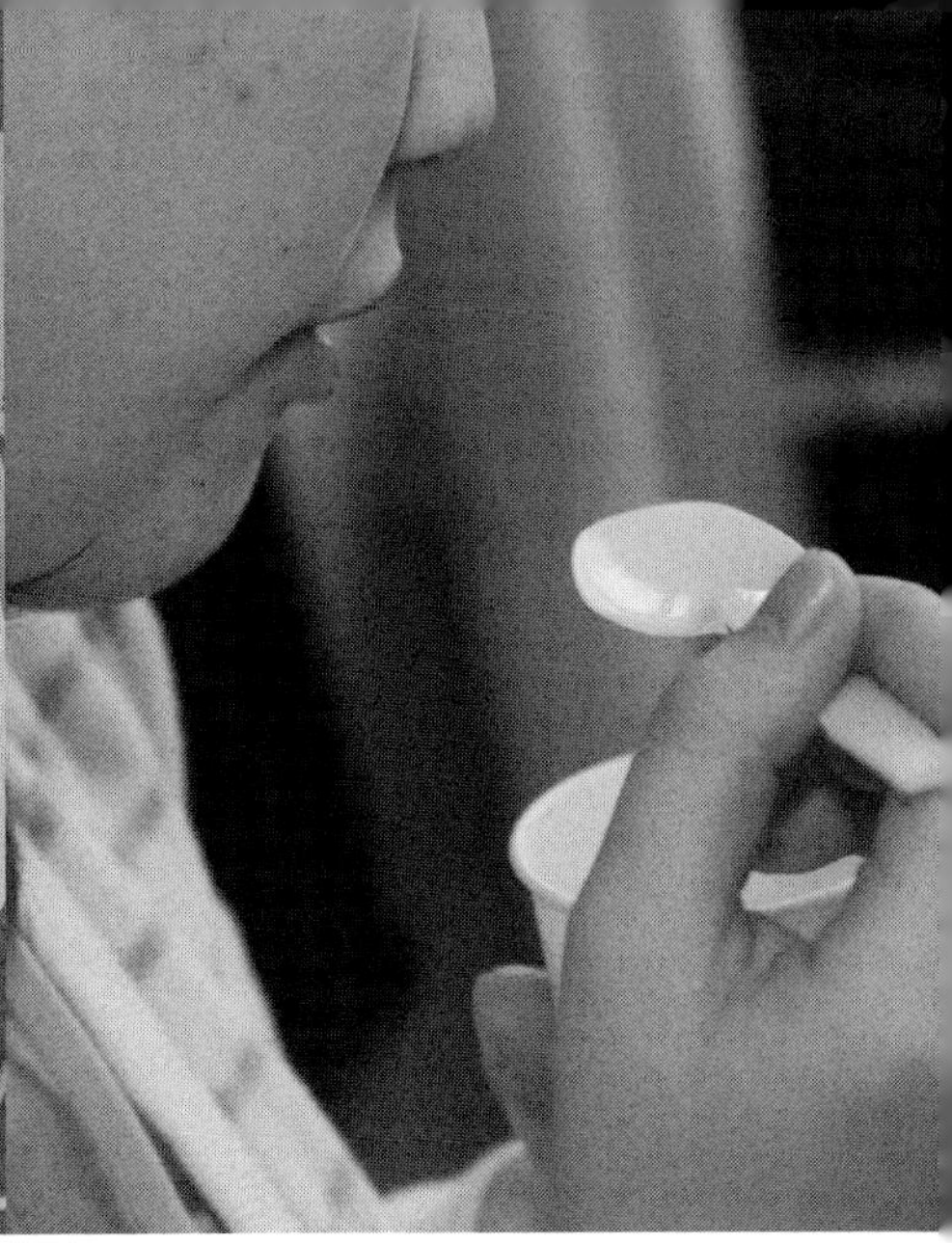

一年目の取り組みから見えてきたこと

NPO法人まちづくり学校　副代表理事　斎藤　主税

実験プロジェクトでは、これまで歯科保健活動として行ってきたやり方を根本から見直し、まちづくり学校のアイデア・ノウハウ・ネットワークを駆使して実施しました。発信している情報内容は、これまでにあったものばかりなのですが、「発信・伝達の方法をがらりと変えることで、全く違った成果が得られる」ということを、実感できたことが、大きな成果であったといえます。

実験プロジェクトを実施してわかった四つのポイント

①歯に関する市民の意識は決して低くはない

「決して市民は歯に無関心なわけではない」という潜在的な市民意識を把握することができたのは、大きな収穫でした。そして、歯科保健推進の障害となっているのは、どうやら「情報の伝達方法」であることが、おぼろげながら見えてきました。つまり、情報発信はしていても、それが「受け手に届いていない状況であった」ということに問題があるのではないかということです。

②住民参加によって成果を残すには一定の時間が掛かる

はーもにープロジェクトがスタートした当初、歯科関係者の間には「住民参加によって、歯科保健の現状がすぐに変化するのでは？」という認識が、潜在的にあるように感じていました。しかし、まちづくりにおいては、住民参加によって劇的に状況が変化することは、非常にまれです。結果だけでなく、プロセスも重視するという点からすれば、成果が顕在化するまでには、それなりに時間がかかるものです（住民参加は、即効性のある特効薬ではなく、じわじわと効いてくる漢方薬です）。

一年目の取り組みによって、「とにかく、コツコツと実績を積み重ねていくことが大切だ」という意識が、実行委員会内部で共有されたことは、一つの成果

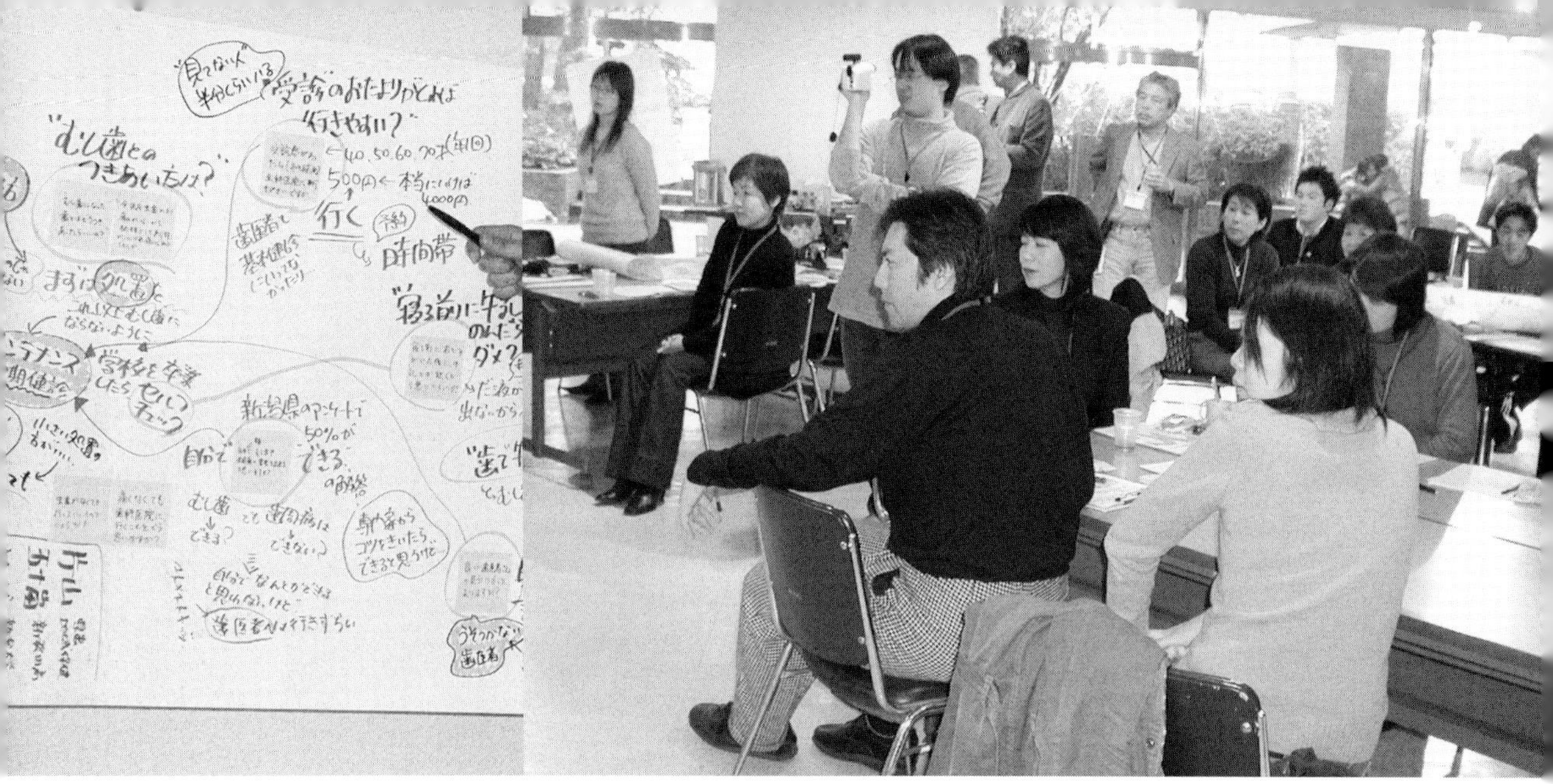

であったと思います。

③住民参加とは「専門家も参加する」こと

住民参加を推進するにあたっては、住民と同様に「専門家も参加することが大切」という認識が、専門家側に形成されたことは大きな成果でした。

それまで歯科関係者の間では、住民参加というと、言葉どおり「住民に参加してもらう」という認識でしかとらえられていませんでした。しかし、実験プロジェクトを通じて、住民の活動に専門家が飛び込んでいくことの大切さ・有効性が認識されると、住民参加に対する意識も大きく変わりました。このことが、次年度以降の取り組みに、多大な影響を与えました。

④既存の歯科保健メニューは十分効果的である

一連の実験プロジェクトを実施してみることで分かったのは、「既存の歯科保健メニュー（体験や発信していた情報内容）は十分効果がある」ということでした。

第一章でも触れていますが、まちづくり学校メンバーが最初の会議で歯科関係者から聞いた話は、それまで全く知らなかったことばかりで、新しい発見の連続でした。ですから、「専門家ではない私たちがこう感じるのだから、住民もきっと同じはずだ！」と思っていたので、実験プロジェクトを実施する際は、それなりの反応はあるだろうと思っていました（実際にやってみると、その反応の大きさは予想をはるかに超えていましたが…）。

実験プロジェクトによって、歯科関係者が手応えと自信を得ることができたことも、一年目の重要な成果だったと思います。

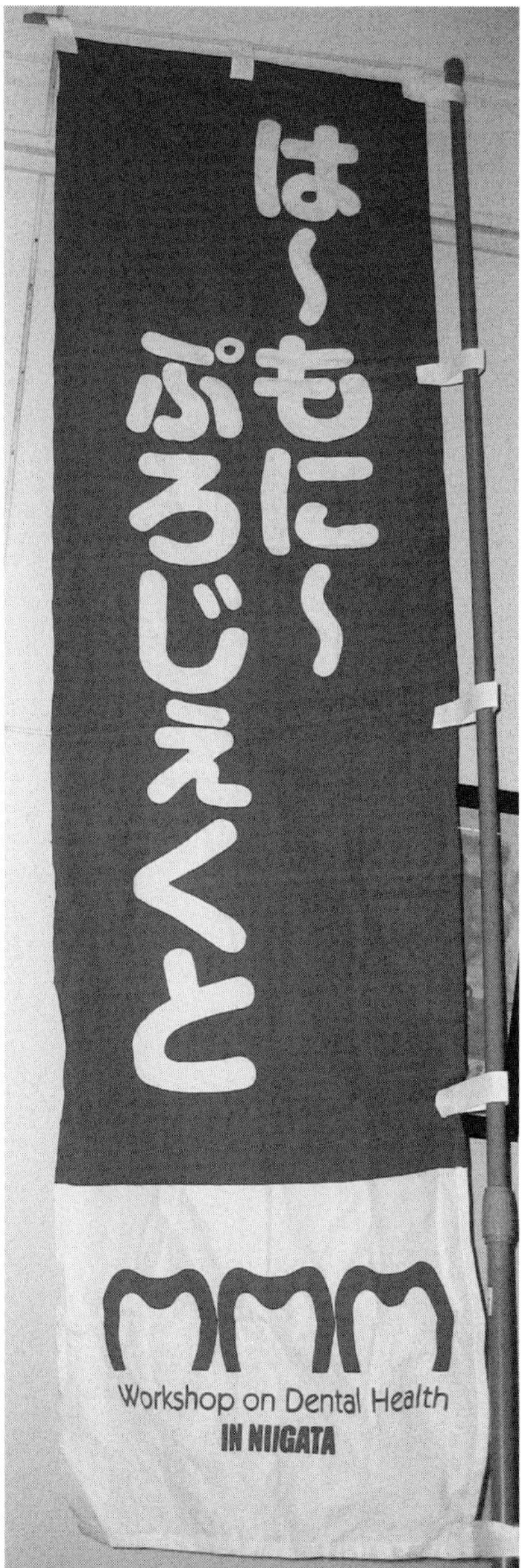

成果を踏まえ作成した「成人歯科保健推進のための行動計画（骨子）」

一連の取り組みを踏まえ、一年目の最終目標である行動計画は、骨子ということで次のように作成しました。

【基本方針（その一）】

情報の伝え方を見直す

①専門家側の情報伝達技術を向上させる

現在行っている情報伝達の仕組み・方法を根本的に見直し、市民へ「どのように情報を伝えていくか」をあらためて再構築していくために、専門家側の情報伝達技術を向上させる取り組みを積極的に設けていく。

《具体的な展開例》

・専門家（歯科関係者）向けの情報収集・伝達技術に関する研修会の実施
・歯科保健以外の分野で開催されるイベントへの積極的な参加

②市民へは「市民の言葉」で情報を伝える

歯科保健に関する情報は、専門家の視点・言葉で発信していくのではなく、「市民の視点から」「市民の言葉を使って」発信していくようにする。そのために、市民の意識・関心などを把握し、場面に応じた情報発信をしていけるよう、マーケティングなどの視点から、意向把握を行っていく。

《具体的な展開例》

・ワークショップなどの手法を用いた意見交換会の実施
・市民ニーズに合わせた情報発信・啓蒙活動の方法検討

③専門家間での情報共有の促進

歯科保健に関係する各主体（歯科医師会、行政、企業、関係団体など）間で行われている情報を、これまで以上に共有できるような機会を積極的に設けていく。特に企業の協力（試供品などの供与など）を受ける際は、企画書の事前提出、実施報告を行うようにし、関係者間の情報共有を積極的に図っていく。

《具体的な展開例》

・協力依頼の際の事前説明（企画書提出等）および実施報告の徹底
・各種取り組みの報告会の実施

【基本方針（その二）】

情報をつなぐ仕組みをつくる

①専門家と市民とをつなぐための仕組み・受け皿づくり

今後の歯科保健推進にあたっては、専門家だけでなく、各種市民組織・学校・企業など、さまざまな分野と連携しながら取り組んでいくことが重要である。そのために、多様な市民と専門家とをつなぐための仕組みとその受け皿となる組織づくりを進めていく。

《具体的な展開例》

・歯科衛生師の人たちの組織化（つなぐための受け皿組織の育成）
・つなぐためのノウハウの蓄積

②多様な組織・団体との連携を促す場づくり

現状では、専門家（歯科関係者）と異分野の人たちが、直接交流する機会はほとんど設けられていない。そのため、さまざまな組織・団体と交流するきっかけを積極的に設けるようにし、協力して歯科保健の推進を展開できるような土壌づくりに取り組んでいく。

《具体的な展開例》

・専門家とさまざまな分野の個人・団体とが連携していく機会を積極的に設ける
・他分野の団体が主催するイベントなどへの積極的な参加

第3章

活動の領域を広げていこう

初年度事業の検証と二年目以降の事業の方向性

NPO法人まちづくり学校　副代表理事　斎藤　主税

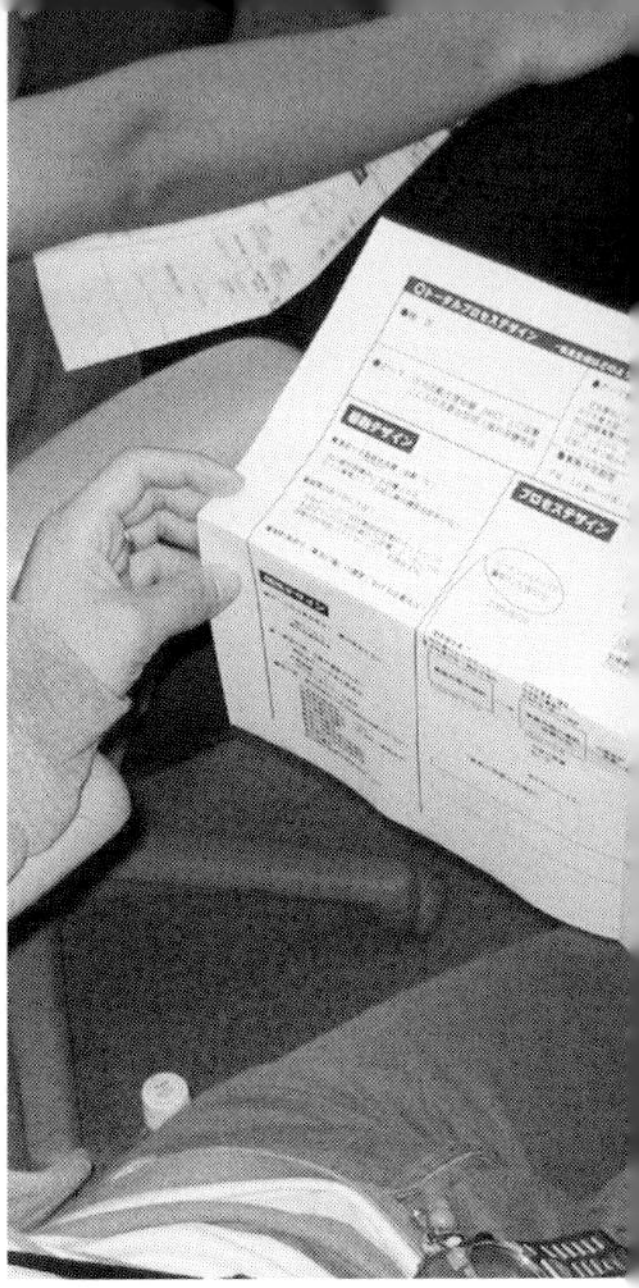

二年目のスタートは十五年度事業の検証から

歯科保健活動を推進していく上では、活動への参加者を増やし、住民の関心を高めることが必要です。そのためには、図13に示すプロセスを繰り返し行っていくことが重要であると、実行委員会では考えました。

そこで、二年目となる十六年度は、事業を企画するにあたり、まずは十五年度に実施した事業の検証を行いました。図13のプロセスに照らし合わせて十五年度事業を振り返った時、実施した事業はどのプロセスに該当していたのかを実行委員会で検証しました（結果は表3のとおり）。

方法を体験する	…参加型の手法を体験し、知ってもらうことで、歯科医師側の意識を変える
↓ニーズを知る	…意見交換会などで、住民および歯科医師のニーズを聞く機会を設ける
↓糸口を見つける	…次につながる可能性がある場・機会・方法を探る
↓実験してみる	…実際にアクションを起こしてみる
↓検証する	…意見交換や実験プロジェクトの結果を検証する
↓改善し根付かせる	…実験プロジェクトなどを根付かせていくためのフォローアップ

図13　参加者を増やし関心を高めるためのプロセス

事業の定着化を図りつつ対象をさらに広げていこう

初年度は「ニーズを知る」「(住民参加型歯科保健の)糸口をみつける」という二つの意味合いの事業が重点的に実施されたこと、二年目となる十六年度からは、実施した事業を改善・定着化させていくことが必要であること、という二つが浮かび上がってきました。

また、初年度は「成人歯科保健」を核に事業を展開しました（8020推進財団への申請内容が「住民参加型成人歯科保健推進モデル事業」だったため）が、「今後は特に成人にこだわる必要もないのではないか？」という意見が、実行委員会内では多数を占めました。これは、さまざまな取り組みを実施していく中で「住民参加」によって取り組むことへの可能性をおのおのが実感したからです。そのため、はーもにープロジェクトは、最初からターゲットを絞り込まず、「歯科保健活動全般において住民参加を推進する」という方向性で十六年度以降は進むことになりました。

二年目は活動メニューの充実・定着化を方針として掲げる

十五年度の検証結果を踏まえ十六年度事業を検討した結果、

表3　１５年度事業の検証結果

○：達成できた　△：部分的に達成できた

	歯科保健関係者へのインタビュー	市民との意見交換会	にいがた食の陣での実験イベント	ＪＣ健診・意見交換会	まなび屋でのミニ講座
方法を体験する	△	△			
ニーズを知る	○	○	○		○
糸口を見つける	△	△		○	○
実験してみる			○	○	
検証する					
改善し根付かせる					

「新潟において住民参加型歯科保健活動を普及・促進させるための活動メニューを充実・定着化させる事業に取り組んでいく」を事業の方針として掲げ、表4・図14に示す事業を計画しました。

表4　平成１６年度事業の内容と方向性

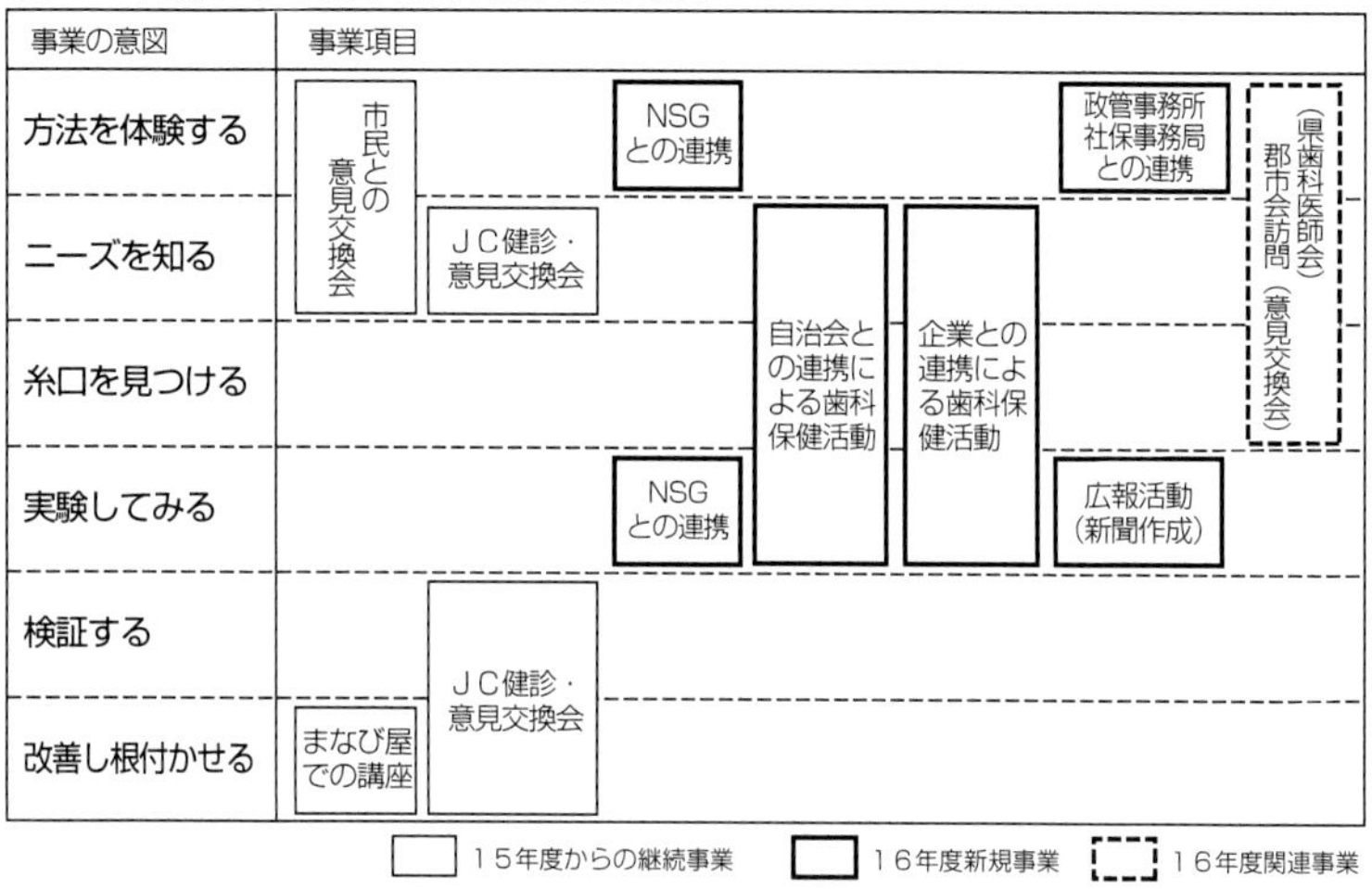

事業の意図
事業項目
方法を体験する
ニーズを知る
糸口を見つける
実験してみる
検証する
改善し根付かせる
市民との意見交換会
NSGとの連携
政管事務所社保事務局との連携
（県歯科医師会）郡市会訪問（意見交換会）
ＪＣ健診・意見交換会
自治会との連携による歯科保健活動
企業との連携による歯科保健活動
NSGとの連携
広報活動（新聞作成）
ＪＣ健診・意見交換会
まなび屋での講座
１５年度からの継続事業
１６年度新規事業
１６年度関連事業

NSGとの連携の模索
・NSG グループの専門学校等と連携を模索し、新たな歯科保健活動の方向性を検討する。
→ ・若者層（20 歳前後）への歯科保健推進のための方策を探る。

自治会との連携による歯科保健活動
・新潟市内の自治会の協力を得て、地域ぐるみで成人歯科保健に取り組んでいくための活動を実験的に実施する。

企業との連携（イキイキ健康学習会 in 北越製紙）
・新潟市内の企業の協力を得て、従業員および企業が立地する周辺地域において成人歯科保健に取り組んでいくための活動を実験的に実施する。
→ ・地域を巻き込んだ住民参加型歯科保健の方法を模索する。

政管事務所・社保事務局との連携
・具体的な連携方法などを模索する。
→ ・関連組織との新たな連携の可能性を模索する。

広報活動（新聞発行）
・本事業の取り組みを、もっと広く知ってもらうための広報活動を行う。本年度は、ニュースを作成し配布する。
→ ・本事業の認知度の向上。

※郡市会訪問（意見交換会）
・県歯科医師会が実施している事業。県内をいくつかの地域に分け、郡市の歯科医師会のメンバー（地域保健担当）が集まり、ワークショップ形式で意見交換を行うもの。
→ ・新たな人財の発掘。

図１４　平成１６年度新規事業の内容と方向性

ポイント

●その一
十五年度事業の検証を行った上で、十六年度の事業内容を決めていった。

●その二
二年目からは、歯科保健活動全般での住民参加を推進していくことにした。

●その三
活動メニューの多様化・定着化を方針にして、事業を計画した。

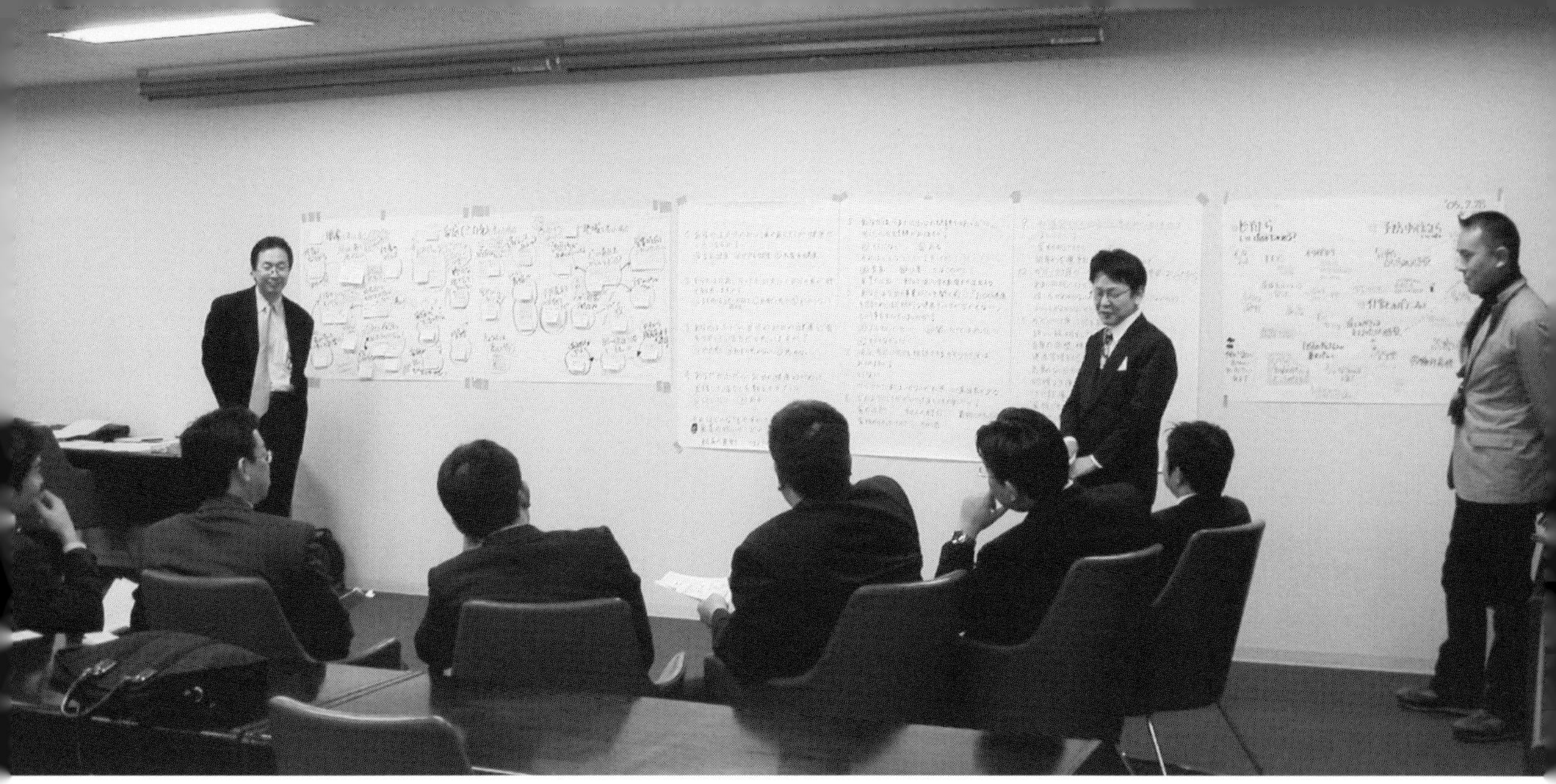

青年会議所との連携プロジェクト（二年目以降）

新潟市歯科医師会　桑原　秀也

次々に新しいアイデアが出てくる

平成十五年度に実施した新潟青年会議所との連携プロジェクトは、翌十六年度も継続事業として行いました。

前年度に引き続き、ＪＣ会員も実行委員会に参加してもらい、二年目の進め方についていろいろと相談しました。そうするとＪＣ会員から、

○今年はもっと簡単に健診できるようにしませんか？　健診の書式の書いたカードを作って、それを歯科医院に持参すれば記入してもらえるとか。

○カードにはカルテのように記録できる部分のほかに、アンケート的なものも入れて、さらに成人歯科健診のＰＲも入れたらどうですか?

○カードも、遊び心があるデザインにすれば女性が積極的に使ってくれると思います。

○料金も格安に設定して、ＪＣだけでなく関連団体に配れば千はいきますよ。

○この健診カードのキャンペーンは今年一回やるよりも、何年も続ければ、新潟が健診特区みたいになって全国に波及したら、もっと素晴らしいですね。

といった感じで、次から次へと新しいアイデアが出てきます（こういう発想は歯科医からは出てきません！　さすが、会社の経営者だけあって、発想の規模が大きいですね）。

実際は、諸般の事情で規模は縮小されたものの、担当者の方の思いは至るところに生かされました。健診票はカードにこそなりませんでしたが、健診は希望どおり必要最小限のものになりました。意見交換会で集められたさまざまな意見も重要でしたが、何よりも参加者が真剣に発言してくれたことがうれしかったです。

飛躍を期待した3年目ではあったが…

翌年の平成十七年度も当然のように「ＪＣ健診＆意見交換会」は、はーもにープロジェクトの

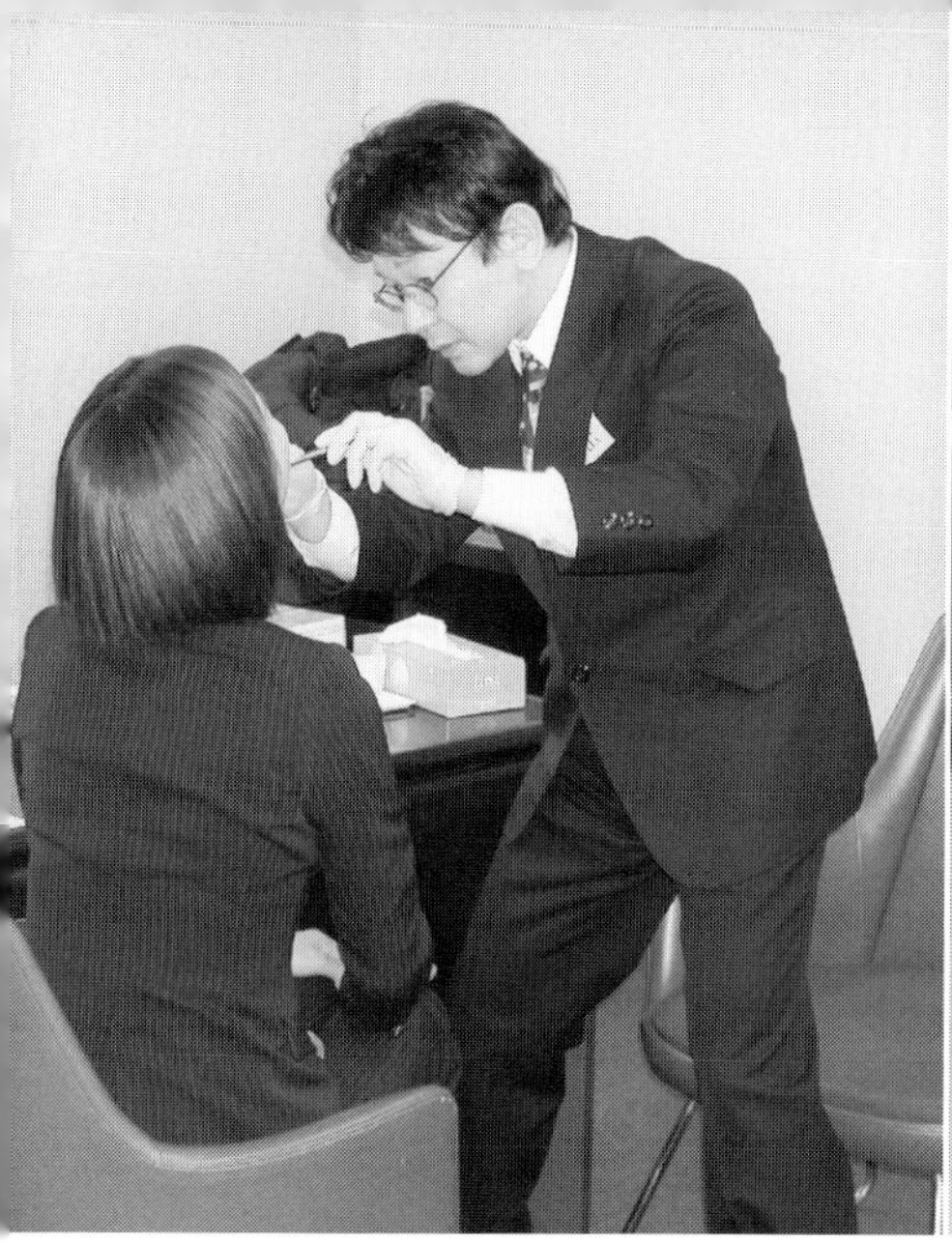

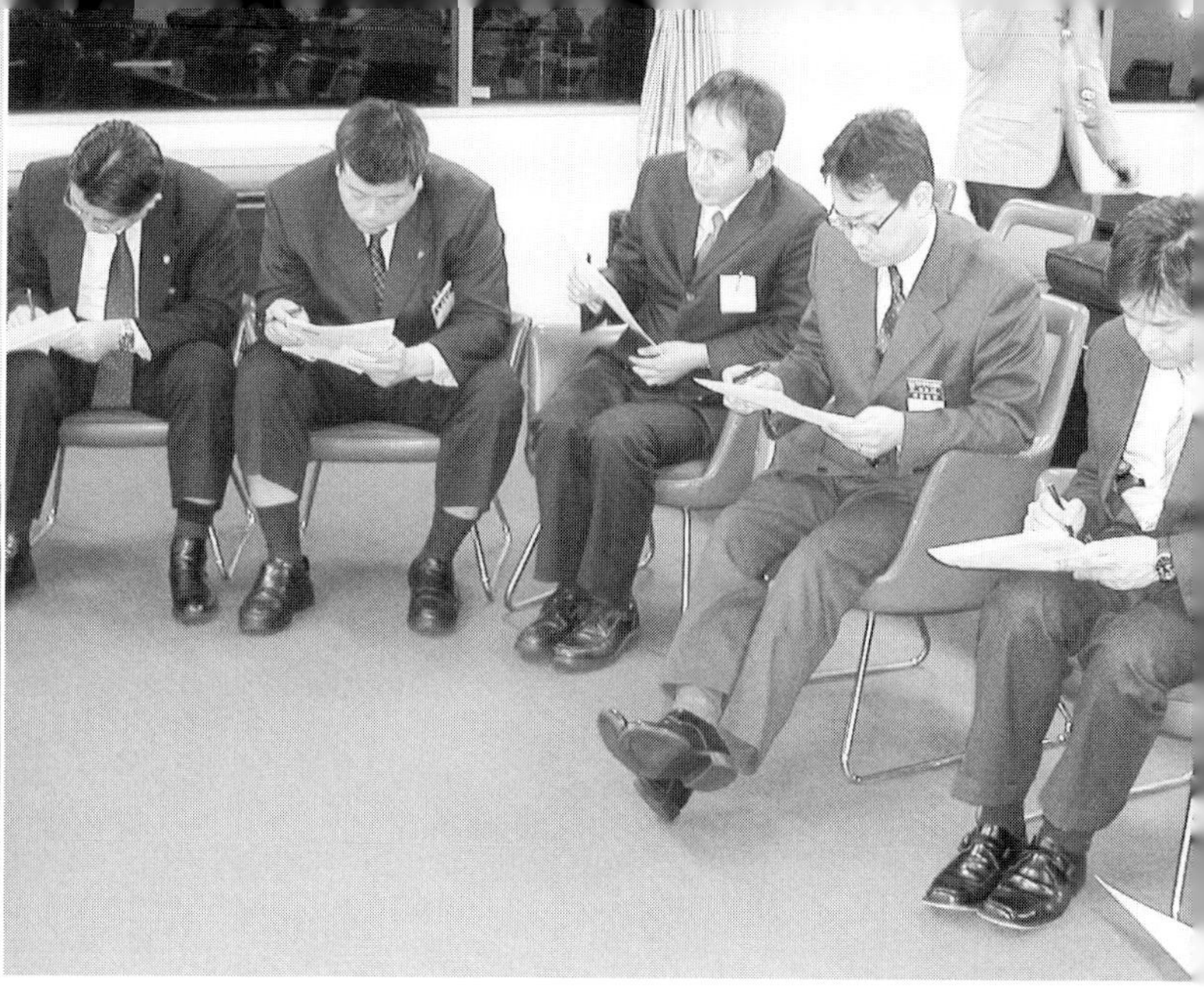

継続事業として残りました。しかし金井さんたちは四十歳を迎え、ＪＣ卒業と同時に、はーもにープロジェクトの実行委員会からも離れることに。そのため、平成十七年度は実行委員会に新潟ＪＣ会員が誰もいないという状況になりました。その後、金井さんから別の新潟ＪＣ会員をご紹介いただきましたが、話をしてみると、どうも「ＪＣ健診&意見交換会」に関しては話が引き継がれていない様子。新潟ＪＣの事務局に伺って事業の内容の説明をしても、これまでのような積極性が感じられません。「結局、何がやりたいのですか？」。相手方が発したこの言葉に、引き継ぎのまずさを感じました。

　これまでのような新潟ＪＣ側からの積極的な要望はないものの、平成十七年については「ＪＣ健診&意見交換会」の開催に協力してくれました。三年目にしてさらに熱くなると期待しただけに寂しい思いしました。しかし、この事業は継続してこそ変化が期待できるもの。今回のことは反省材料として次年度に生かせばよいと、その時は納得しました。しかし…。

四年目はついに中止に

　平成十八年度、この事業も四年目を迎えました。新潟ＪＣの担当者にメールで打診したものの、なかなか返事がありません。二カ月経過したころ、やっと返事が来ました。

「ご存知かと思いますが、ＪＣは単年度制で一年ごとに事業も役員も代わる組織です。そのような中、次年度につきましてもさまざまな事業の整理を行っており、健診に関しましてはいったん区切りとさせていただきたく存じます。平成十七年度に行った検診でも、その必要性はよく理解させていただきましたが、以上の理由を何とぞご理解いただきたくお願い申し上げます」

　三年続けた事業は、こうしてあっけなく幕を閉じました。

ポイント

●その一　**単年度制の組織との連携事業は、引継ぎが重要。**

●その二　**最初のきっかけづくりから、相手方の仕組みに組み込まなくては、続いていかない。**

●その三　**やはり、相手方の担当者がキーになる。事業の成否80%はここで決まる。**

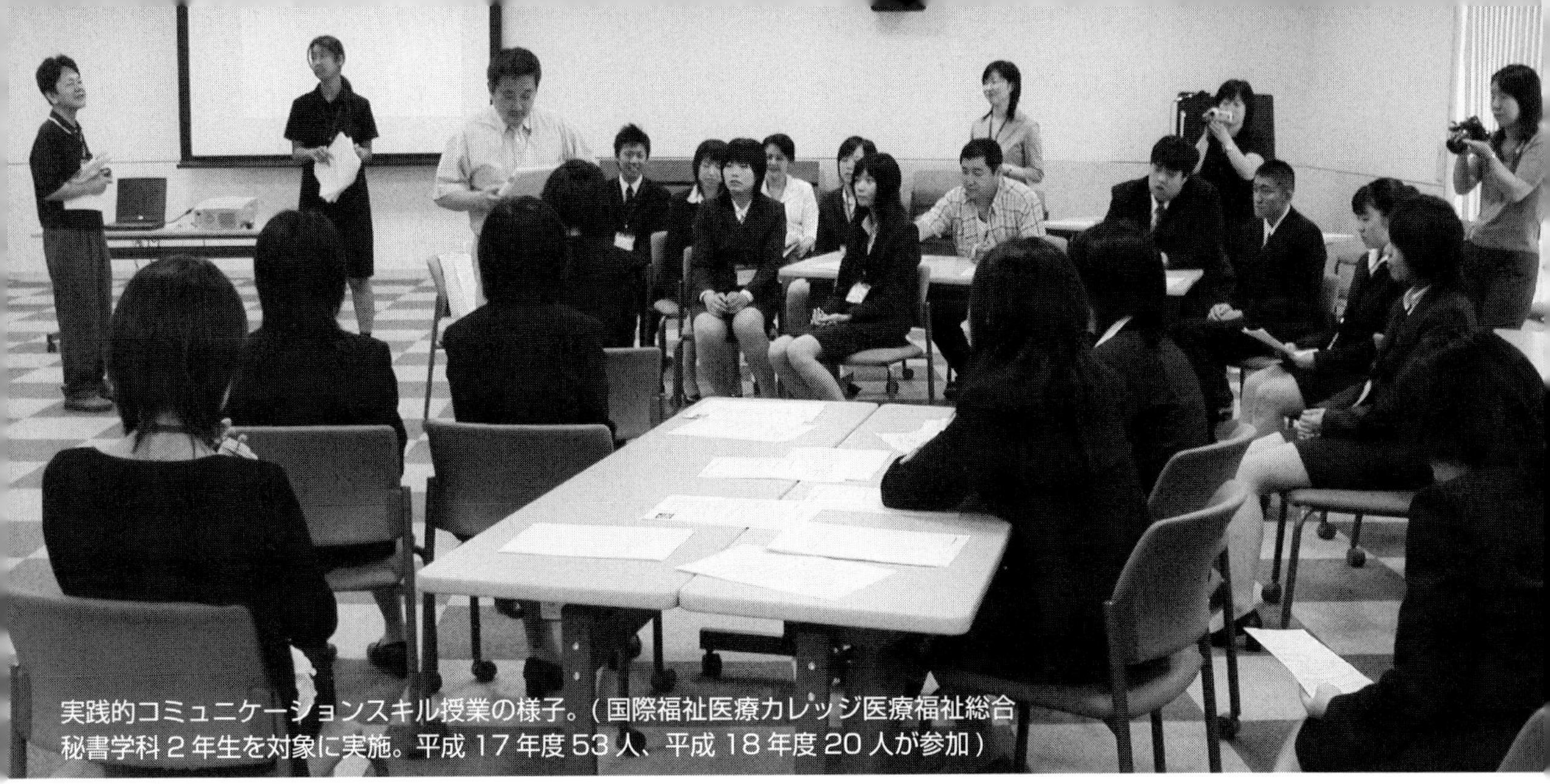

実践的コミュニケーションスキル授業の様子。（国際福祉医療カレッジ医療福祉総合秘書学科２年生を対象に実施。平成 17 年度 53 人、平成 18 年度 20 人が参加）

歯科健診のエアポケット世代である専門学校生へのアプローチ

新潟市歯科医師会　理事　　岡田　匠

歯科健診のエアポケット世代にアプローチ

新潟県は、日本では大学進学率の低い県です。しかし、専門学校が大変多く、他都道府県からの入学者がいるような学科まで存在する専門学校王国です。法律で定められた歯科健診は、高校三年で終了します。しかし、社会で働くようになれば、職域歯科保健の恩恵を受けることができます。その後は健康増進法により歯科保健の恩恵を受けることはできます。しかし、大学生や専門学校生は、なんら法律では守られていません。

健診がなくなり、まだ十分自立していない学生たちの口の中がどうなっているのか、歯科をどのように感じているのか、成人歯科健診につなげるため、歯科健診のエアポケットとなっている世代に対して何をしたらよいか、この世代の行動変容ができないか、いろんな思いの中から事業が検討されました。

ちょうど歯科医師会の中に、県内に約二万人を抱える専門学校グループ（ＮＳＧグループ）の理事長と知り合いの方がいましたので、その人のつてで理事長にお会いし、事業協力のお願いをしてみたところ、良いお返事を頂くことができ、早速、事業が動き出しました。

具体的な連携先探しに苦労する

理事長の了解は取ったものの、だんだんと現場に降りて行くに従い、対象となりそうな医療系学科には断られ、なかなか思ったようには進みません。交渉を重ね、ようやく国際福祉医療カレッジの医療福祉総合秘書学科（医療事務などの勉強をしている学科）が、本プロジェクトに協力してくれることになりました。

「どうしたら自分たちの思いが広く伝わっていくか?」「まずは協力してくれた相手先で成功させよう!」。苦労して探した連携先に対して、こんな思いを持ちながらプロジェクトに取りかかりました。

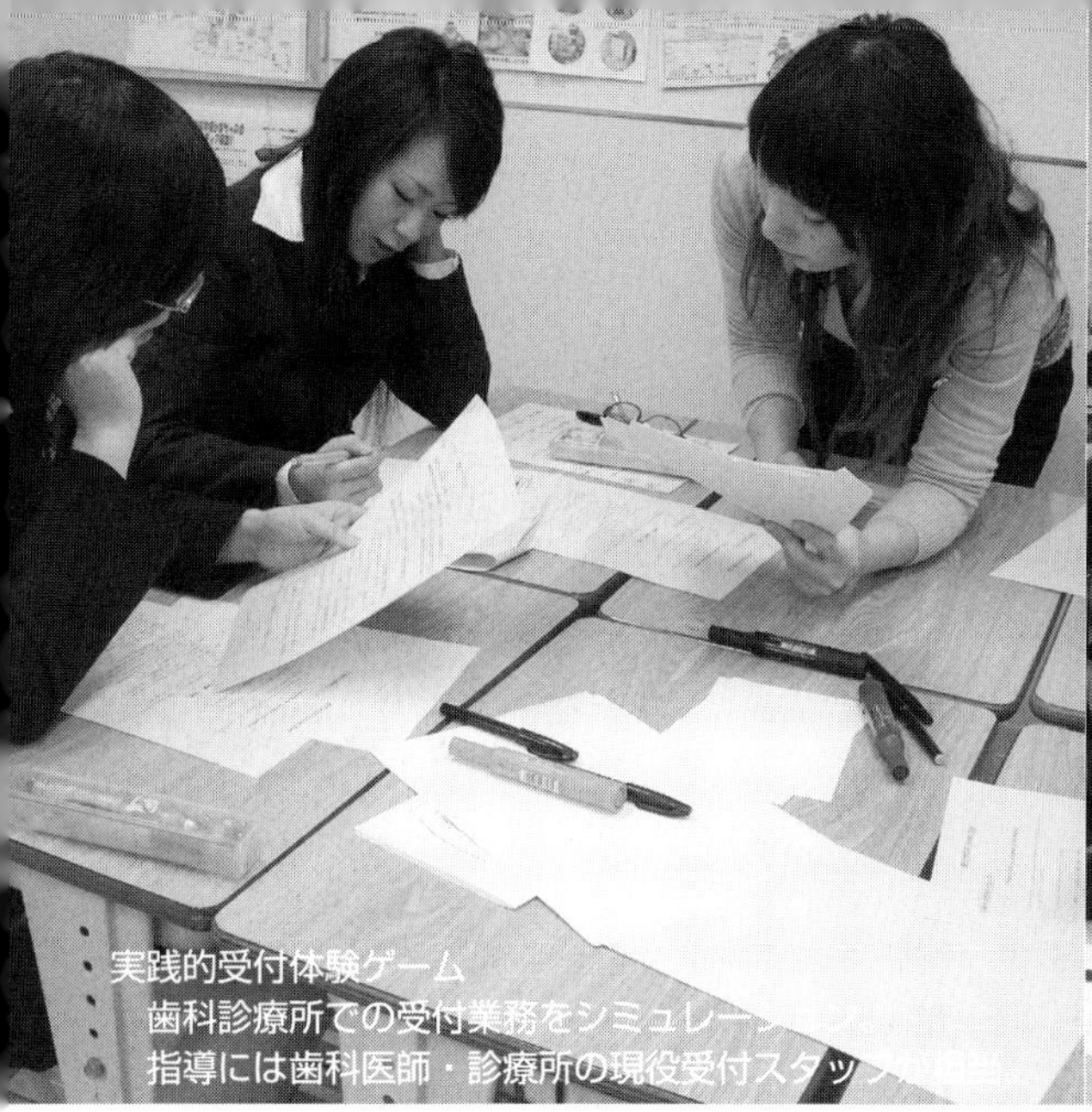

実践的受付体験ゲーム
歯科診療所での受付業務をシミュレーション。
指導には歯科医師・診療所の現役受付スタッフが担当。

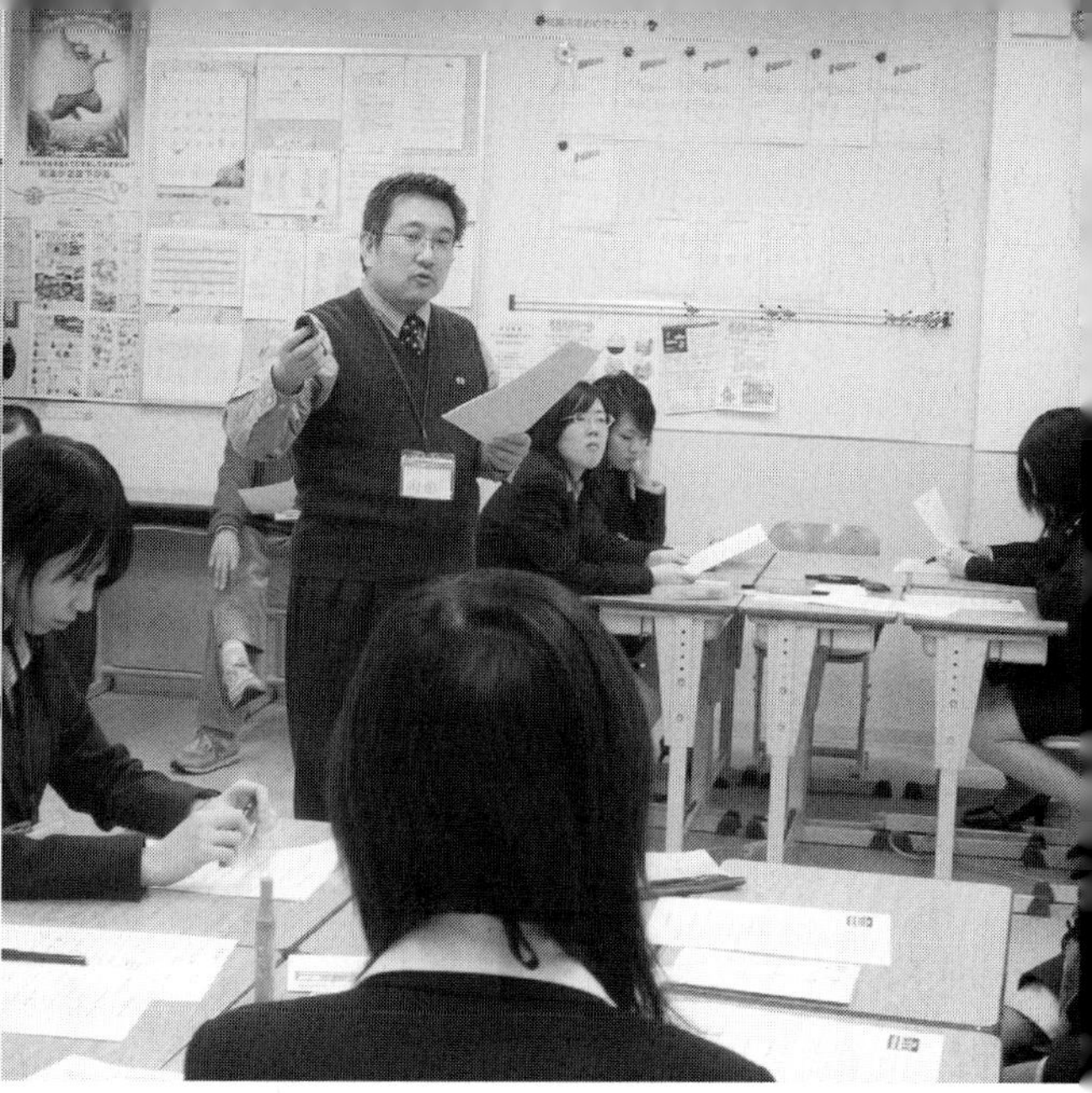

実践的コミュニケーションスキル授業

実行委員会内部や専門学校側との間でいろいろと協議を重ねた結果、「コミュニケーションスキル授業」というものを実施し、その中に歯科保健を盛り込む手法でやってみることになりました。対象が「将来医療事務にかかわる学生」であるため、授業の目的を「良好なコミュニケーションの重要性についての理解を深め、その手法を実戦的に学ぶ」とし、歯科医療事務の実践に即した内容を盛り込んだプログラムを準備して、当日に臨みました（表5）。

前半は、まちづくり学校が行うコミュニケーション授業、そして、後半は、歯科医師や現役の受付が行う実践体験授業です。生徒たちは、コミュニケーションに関心を持ちつつ、それを生かす実践体験には、大変興味を持ち、授業に取り組んでもらえました。また専門学校側にとっても、非常に好評な事業でした。

表5　実践的コミュニケーションスキル授業（平成17年度版）

第1日のプログラム
- 09：40　ガイダンス
- 09：50　ゆるやかな関係づくりゲーム
- 10：10　インタビューゲーム
- 11：00　発表
- 11：40　伝達ゲーム
  「話す」→「絵に描く」→「パントマイム」→「手のひらに書く」→「口の開閉で伝える」
  的確に伝えるコミュニケーションの姿勢を学ぶ
- 12：20　振り返りシート記入
- 12：30　終了

第2日のプログラム
- 09：40　ガイダンス
- 09：45　ゆるやかな関係づくり
- 10：00　インタビューゲーム＆伝言ゲーム
- 11：00　実践的受け付け体験ゲーム
- 12：00　意見交換
  歯に関する○×クイズ形式で意識調査
- 12：20　振り返りシート記入
- 12：30　終了

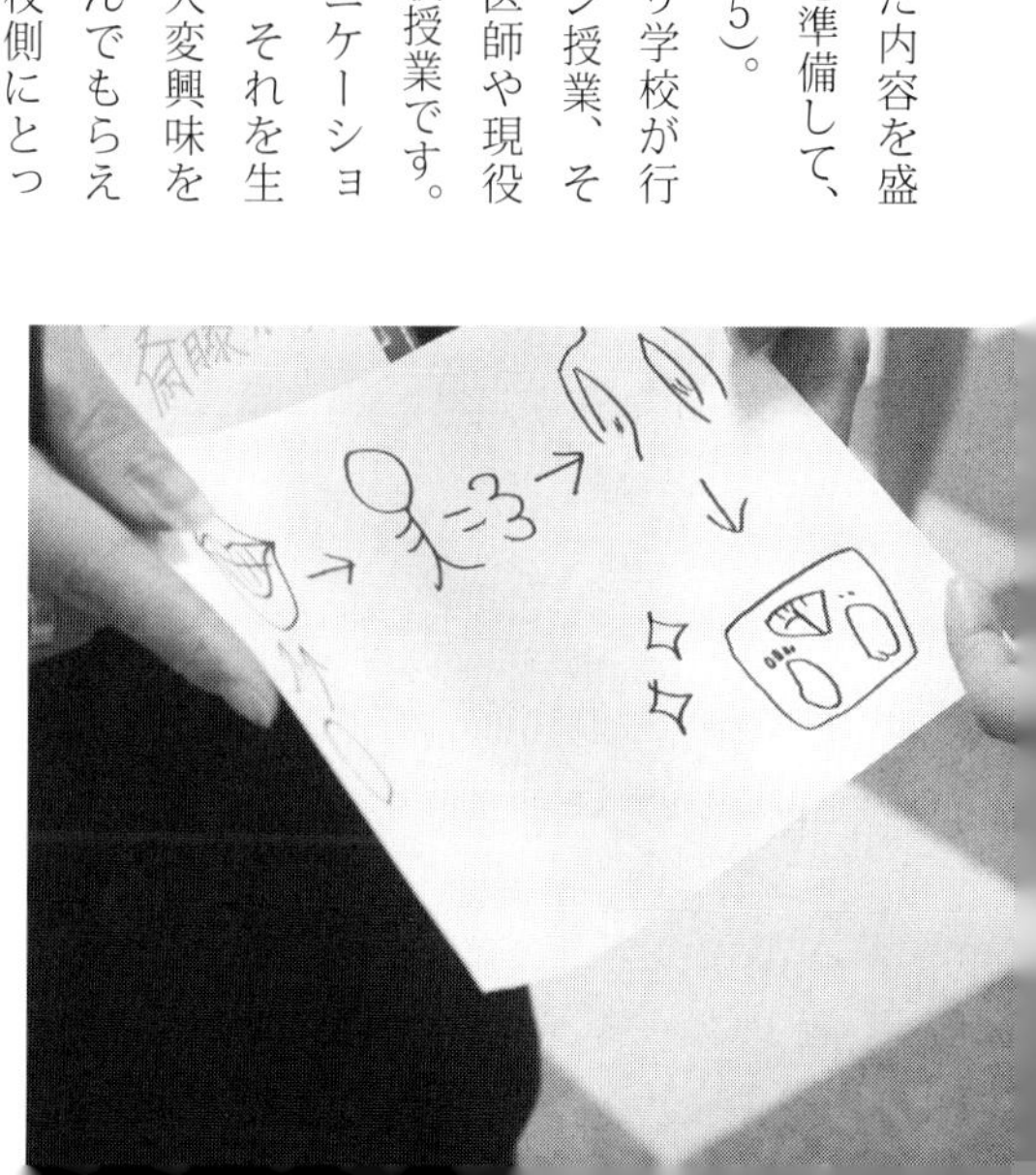

継続につなげる戦略が今後の課題

最初の二年間（平成十六〜十七年度）は、はーもにープロジェクトの予算（８０２０推進財団の助成金）を使って授業を行いましたが、授業の定着化に向けて三年目以降は学校側の予算で対応してもらうよう交渉しました。

しかしながら、多くのスタッフが必要となるこの授業。それを受け入れるだけの予算を組むことが、専門学校側では不可能だったため、残念ながらこのプロジェ

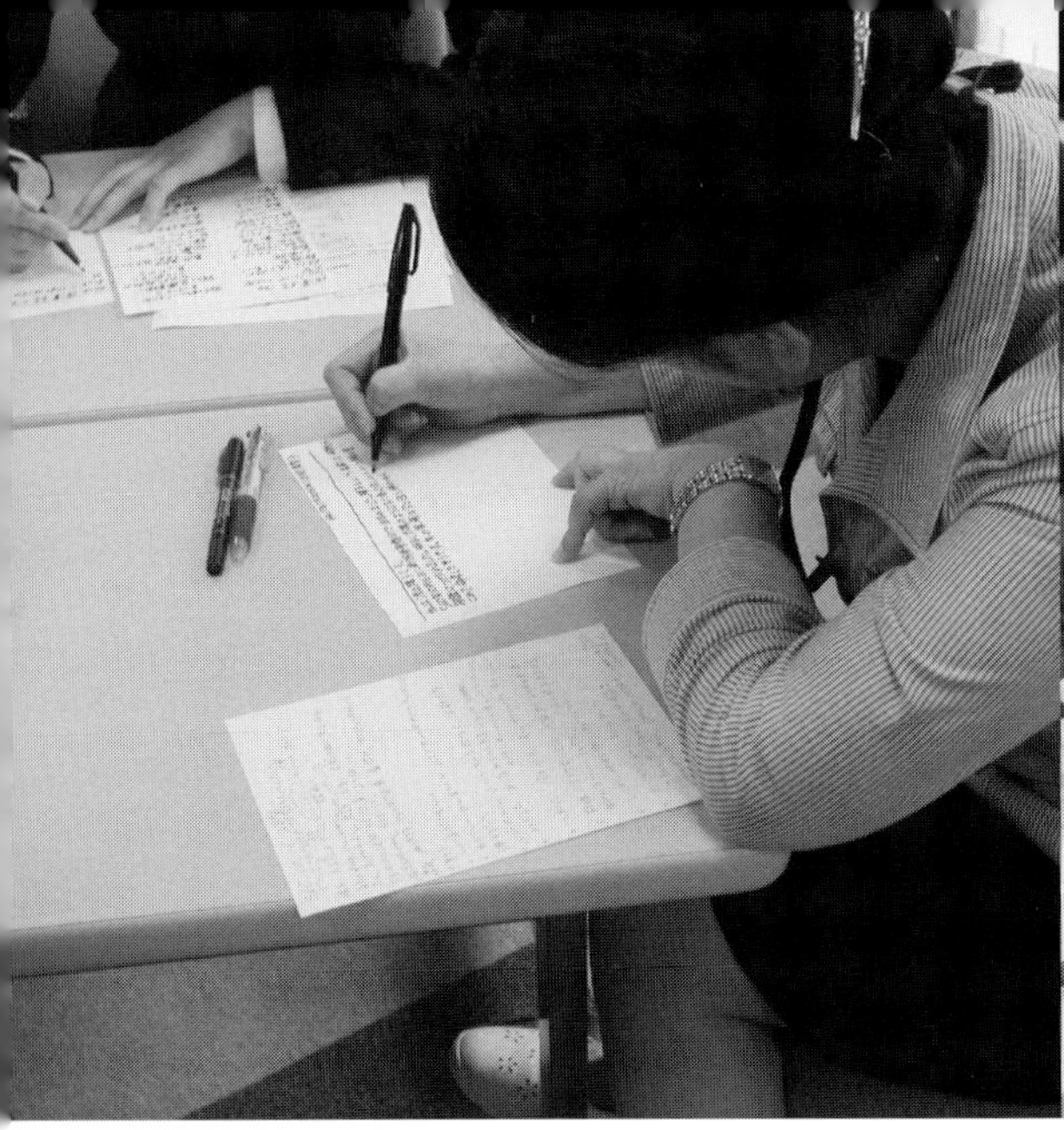
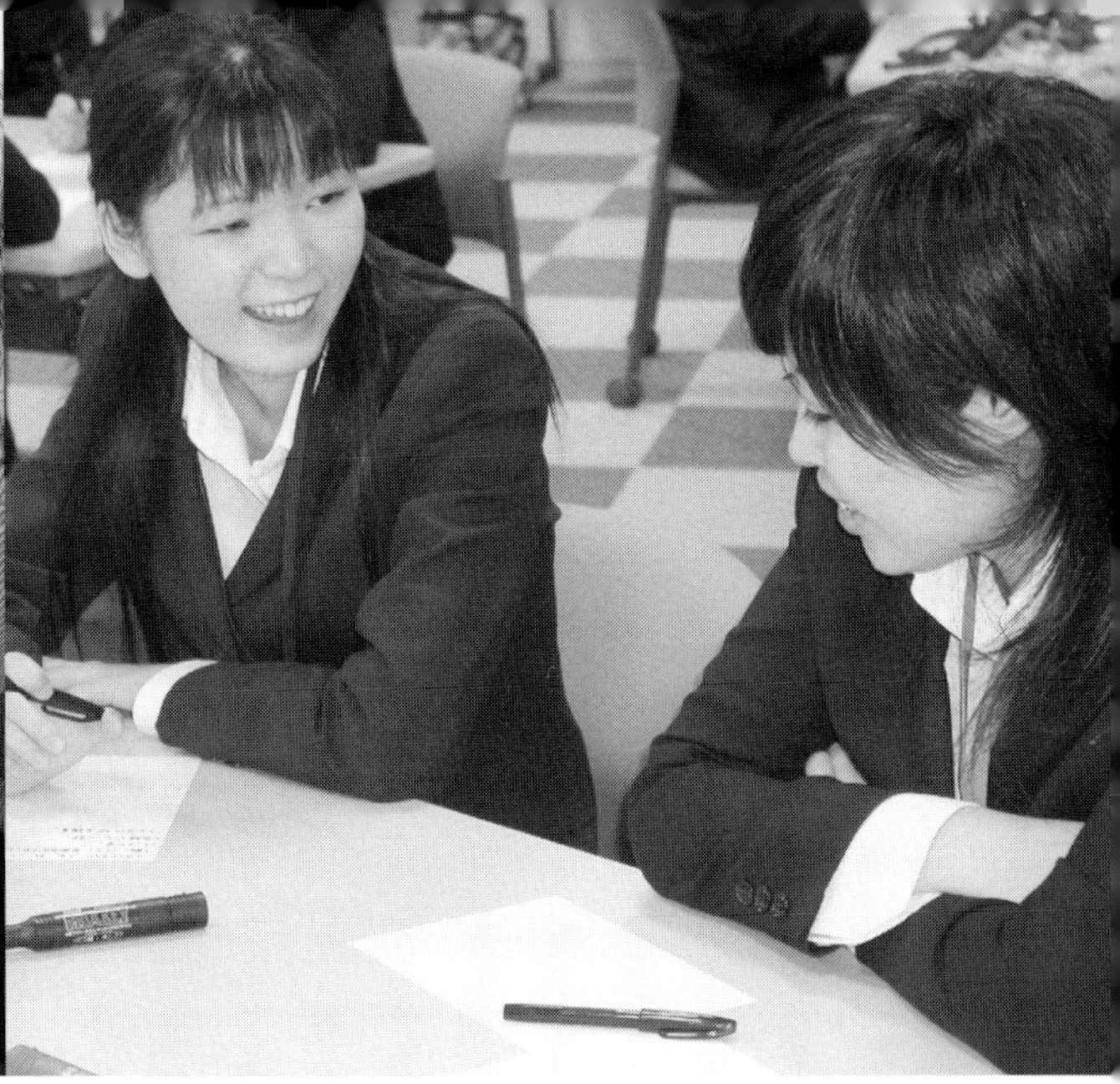

クトは二年で終了となってしまいました。

歯科保健の重要性について、直接学生に働きかけのできる学校との連携は、非常に効果はあると感じました。しかし、その労力や経済面から継続性を考えると、この方法では、非常に難しい部分があるということも分かりました。そのため、お金をかけず、歯科保健にかかわってもらう方法の模索が、今後は必要であると感じました。

また、専門学校側の期待するコミュニケーションスキルの授業に関しては、題材として歯科保健をくっつけるという試みは確かに大成功でした。しかし、歯科保健の面から見たら「どれだけ生徒に感じてもらったのだろうか？」という疑問も残りました。振り返りシート（授業終了後に学生に対して行ったアンケート調査）からも、十分な反応があったとは読み取れませんでした。

専門学校の学科によっては、歯科学の授業を持っている歯科医師もおり、歯科医師会としてのバックアップも必要だと思います。また、この世代の口腔内状況は、悪くなる方へ向かっています。その状況を改善するために、大学、専門学校の世代に対する歯科保健を推進する上で、歯科健診などの法律的整備が必要と強く感じました。

ポイント

●その一 **具体的な連携先を決めるまでが一苦労。**

●その二 **実践的コミュニケーションスキル授業は好評だったが、歯科保健としての効果については、まだまだ検討の余地が残る。**

●その三 **専門学校との連携事業を継続させるためには、いろいろと戦略が必要。**

（コラム５）

継続することの難しさに直面した４年目以降

NPO法人まちづくり学校　副代表理事　斎藤　主税

JC健診＆意見交換会と同じく、初年度からの継続事業としたものに「フリースクールまなび屋での親子体験教室」がありました。こちらも、二年目の平成十六年は前年と同様に実施できたものの、三年目は実施することはできず、定着化は図れませんでした。

継続できなかった要因は、

◇年度ごとに相手方の学生担当者が代わってしまうため、事業の引き継ぎ・継続性で難しい面があること。

◇実行委員会側の担当者も、人の入れ替わりがあったため、引き継ぎ・継続性に難があった。

といった点があげられます。

やはり、事業は「人」にかかっているだなぁとつくづく感じさせられたプロジェクトでした。

専門学校との連携事業もそうですが、とにかく事業は「立ち上げよりも継続していくことの方が難しい」を実感しました。事業は立ち上げられるのですが、継続させるための仕組みづくりがなかなか思ったようには進まない。スタートから四年が経過した「はーもにープロジェクト」この壁にぶつかりました。

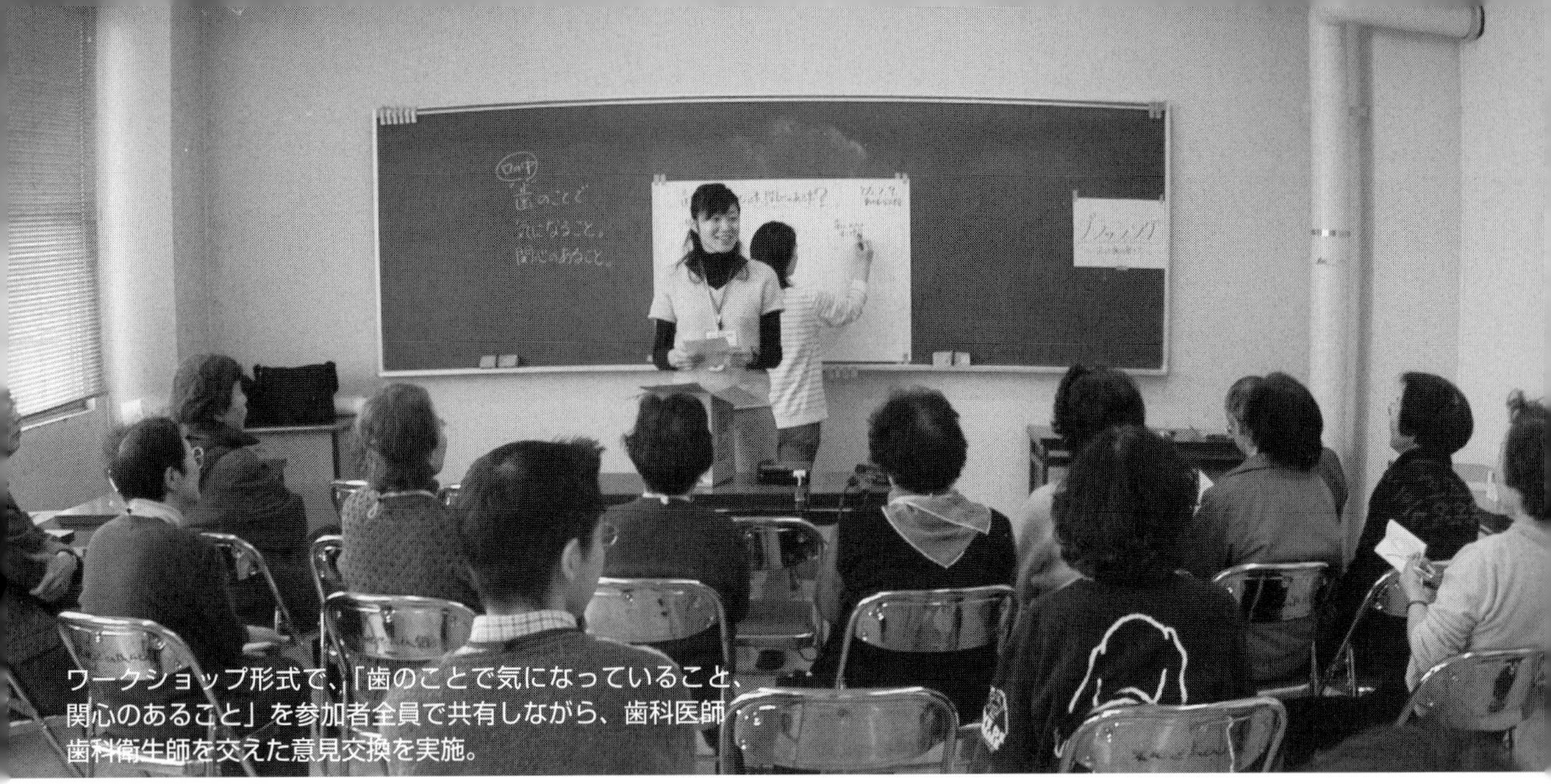

ワークショップ形式で、「歯のことで気になっていること、関心のあること」を参加者全員で共有しながら、歯科医師・歯科衛生師を交えた意見交換を実施。

町内会、自治会と連携した活動

新潟市万代長嶺地区における歯科保健活動の取り組み

中央区明石二丁目自治会長
長嶺地域コミュニティ協議会　副会長　長井　健策

はーもにープロジェクトとの出合い

私が「はーもにープロジェクト」と出合ったきっかけは、新潟市保健医療推進会議に歯科保健委員として出席していた時のことでした。会議で、「健康でいきいきと暮らすために生涯健康な歯で豊かな生活をおくるためには」というテーマでの話し合いを行った時、「私の地域ではどう生かせるのだろうか」を考えていたら、ちょうど「はーもにープロジェクト」の取り組みが紹介されたのです。

それまで、長嶺地域コミュニティ協議会（新潟市の東地区に位置し、世帯数約千七百、十四の町内会・自治会で組織。各町内会、自治会とも子ども、若者が少なく中高年層と高齢者層が目立ち、高齢者の一人世帯も多くみられます）では、十数年前から、高齢者のための福祉活動として、日赤・地区社会福祉協議会・老人クラブの協力で「ふれあい給食会」という活動を行っていました。ふれあい給食会とは、月一回公民館の施設を使って昼食を作り、お年寄りの希望者に弁当を自宅まで配達して食べていただくというものです（これと同時に、お年寄りと接触し会話を通じて交流することで、生活の様子を知ることも目的としています）。「お弁当を楽しく、おいしく食べるには、よくかむことのできる歯の健康が大切である」ということを日々の活動で実感していたところに、ちょうど「はーもにープロジェクト」の取り組みが紹介されたわけです。

早速、実行委員会に出席していろいろと相談していくと、話はトントン拍子に進み、長嶺地区で何かやってみようということになりました。

食と健康に携わる人に絞った企画を実施

そこで、まずはふれあい給食に携わる人たちに「食と歯、歯と健康について学習会を開いてみませんか？」と呼びかけてみました。また、地域の人たちにもこうした

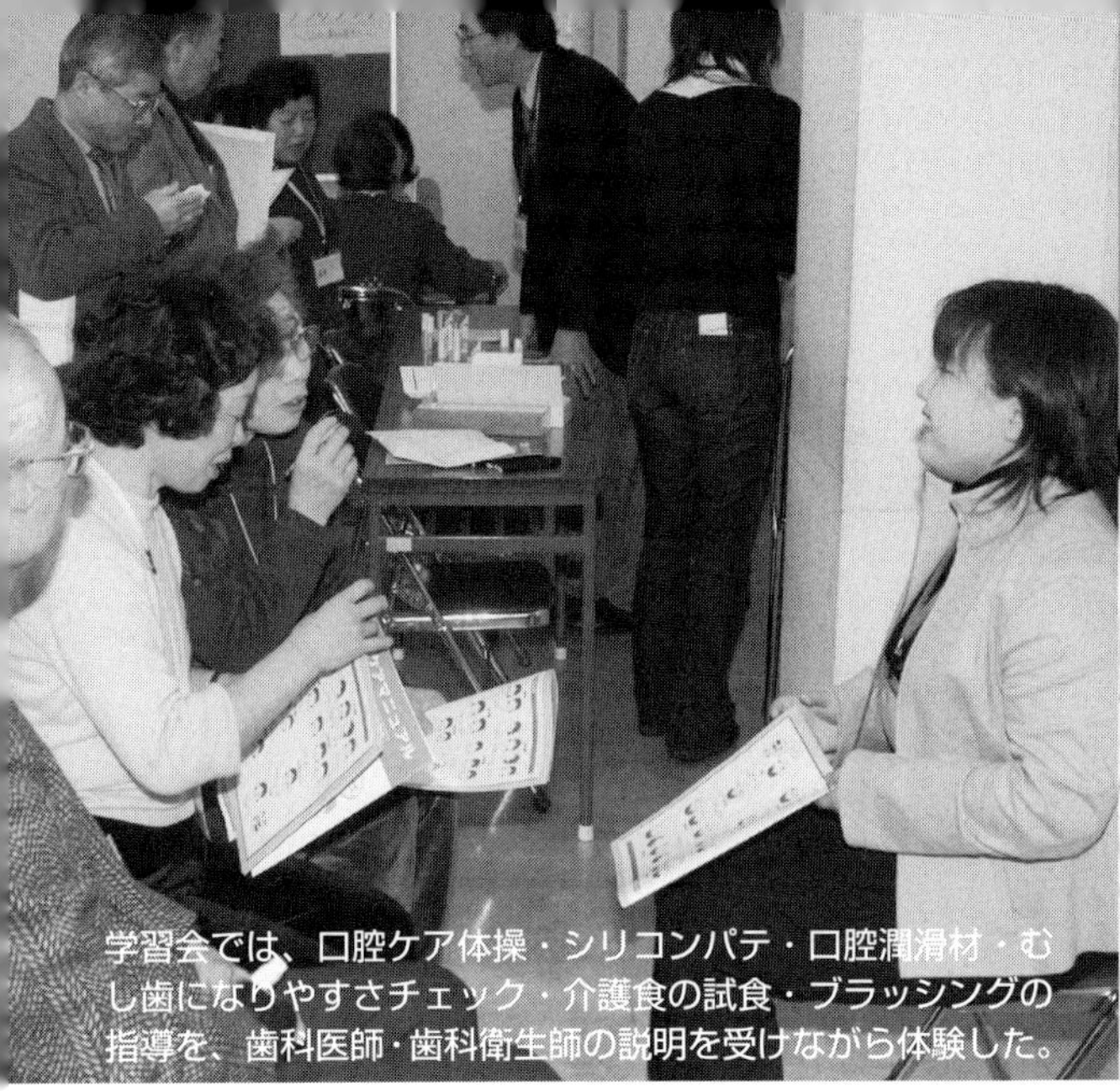

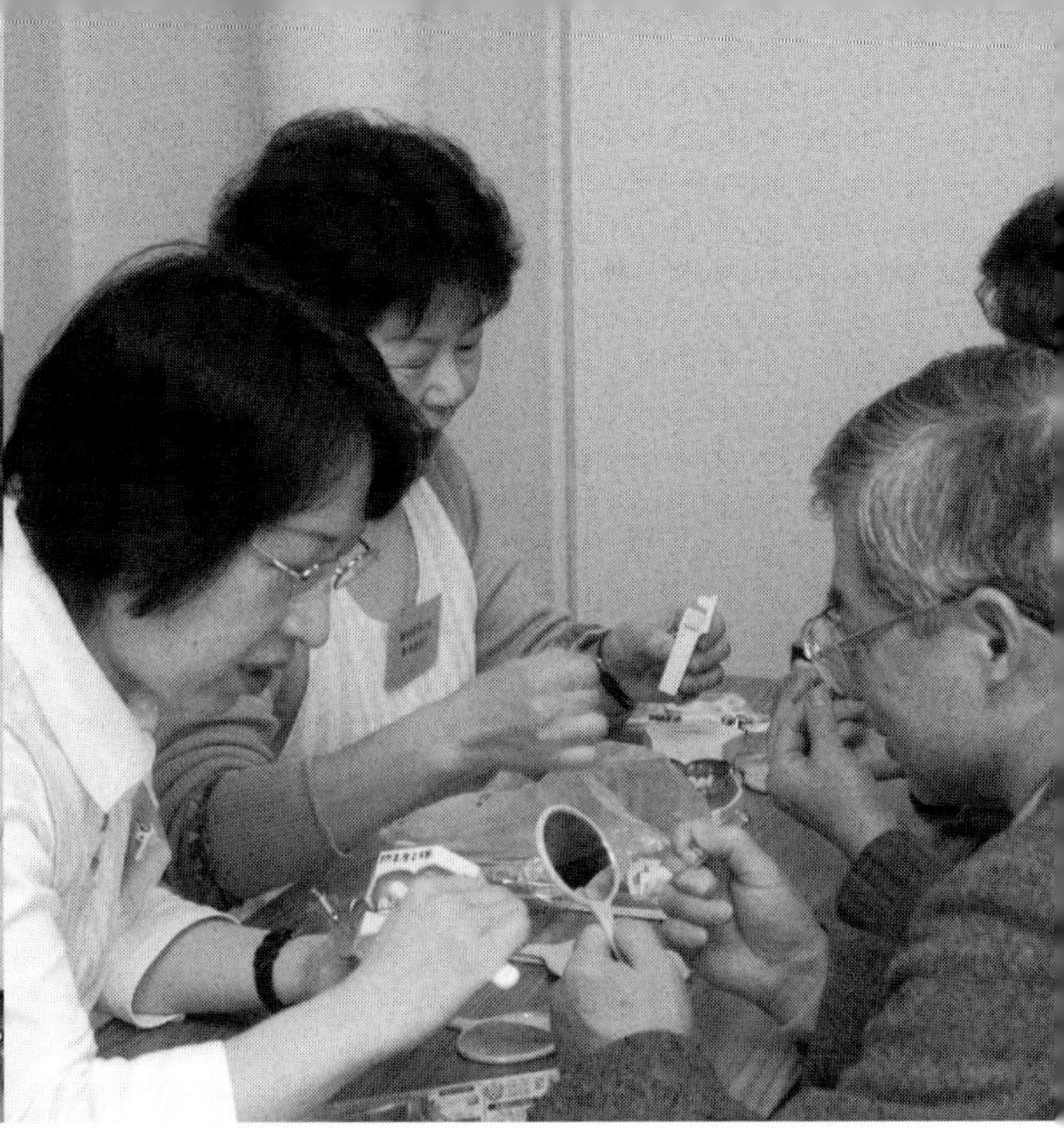

学習会では、口腔ケア体操・シリコンパテ・口腔潤滑材・むし歯になりやすさチェック・介護食の試食・ブラッシングの指導を、歯科医師・歯科衛生師の説明を受けながら体験した。

取り組みを知ってほしいということから、地域コミュニティ協議会との共催という形で、「歯と健康の体験学習会」を平成十六年の冬に実施することになりました。

予想以上の関心の高さに驚き

「歯の健康は肥満防止、運動能力の向上、痴ほう予防などの効果がある」「お口の健康は、日ごろの正しいお手入れが必要で、体験によって歯科医師から専門のプロフェッショナルケアが受けられます」と広報しました。

そうしたら、勉強会当日には、五十人ほどの人たちが集まりました（「ふれあい給食」に携わる人たちを中心に、参加者は年配者が多数を占めました）。参加された方々は食事に関係されている人たちが多かったので、食については大変関心が深く、口腔ケアやむし歯になりやすさ試験、ブラッシング指導には関心が強かったようです。

楽しく学べる体験学習を地域内外に広めたい

体験学習会は、体験が盛り込まれていて理解しやすい内容となっていたことから、こうした取り組みを継続させていきたいと思っています。万代長嶺地域はコミュニティー組織がしっかりと形成されています。食と歯・歯の健康についての体験学習をコミュニティ協議会活動の一環として取り組むべく、現在は、各方面に働きかけを行っています。現在は、不定期ではありますが、継続して体験学習会を開催しています。

今後は、「食と歯・歯と健康」をテーマにした活動が、さらに広がるよう新たな展開も含めて模索している最中です。

ポイント

- ●その一　**長嶺地域では、「ふれあい給食」という活動を長年続けていた。**
- ●その二　**コミュニティー組織がしっかりとしている地域で、食に関する活動をしている人を対象に体験学習会を開催した。**
- ●その三　**不定期ながらも体験学習会は継続しており、新たな展開を模索中。**

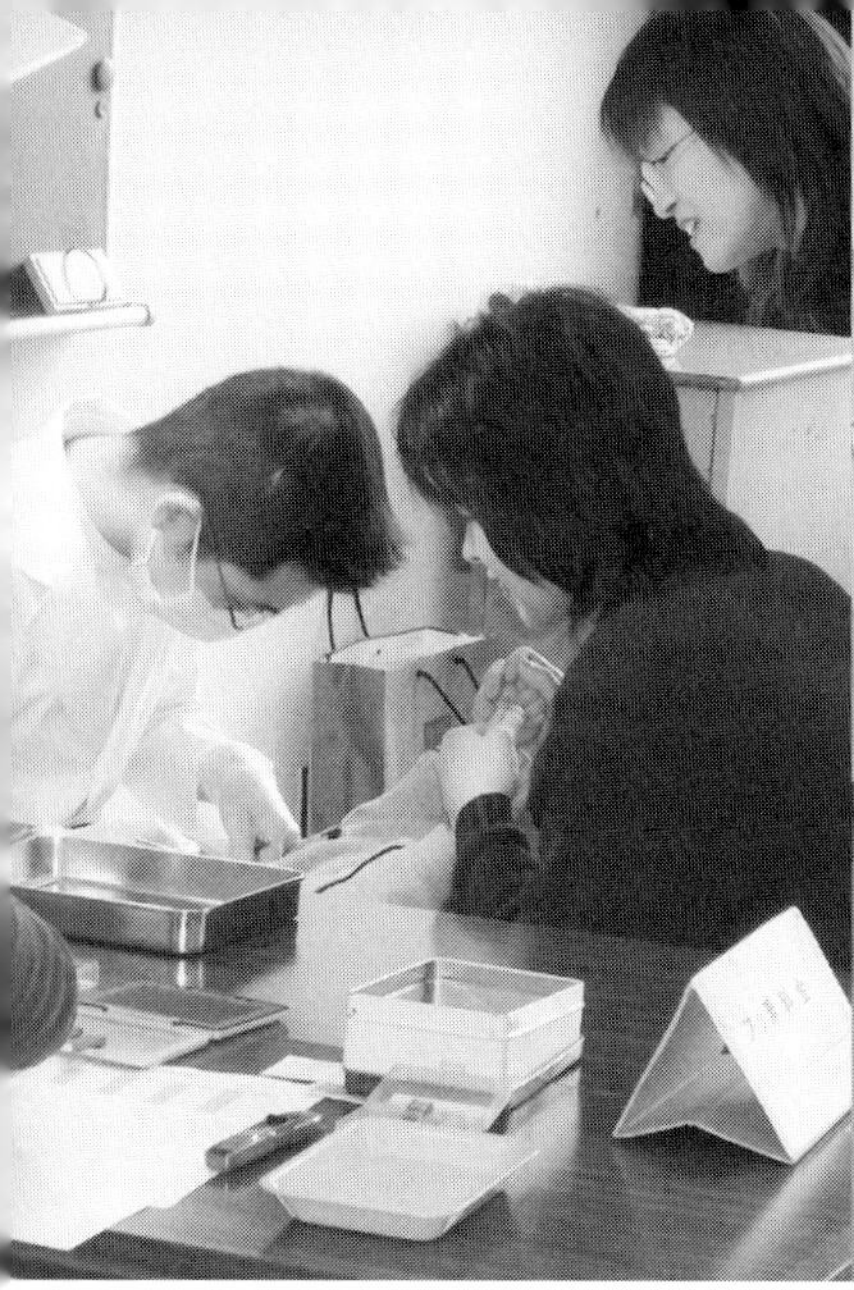

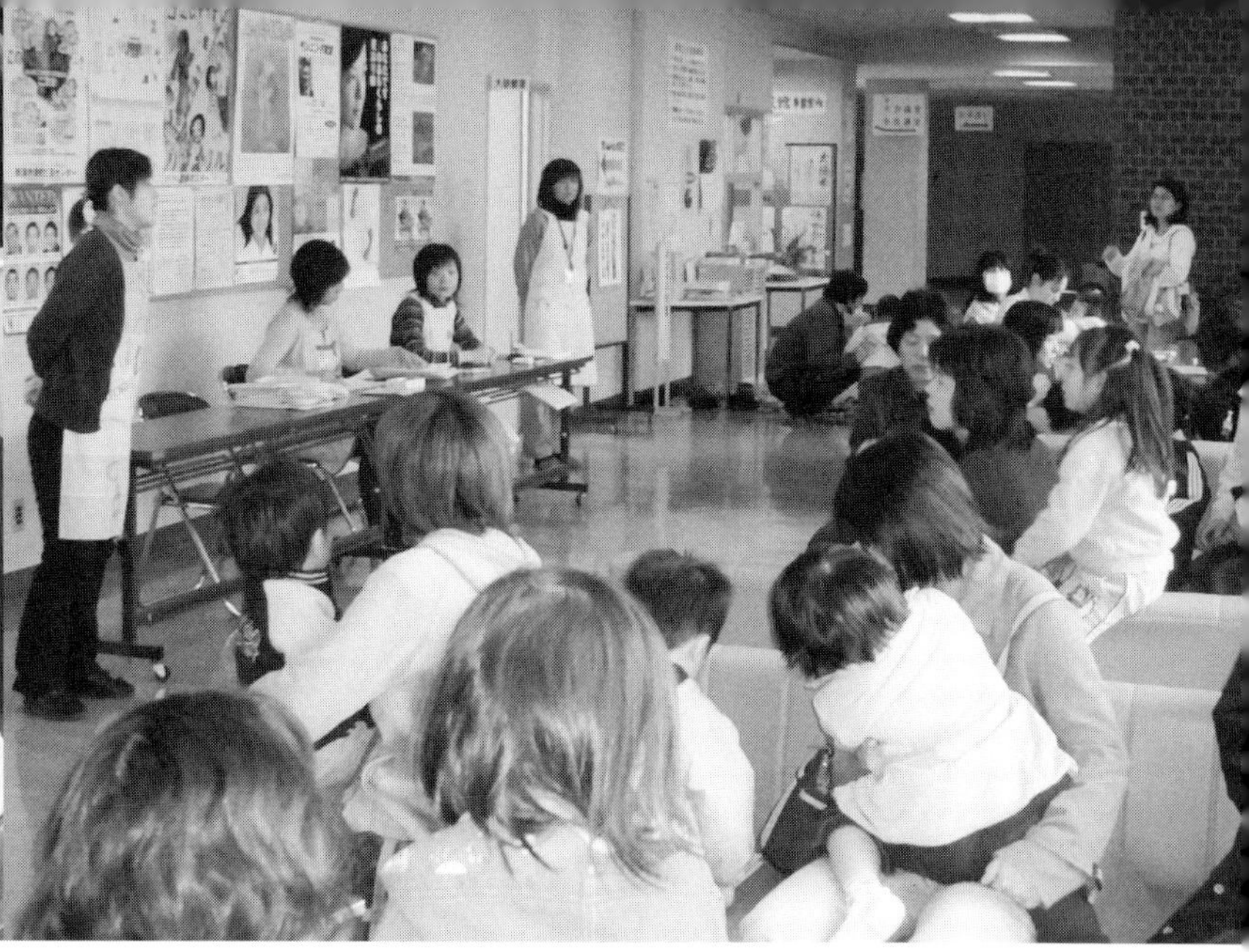

歯科医師が自治会の歯科保健をコーディネート

新潟市大江山地区における歯科保健活動

かざま歯科クリニック院長　風間　武

子供たちの歯を守るために自治会が予算付け

新潟市の歯科保健重点地域である、大江山地区で歯科医師が診療室を飛び出して地域に入り込む活動を体験しました。

今回のケースで特徴的なのは、「将来のある子どもたちの歯の健康、体の健康のために、大人も行動しなくては」と、自治会が予算付けをしたことから始まっていることです。自治会が予算をつけたということが、住民の意識を高め、歯科保健活動を積極的に進めることができただけでなく、まちづくりにもつながる可能性をも生み出しました。

大江山地区について

新潟市の南部の周辺部に位置し、世帯数は、2,125 戸、人口は 7,317 人で比較的年齢層の高い地域 (平成 18 年 10 月 1 日現在)。医療施設が乏しく、医療機関へは周辺の他地区へ受診していたが、近年は同地区にも医療施設ができて受診も容易になってきた。ただ、保健活動、特に歯科保健活動は低調で住民の予防意識も薄かった。

新潟市保健所が実施した平成 12 ～ 14 年度の 1 歳半・3 歳児健診では、むし歯の罹患率が他 20 余地区の中でも上位を占めたことから、平成 16 年度より歯科保健重点地域に指定され、自治会・行政 (保健所)・歯科医師会が連携して歯科保健事業を推進することになった。

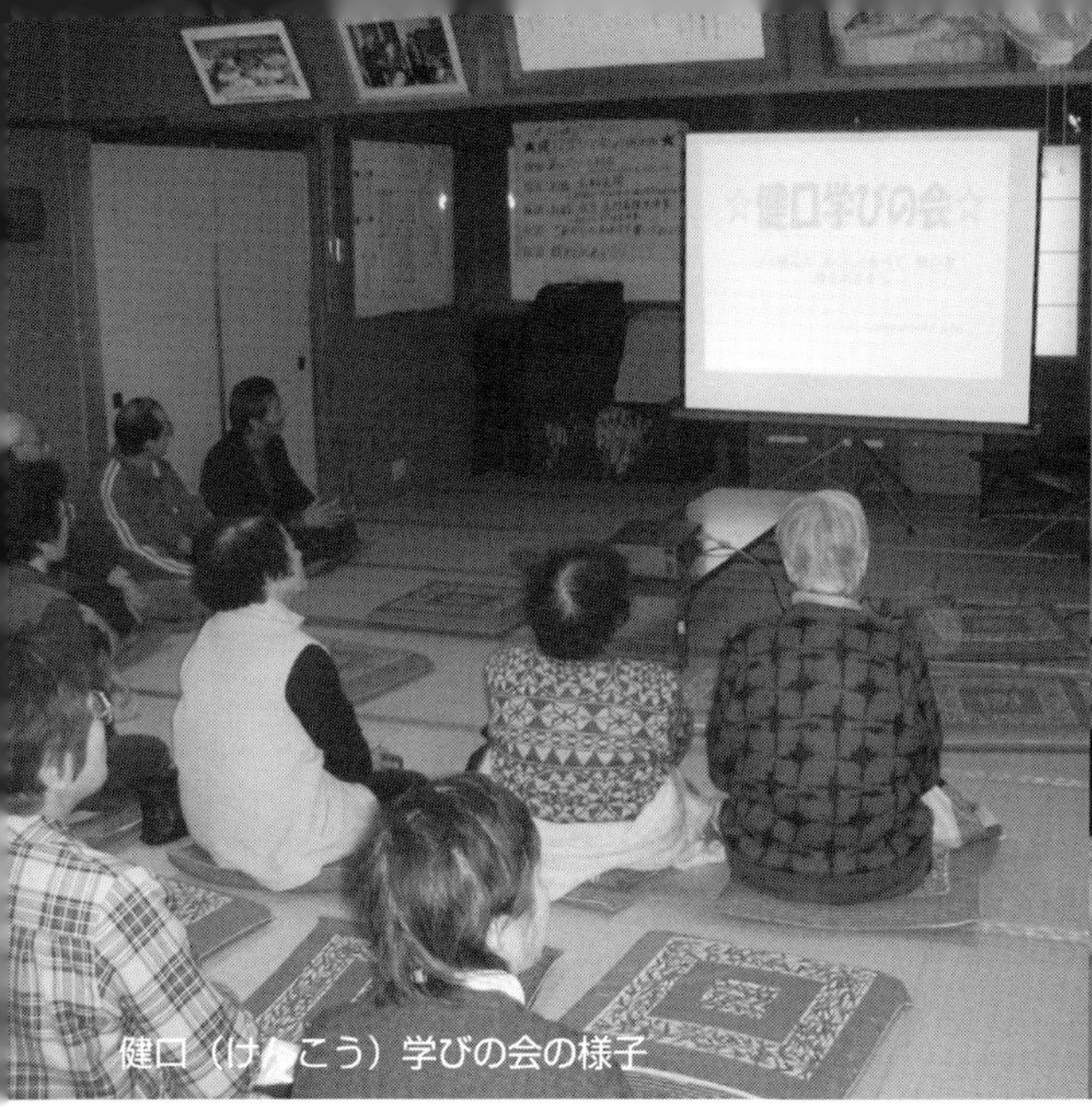

健口（けんこう）学びの会の様子

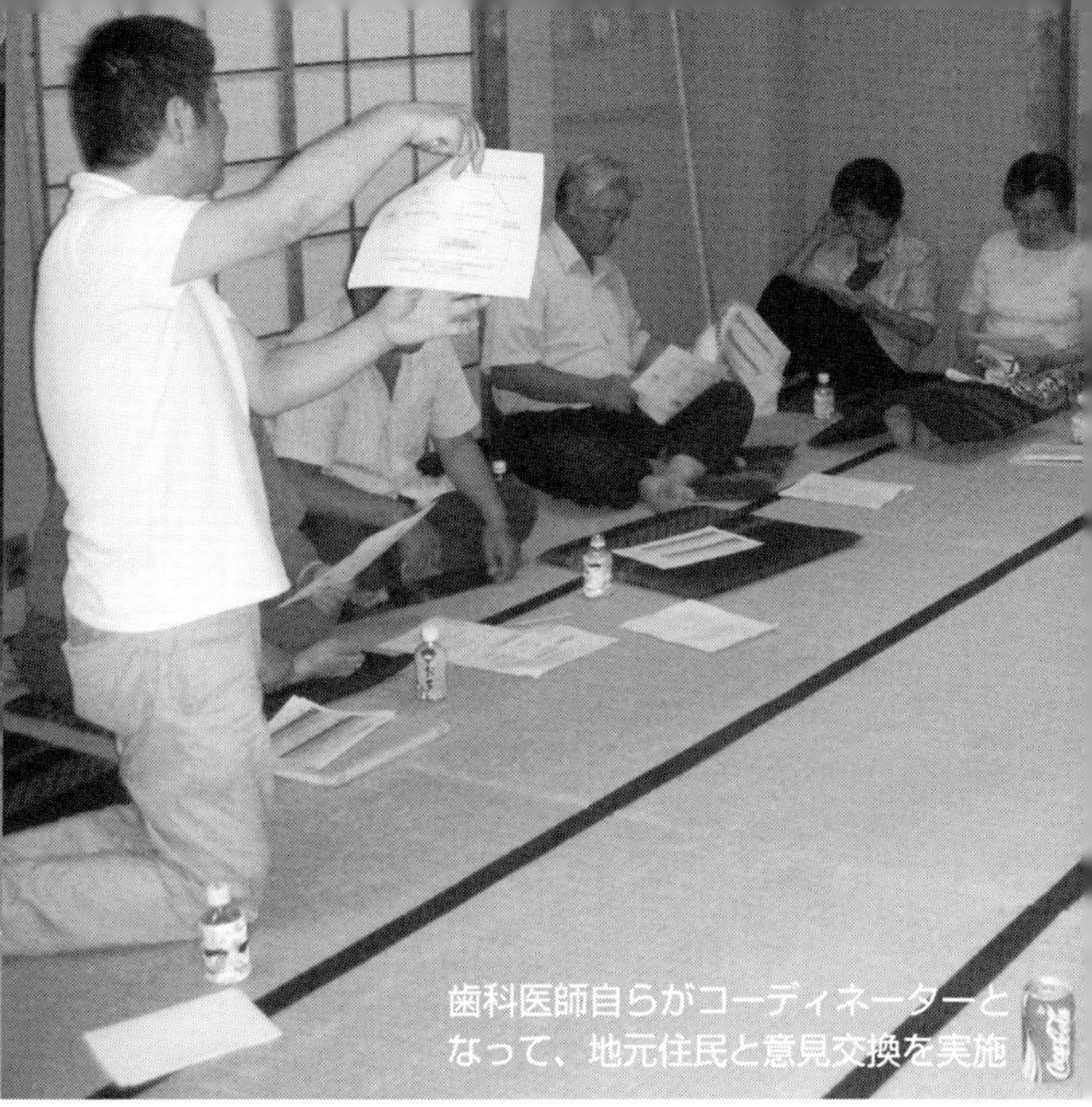
歯科医師自らがコーディネーターとなって、地元住民と意見交換を実施

（平成十六年度の活動）

口腔保健の重要性をひたすら訴える

活動初年度は、歯科保健事業の関係者会議を開催しました。自治会、保育園、学校関係者、学校歯科医、保育園嘱託医、行政の歯科保健担当らにより、歯科保健に対する共通認識を確認し、情報、意見の交換を行いました。ここでは、地域の人たちはむし歯の予防、歯科保健に対してどんなことを求めているのか、むし歯が多い原因は何なのか、を明らかにすることから始めました。

話し合いの中で、この地区にある三つの保育園では、むし歯罹患《りかん》率が高いという指摘がなされました。そのため、予防としてのフッ素洗口を前向きに検討することになり、次年度に三つの保育園でのフッ素洗口が実施されました（実施率はどの園でも90％以上という高い数値となりました）。

（平成十七年度の活動）

現状を地域のみんなに知ってもらおう

地域の人たちの意見・要望を探るため、意見交換を二回に分けて実施しました。母親グループ、祖父母グループに分かれ、歯科保健意識の向上について活発な議論が交わされました。むし歯予防の大切さは分かっているが、詳しい知識がないため、講演会などを開催して正しい知識を身に付けることが必要だという意見でまとまりました。

意見交換会を開催するも、参加者が集まらない…

十七年度末に、自治会が主催して「健口（けんこう）学びの会」を開催しました。楽しく歯科保健の知識が身につくように、クイズ形式での講演会を、母親・祖父母対象にそれぞれ二回ずつ実施したのですが、残念ながら参加者は十人程度で参加者ゼロの回もありました。

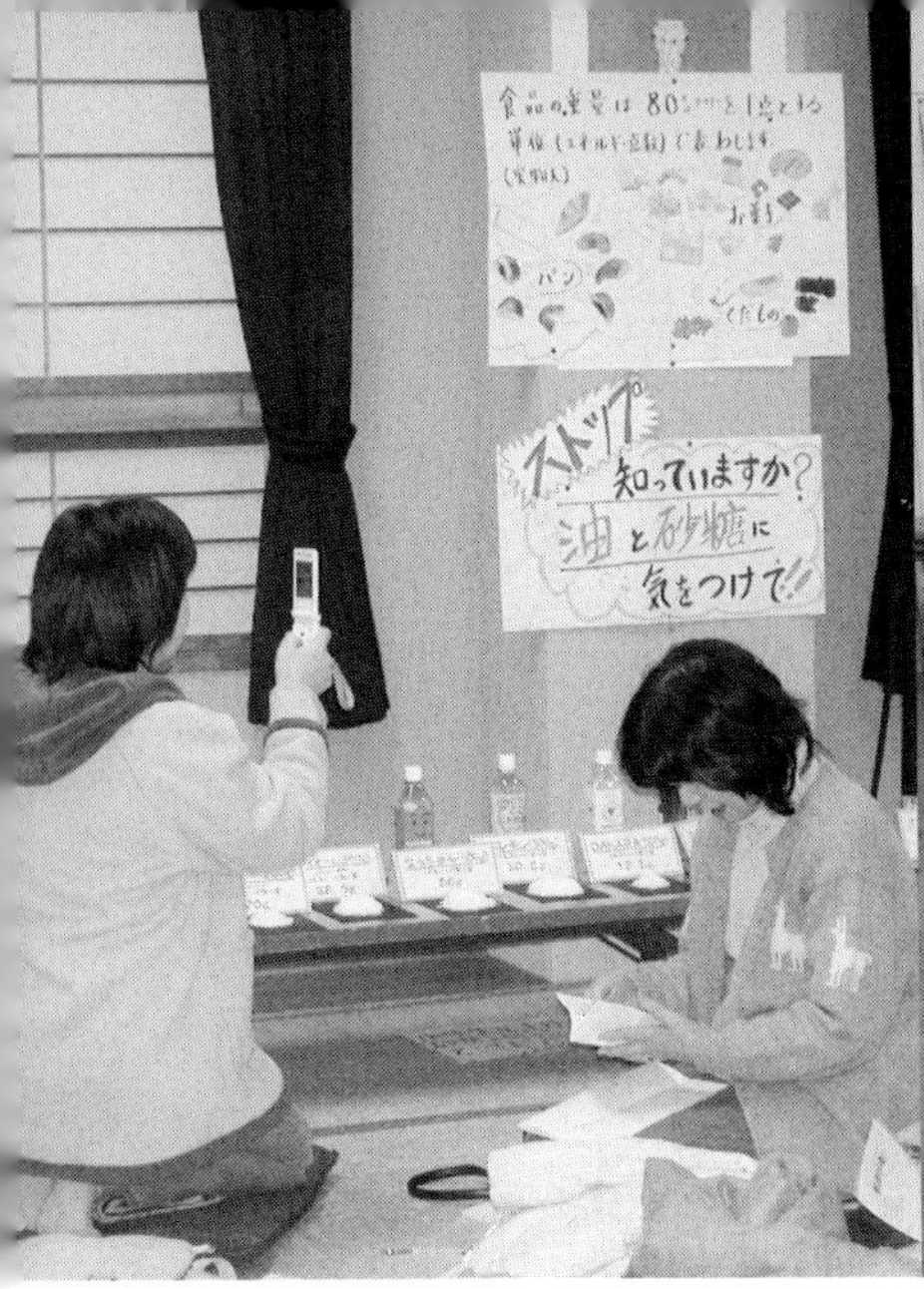

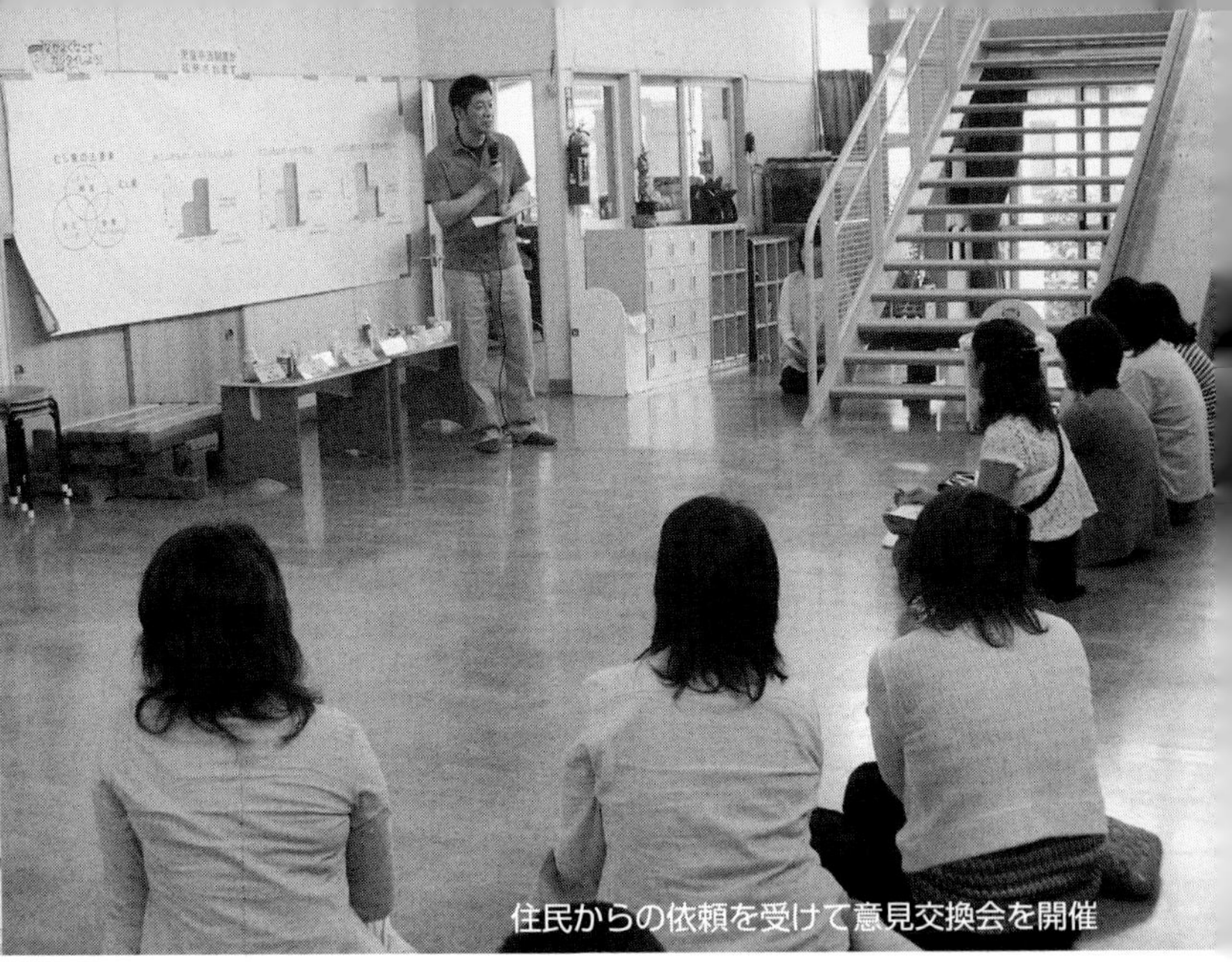

住民からの依頼を受けて意見交換会を開催

しかし、参加者からは続けてほしいという要望があり、次年度へつなげるべく、企画を関係者会議で再度話し合うことになりました。

（平成十八年度の活動）

徐々に広がりがでてきた三年目

三年目となる平成十八年度は、地区内の三つの保育園の園児、保護者を対象とした講演を、歯科医師および歯科衛生師により実施しました。フッ素洗口二年目でもあり、各保育園から半数以上の方が出席し、砂糖を多く含む飲み物や食品についての説明や歯磨きの仕方、むし歯の予防法について熱心に聞かれていました。

また、一部の集落から歯科保健に関する講演を依頼されるようになったり、地域で活動しているママさんバレーチームから、子どもたちの口の健康について話し合いを持ちたいとの依頼が出てきたりしました。どちらの回もたくさんの疑問や、問題点が述べられ、徐々に活動が浸透してきていることを、実感しました。

地域ニーズを歯科医師が直に確認する

十八年度の総括として、地区の人たちの意見集約を図るための意見交換を、歯科医師がコーディネーターとなり、二日間に分けて実施しました。

一日目は「前年度の講演会で参加者がなぜ少なかったか」について話し合いました。開催時

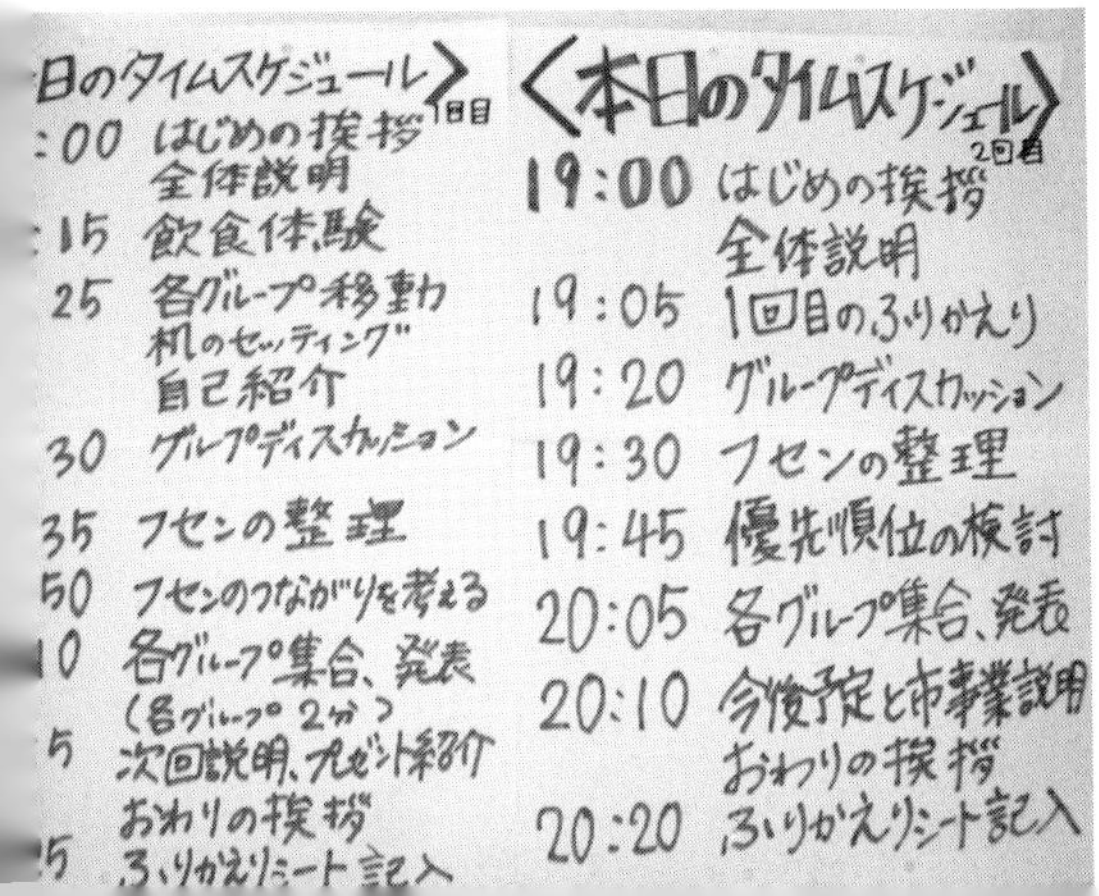

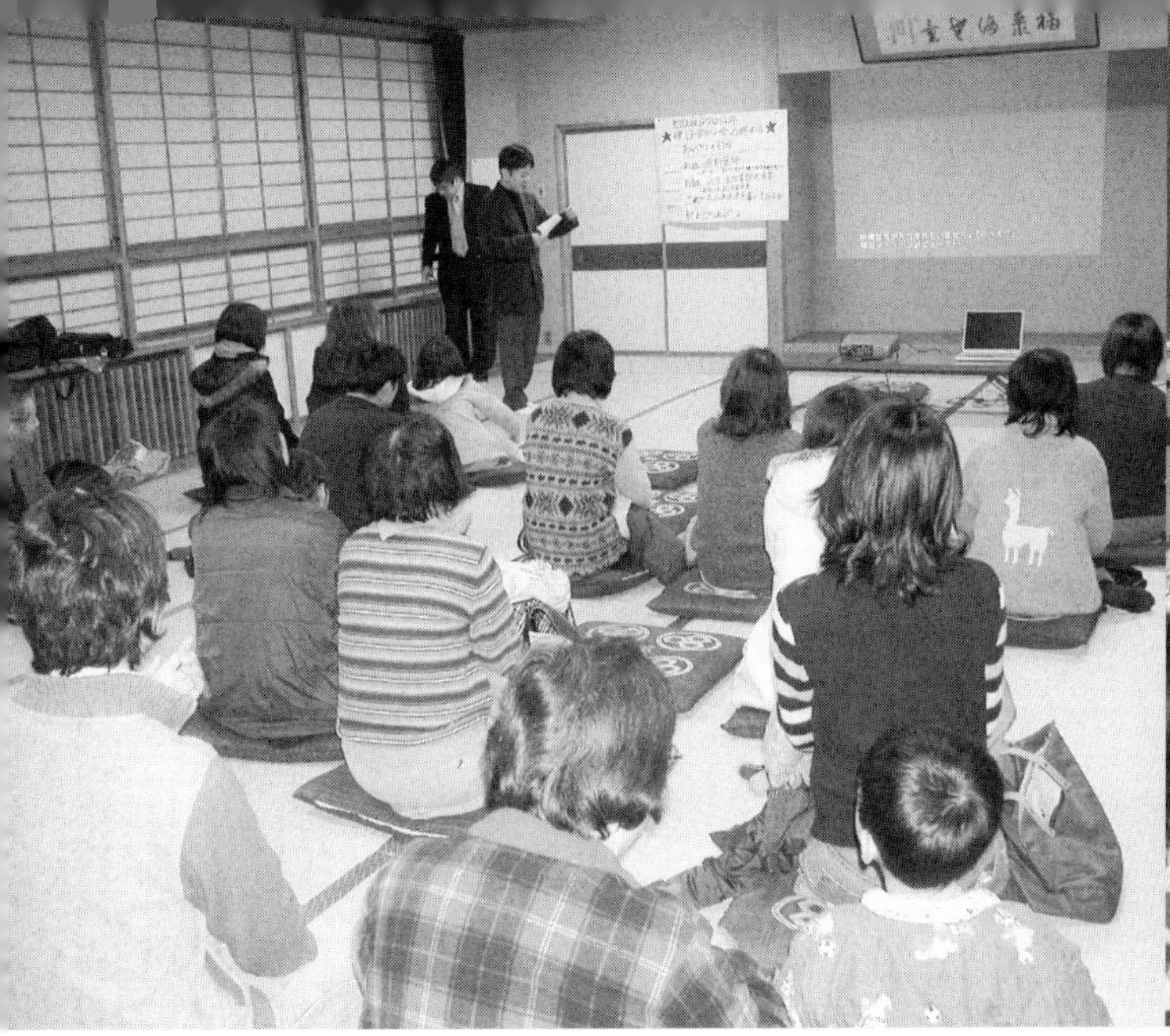

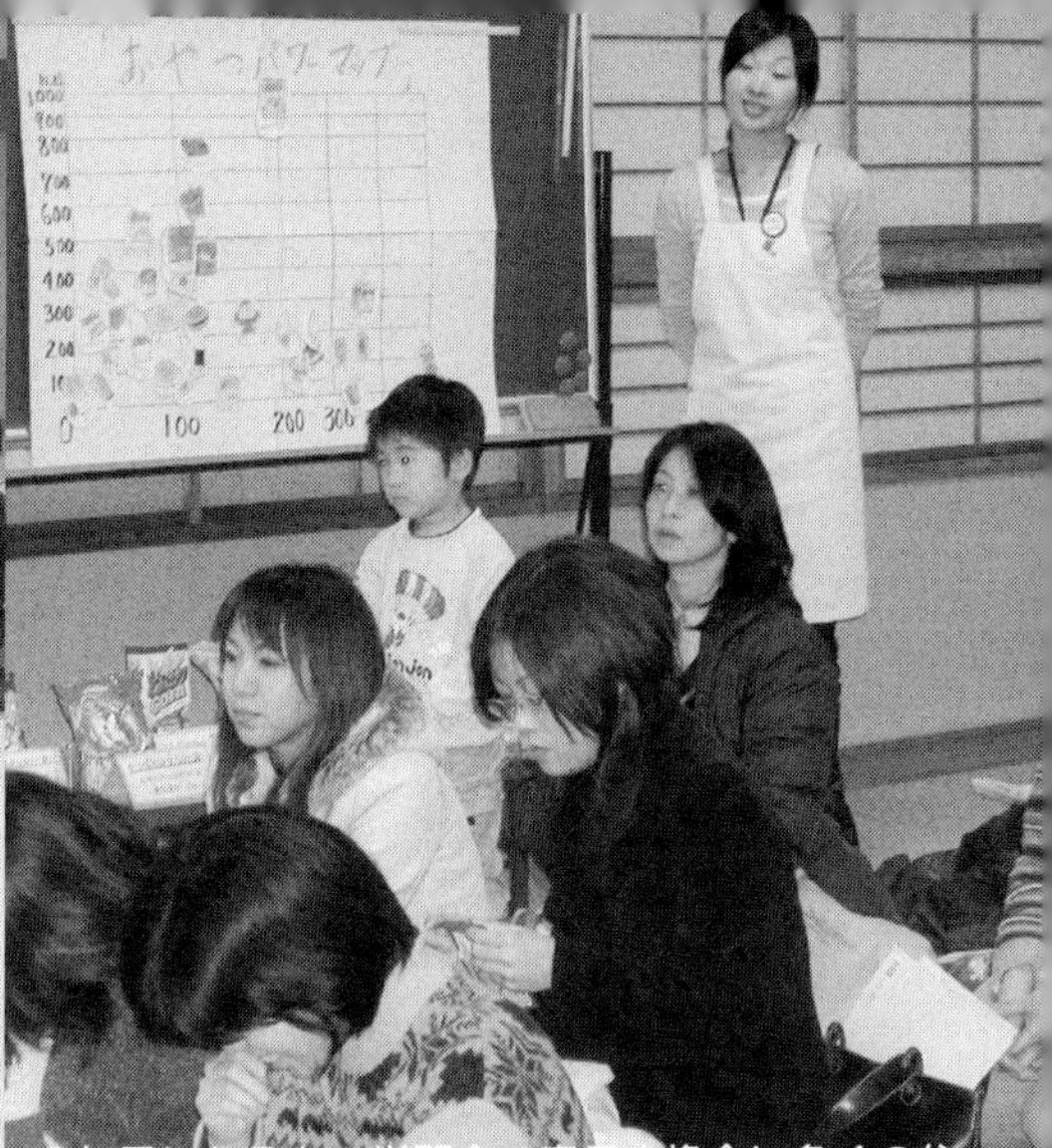

3年目になると、学習会・意見交換会に多くの住民が参加するようになった

期や開催時間の悪さ、宣伝不足、参加者に対する景品などのメリットがあげられ、みんなが興味を持つようなテーマであれば参加しやすいということがあげられました。二日目は「地域の誰もがお口の健康を身に付けるにはどうしたらよいか」について話し合いました。口の健康のみならず、体の健康についての知識を楽しめるような企画があれば参加したいという声が多くあがりました。

とにかく住民目線でのコミュニケーションが大切

歯科医師が地域に入って活動することは、なかなか難しいですが、地域住民の目線で会話し、意見を聞き入れることは、とても大切です。腹を割って話すことにより目指す方向が明るく見えてくると思います。

また、大江山地区の活動がようやく周知され、関連団体との連携もこの活動でうまく取れるようになってきました（平成十九年度からは地元小学校との連携も進んでいます）。新潟市の他地域、新潟県全体にこの活動が波及し活発になることを期待します。

何のノウハウも持たずに地域に飛び込みましたが、この活動を通じコミュニケーション能力の必要性や意思疎通の大変さに気付きました。ファシリテーターとしての訓練を積んで、さらなる研さんをしていきたいと思います。

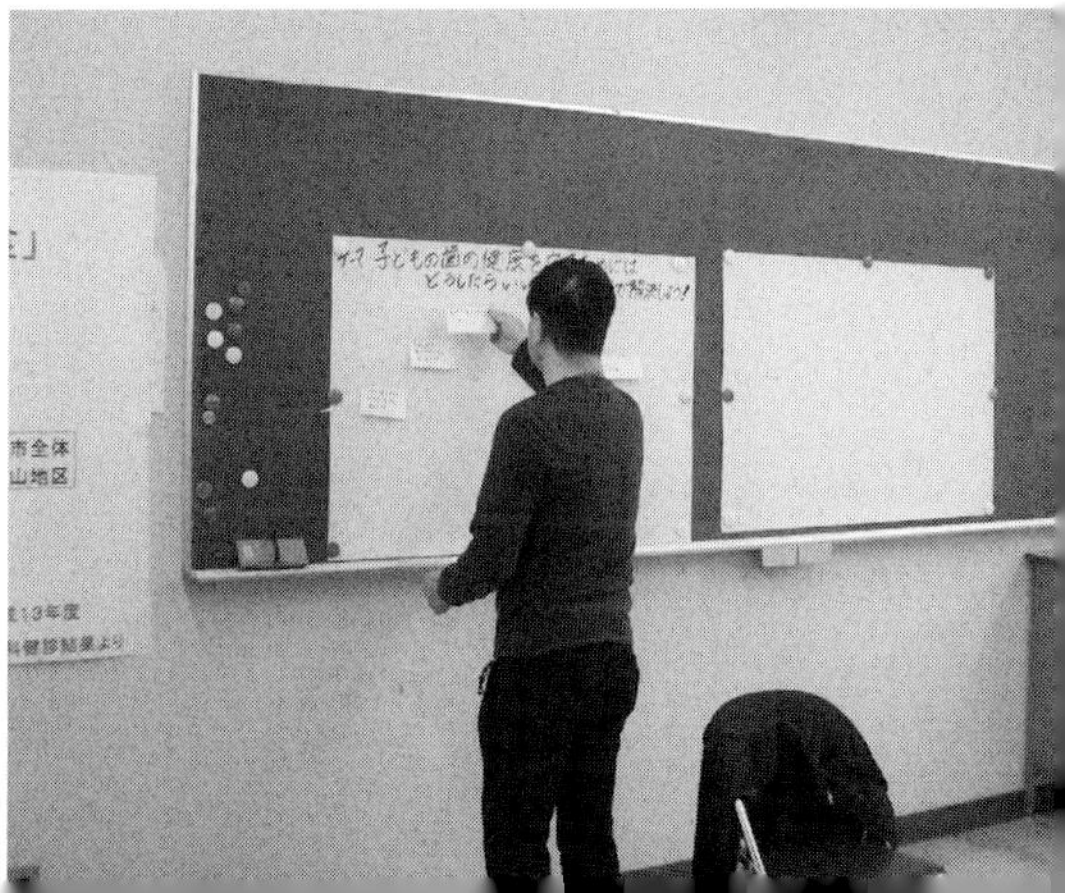

ポイント

●その一　**自治会が予算付けして積極的に歯科保健に取り組もうとした。**

●その二　**粘り強く三年間活動を続けると、地域に浸透し始め広がりが生まれてくる。**

●その三　**歯科医師は住民目線で地域とコミュニケーションをとることが大切。**

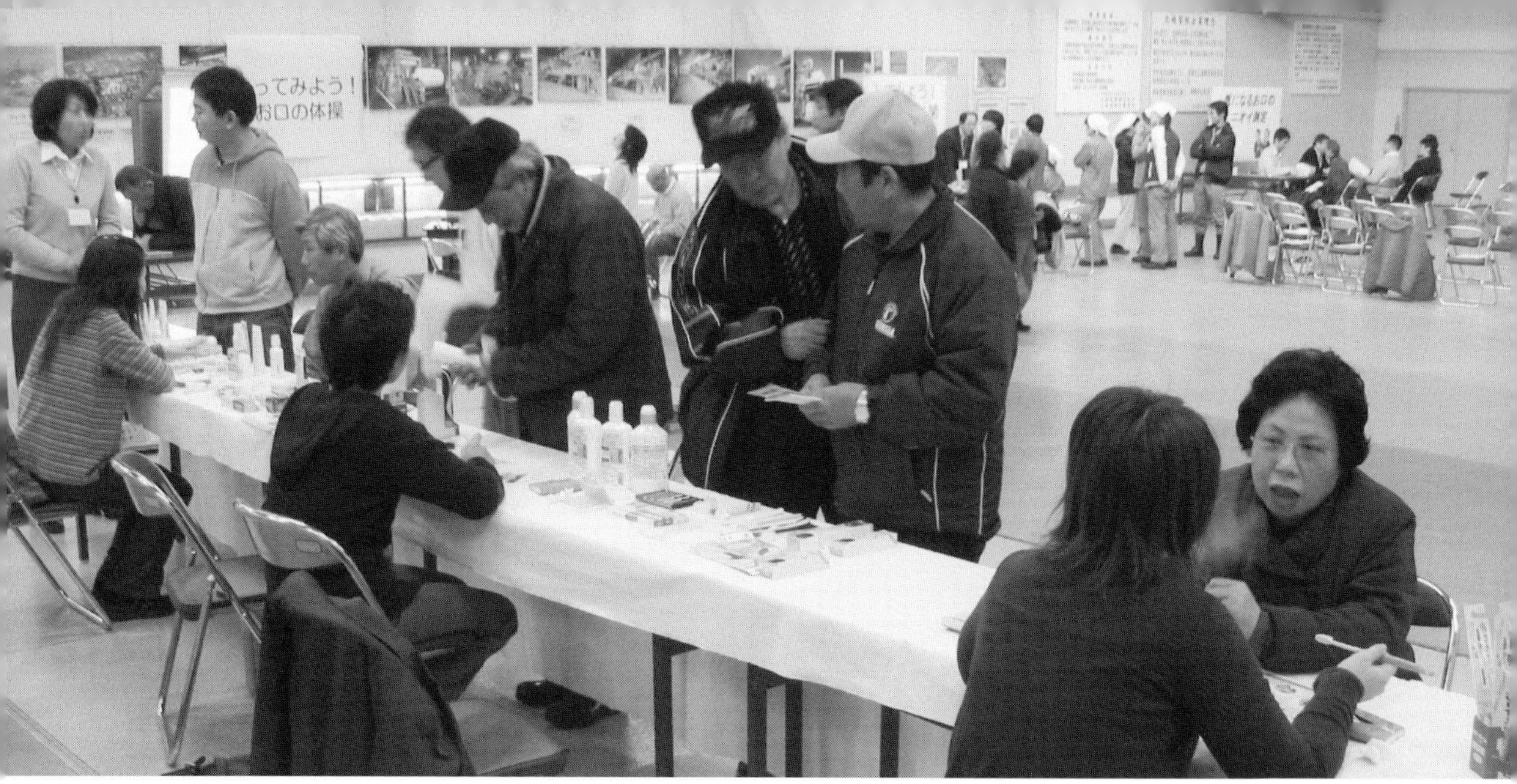

企業と連携した住民・従業員参加型 歯科保健活動

新潟大学歯学部　教授　大内　章嗣

組織的、経済的基盤が確立している企業との連携

「はーもにープロジェクト」の中心的な活動目標の一つに、三十～五十歳代の青壮年期の成人を対象とした歯周疾患対策の展開があり、このためには従業員としてこれらの年齢層を抱えている企業との連携が不可欠でした。また、各メンバーのボランティア的な参加を中心に成り立っているプロジェクトの活動を、継続性のあるものとしていくためにも、組織的・経済的基盤が確立している企業と連携した活動を展開していくのが有効だというもくろみもありました。

今回の取り組みで連携した企業は、新潟県内では有数の大企業である（株）北越製紙新潟工場です。北越製紙は新潟県長岡市で一九〇七年に創業した洋紙、板紙、特殊紙を中心とした業界第五位の総合製紙メーカーです。新潟工場は環境に配慮した最新鋭の設備を誇る北越製紙の主力工場であり、印刷・情報用紙の生産としては国内最大規模の工場でもあります。新潟工場の従業員数は約五百二十人、生産支援、廃水処理、輸送などの関連グループ企業も含めると約千五百人にのぼります。

つながりは小さなきっかけから

北越製紙と連携した取り組みを始めることになったのは、同工場の総務課長さんが社会保険事務所主催の会議で、はーもにープロジェクトのメンバーでもある新潟県歯科医師会の佐藤徹先生と同席し、同工場従業員を対象に歯の健康に関する講話をしてもらえないだろうかと相談したのが発端でした。

北越製紙は製紙工場という性質上、四組三交代の二十四時間操業体制を組んでいるため、日頃から従業員の健康管理には大きな関心を払っていました。また、新潟工場のような生産現場では二十四時間操業するために生産設備の予防保全（修理が必要になる前に適切なメインテナ

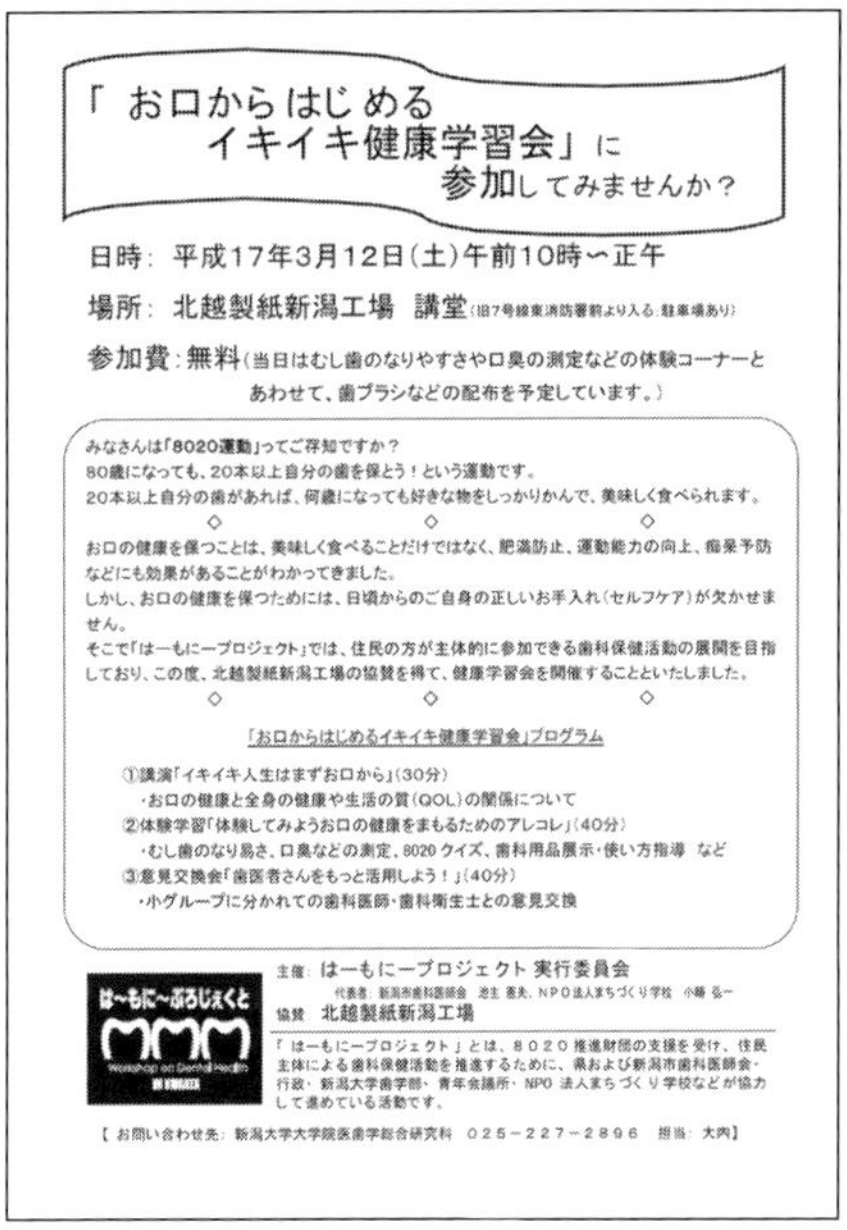
「 おロからはじめる
イキイキ健康学習会」に
参加してみませんか？

日時：平成17年3月12日（土）午前10時〜正午

場所：北越製紙新潟工場　講堂（旧7号線東消防署前より入る：駐車場あり）

参加費：無料（当日はむし歯のなりやすさや口臭の測定などの体験コーナーとあわせて、歯ブラシなどの配布を予定しています。）

みなさんは「8020運動」ってご存知ですか？
80歳になっても、20本以上自分の歯を保とう！という運動です。
20本以上自分の歯があれば、何歳になっても好きな物をしっかりかんで、美味しく食べられます。

◇　◇　◇

お口の健康を保つことは、美味しく食べることだけではなく、肥満防止、運動能力の向上、痴呆予防などにも効果があることがわかってきました。
しかし、お口の健康を保つためには、日頃からのご自身の正しいお手入れ（セルフケア）が欠かせません。
そこで「はーもにープロジェクト」では、住民の方が主体的に参加できる歯科保健活動の展開を目指しており、この度、北越製紙新潟工場の協賛を得て、健康学習会を開催することといたしました。

◇　◇　◇

「お口からはじめるイキイキ健康学習会」プログラム

①講演「イキイキ人生はまずお口から」（30分）
・お口の健康と全身の健康や生活の質（QOL）の関係について
②体験学習「体験してみようお口の健康をまもるためのアレコレ」（40分）
・むし歯のなり易さ、口臭などの測定、8020クイズ、歯科用品展示・使い方指導　など
③意見交換会「歯医者さんをもっと活用しよう！」（40分）
・小グループに分かれての歯科医師・歯科衛生士との意見交換

は〜もに〜ぷろじぇくと

主催：はーもにープロジェクト 実行委員会
代表者：新潟市歯科医師会　池主 憲夫、NPO法人まちづくり学校　小[illegible] 弘一
協賛：北越製紙新潟工場

「はーもにープロジェクト」とは、8020推進財団の支援を受け、住民主体による歯科保健活動を推進するために、県および新潟市歯科医師会・行政・新潟大学歯学部・青年会議所・NPO法人まちづくり学校などが協力して進めている活動です。

【お問い合わせ先：新潟大学大学院医歯学総合研究科　025−227−2896　担当：大内】

図15
配布したチラシ

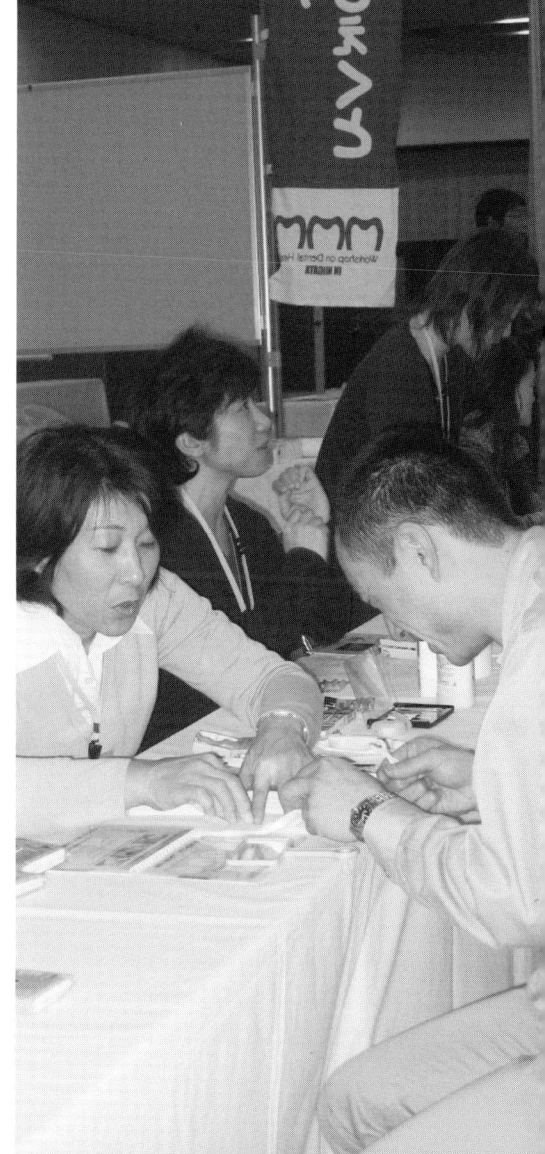

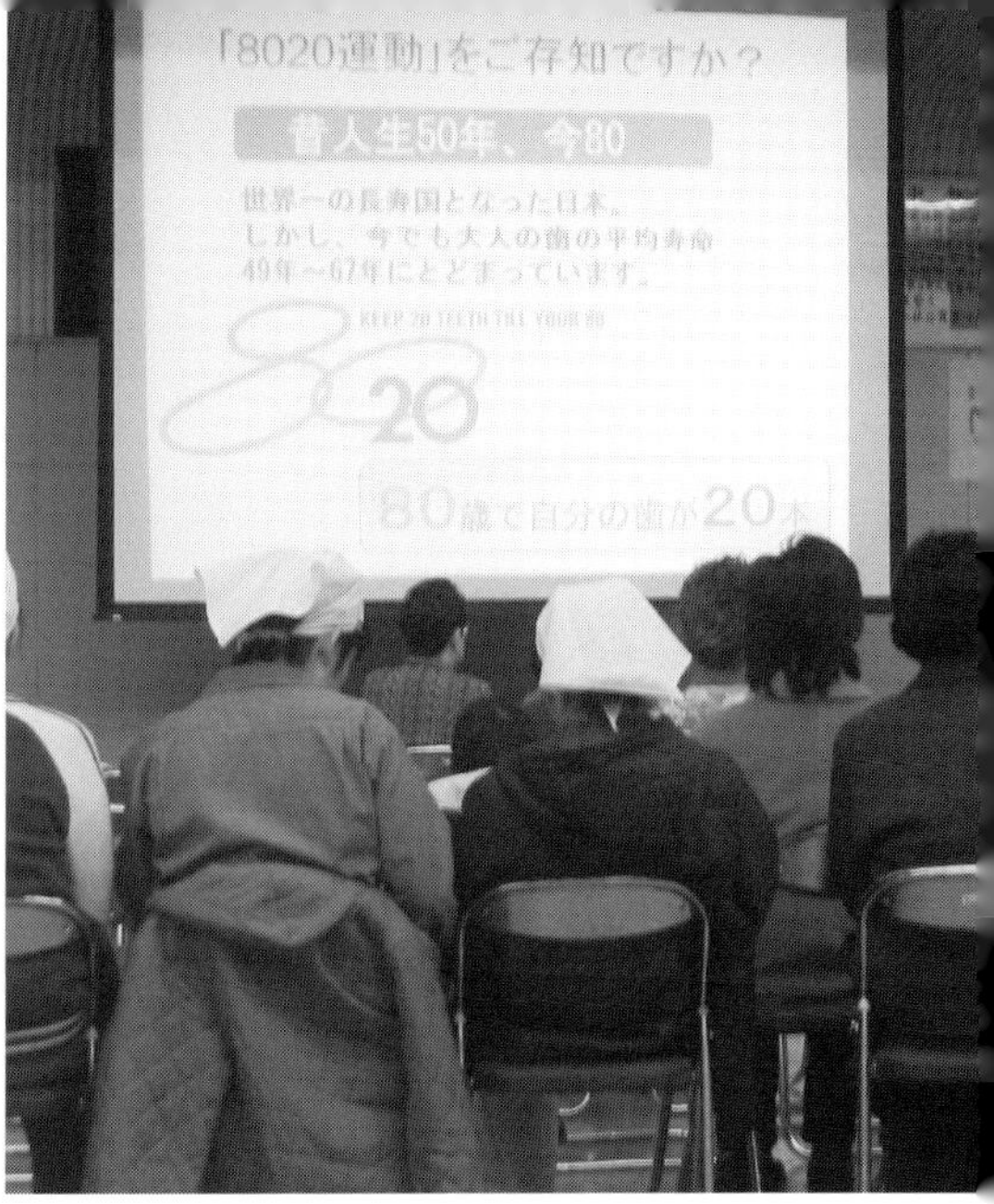

ンスを施していく）という考え方が徹底されていることもあり、歯周病などの生活習慣病の一次予防の重要性についても十分理解されていることなどがありました。

　袖触れ合うも多生の縁ということで、佐藤先生とともに総務課長さんを訪ねていろいろとお話を伺ってみました。新潟工場は新潟市街中心地からわずか一・六キロメートルという全国でも例のない立地条件を有しています。今でこそほとんど問題はなくなったものの、昔は製紙過程で生ずる臭気や水質汚濁、ボイラーの煤煙などによる公害問題がありました。周辺住民を招いての工場見学会や児童ポスターコンクールの開催など、古くから周辺住民との円滑な関係づくりには多大な努力を払ってきているとのことでした。

　こうしたことから、単なる企業社会活動・PRの延長線上ではなく、企業が地域住民の健康づくり（健康なまちづくり）活動に積極的に参加・協力していくことが、企業と地域住民との新たな関係づくりにつながるのではないかとお話ししました。「地域住民を招いた健康学習会を新潟工場内で開催してみませんか？」と提案してみたところ、すぐに工場長さんの了解が得られ、「はーもにープロジェクト」の進める住民参加型活動への協力が得られることとなりました。

周辺住民を対象とした体験型健康学習会の開催

　学習会の開催にあたり、事前に北越製紙新潟工場から周辺地域の自治会などを通じて、開催

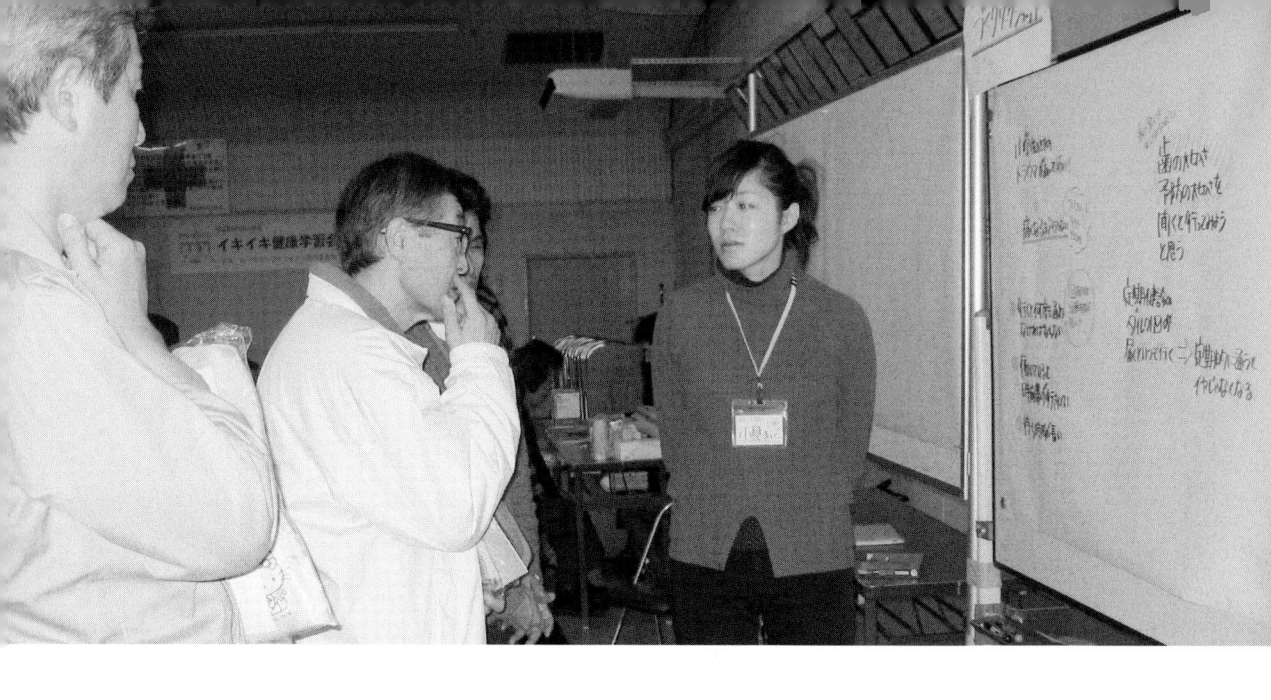

の趣旨説明やチラシの配布などを行ってもらいました（図15）。

健康学習会は「お口からはじめるイキイキ健康学習会」と題して、新潟工場内にある講堂を会場として平成十七年三月十二日（土）に開催しました。

単なる講演会にしたくはないということで、サブテーマを「体験してみよう！　お口の健康を守るためのアレコレ」とし、体験型のブースを多数設置して、参加者一人一人が実際の参加・体験していただく形を基本としました。

最初にお口の健康を保つことの重要性や歯周病の予防法に関する簡単な講話を行い、その後は会場内に設置された各ブースを自由に回っていただきます。ブースは歯の健康に関する知識をクイズ形式で問う「８０２０クイズ」、う蝕活動性試験や口臭測定を実際に体験してもらう「むし歯のなりやすさ測定」、「気になるお口のニオイ測定」、ご自分の歯垢《しこう》を採取して位相差顕微鏡で観察する「見てみよう！お口のバイ菌」、ビデオに合わせて健口体操を行う「やってみよう！お口の体操」、口腔清掃器具などを展示して歯科衛生師が個別に使い方などの相談を行う「お口の健康グッズあれこれ」など、多数のブースを設置しました。

当日は八十人を超える周辺住民の方に加え、勤務明けの従業員の方の参加があり、参加者アンケートからは「大変有意義であった」「今後も参加したい」との声が多く聞かれ、参加された町内会長さんからは「大変ためになった。こんな機会があれば、次回からはもっと多くの人が参加するよう誘いたい」との感想も頂きました。

協力頂いただいた総務課長からも、非常に高い評価を頂き、今後はもっと事前の周知などの準備に時間をかけて、できればシリーズ化したいとの要望も頂きました。

歯の健康に関する従業員アンケートの実施と今後

健康学習会に少なからず従業員の方が参加し、高い関心を示していただいたことから、翌年度には、従業員自身の歯の健康に関する実態やニーズはどうなっているのだろうということで、新潟工場全従業員五百十九人を対象にした歯の健康に関するアンケート調査を実施しました。アンケートの内容は歯科保健行動や歯の健康に対する意識、自覚症状などに関するもので、各部署の係長（課長）さんを通じて配布回収を行い、80・5％と高い回収率が得られました。

その結果、歯痛や歯ぐきの腫れ、口臭など六項目の自覚症状について尋ねたところ、「いつも」「しばしば」「時々」の回答を合わせた割合は「歯の間にものが詰まる」で88％、次いで「歯が痛んだり、しみたりした」で59％に達していること、こうした口の中の問題によって「悩んだことがある」者も、「いつも」「しばしば」「時々」の回答を合わせて30％いることなどが明かになりました。

また、口腔の健康が自身の今

（コラム6）

予想外の事態で中断に！

　順調に進んでいた北越製紙との連携事業ですが、予想外の事態が発生し、残念ながら事業は中断に追い込まれてしまいました。全国的にも話題になった王子製紙による敵対的TOB騒動です。事業の定着化を図ろうとしていた矢先だっただけに、私たちとしても非常に残念な思いをしました。

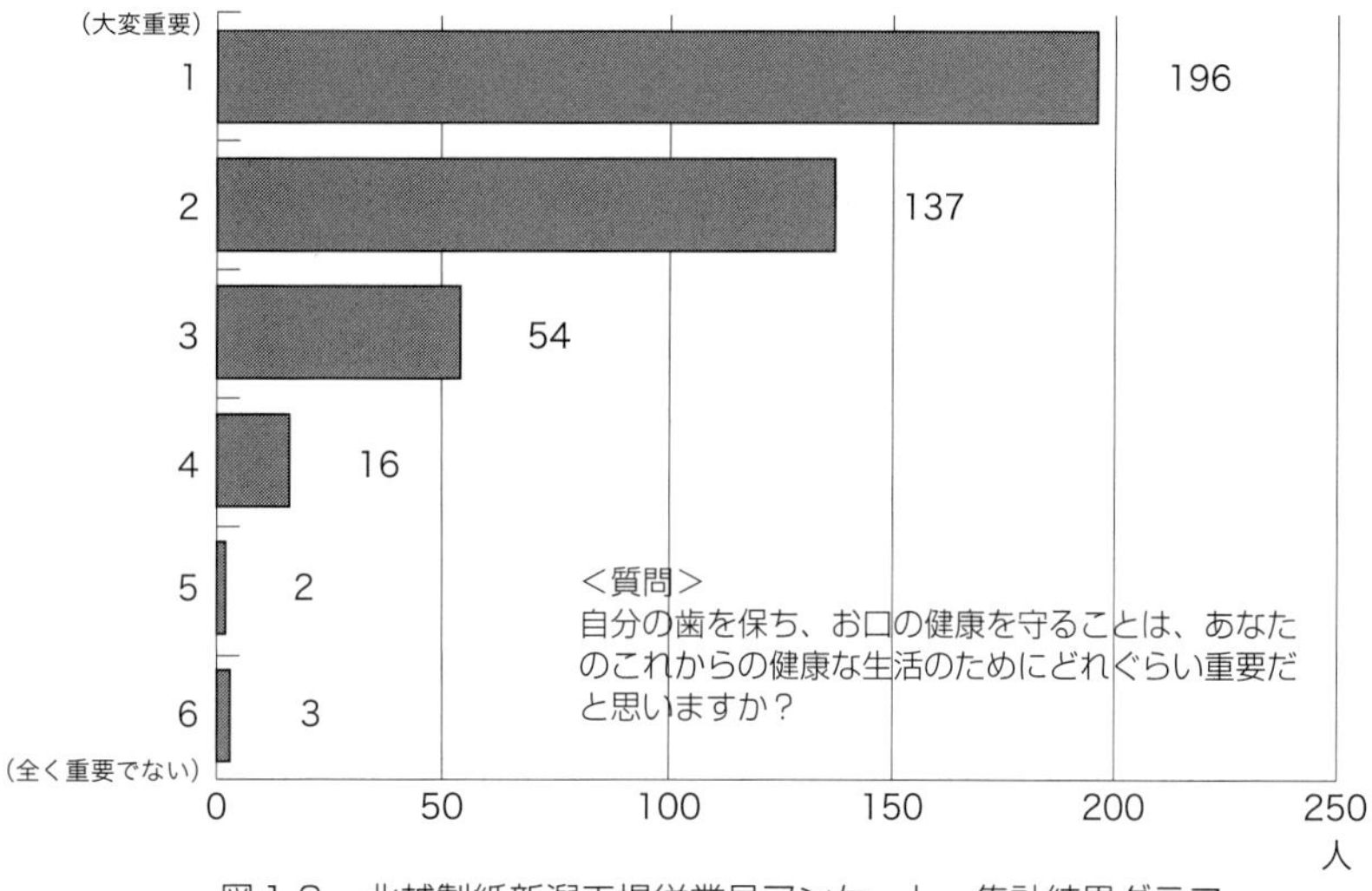

（大変重要）
1
2
3
4
5
6
（全く重要でない）
196
137
54
16
2
3
＜質問＞
自分の歯を保ち、お口の健康を守ることは、あなたのこれからの健康な生活のためにどれぐらい重要だと思いますか？
0
50
100
150
200
250
人

図１６　北越製紙新潟工場従業員アンケート　集計結果グラフ

後の健康のためにどれほど重要であるかという問いについて、「大変重要（＝1）」から「全く重要でない（＝6）までを六段階で評価した場合、大変重要と答えたものは48％に達し（図16）、新潟工場の従業員の皆さんにとって口腔の病気が、普遍的で身近な問題であるとともに、高い関心のある課題であることが明らかになりました。

　加えて、「今後、あったら良いと思われる歯科保健事業」に関する設問では、一番多かったのが「職場での定期的な歯科検診」で61％と、他の選択肢の二倍以上でした。それ以外では「歯の磨き方などお口の健康に関するパンフレットの配布」（28％）、「口臭予防や歯周病の予防に関する学習会や相談・指導の開催」（25％）、「職場で歯科医師や歯科衛生から相談・指導が受けられる」（23％）となっており、自身の口腔の問題に直接関連した事業への関心が特に高いことがうかがわれました。

　健康増進法の制定や医療制度改革のなかで、今後、企業（保険者）には従業員のみならず、家族も含めた健康管理・健康増進活動が求められていることから、こうした結果には総務課長さんも特に高い関心を示されて、何らかの対応が必要であるとの認識でした。

　われわれ歯科関係者にとっても、企業における歯科保健活動というと、事業所歯科健診・歯科保健教育というのが一般的でした。しかし、今回の取り組みをきっかけに、従業員・家族を対象とした健康管理活動と、企業の地域貢献活動、そして地域住民の健康づくり・まちづくり活動がうまく一体となった、新たな発想・価値観を持った歯科保健活動を展開していけるのではないかと、新たな視点が得られた活動となりました。

ポイント

●その一　**職場での定期的な歯科健診などのニーズは高い。**

●その二　**従業員だけでなく家族も視野に入れた活動が必要。**

●その三　**周辺地域を巻き込むことで、企業の地域貢献活動にもつながる。**

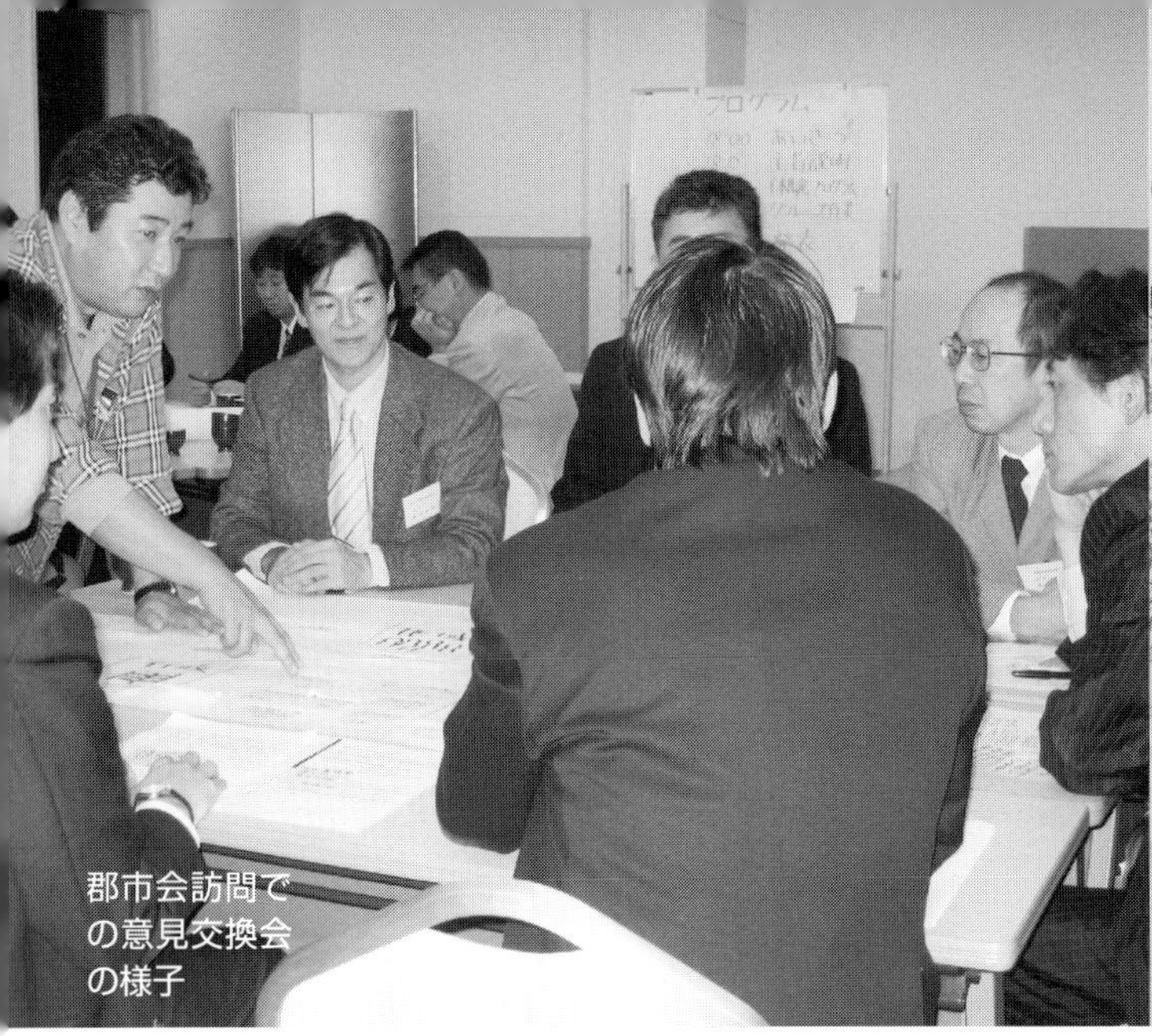

郡市会訪問での意見交換会の様子

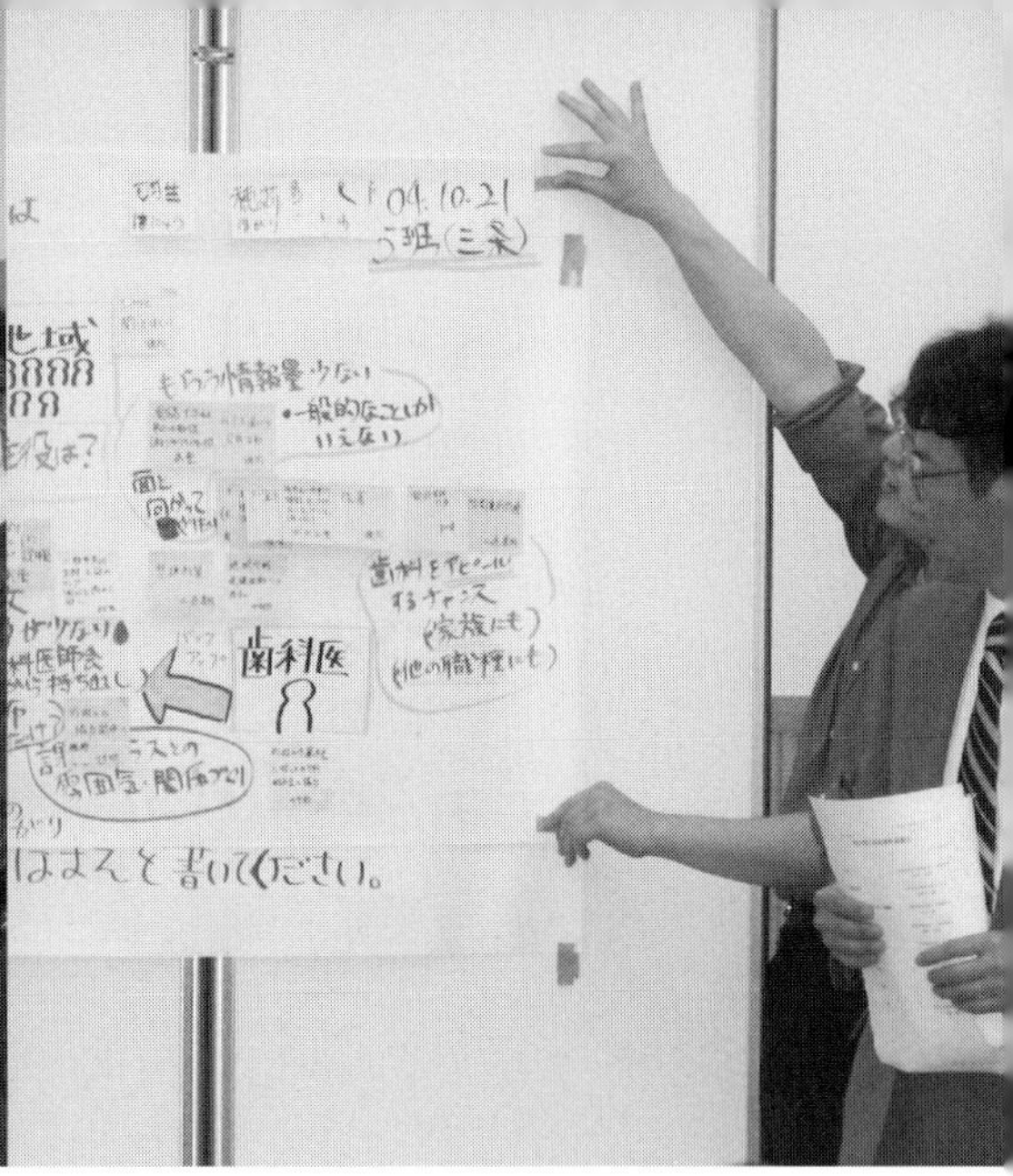

歯科医師側の意識改革と仲間づくり

郡市会訪問事業とファシリテーター研修会

NPO法人まちづくり学校　副代表理事　斎藤　主税

活動を広めるための人材発掘への取り組み

最初は手探り状態で歩み始めた「はーもにープロジェクト」。しかし、さまざまな実験プロジェクトを行ってみることで、「活動の方向性は間違っていない」という確かな手応えを感じることができました。その半面、こうした取り組みを地域に広めていくためには、「考えを共有し、一緒になって活動してくれる仲間（＝歯科専門家）をもっと増やさなくてはならない」とも感じていました。

そんな中、はーもにープロジェクトのメンバーである佐藤先生（県歯科医師会理事）から、「県歯科医師会が主催する郡市会訪問事業（県歯科医師会が県内各地にある郡市歯科医師会を訪問し、お互いに意見交換を行う事業）を活用して、人材発掘をしてみてはどうだろうか？」という提案がありました。郡市会訪問事業を「地域保健について歯科医師同士が意見交換を行う場」と位置付け、まちづくり学校メンバーの協力を得てワークショップ形式で行うというものです。

早速、企画内容を詰めて調整した結果、平成十六年六～十月にかけて県内四地区（新潟・上越・柏崎・県央）で実施しました。「多くの歯科医師にワークショップという手法を体験してもらう」「歯科医師同士で地域保健について意見交換してもらおう」という二つを目的に開催したところ、どの会場でも大変好評で、毎回三十人近くの歯科医師が参加しました。終了後にとったアンケートには、「定期的にこうした機会を設けてほしい」「ぜひワークショップのスキルを身に付けた

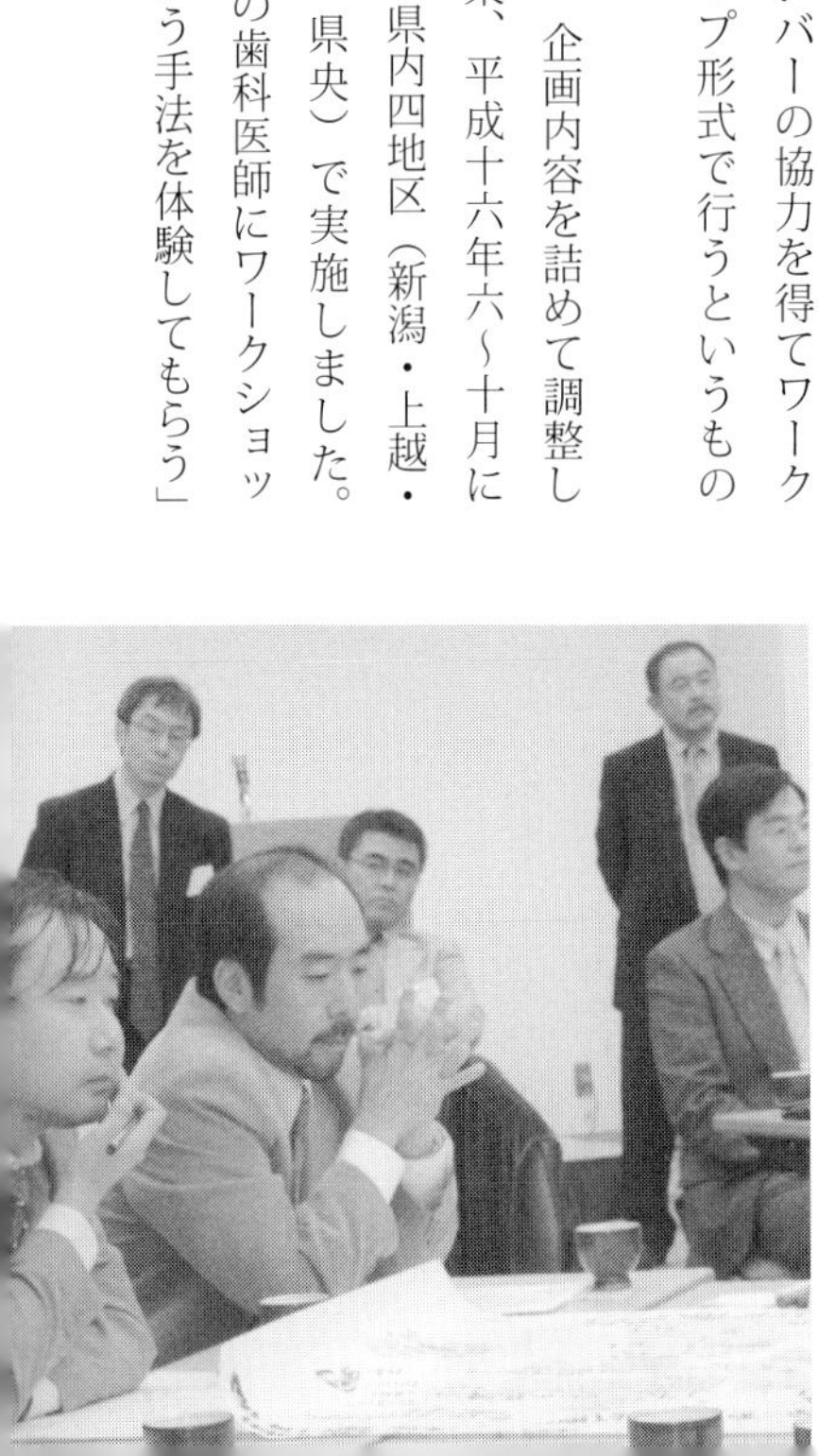

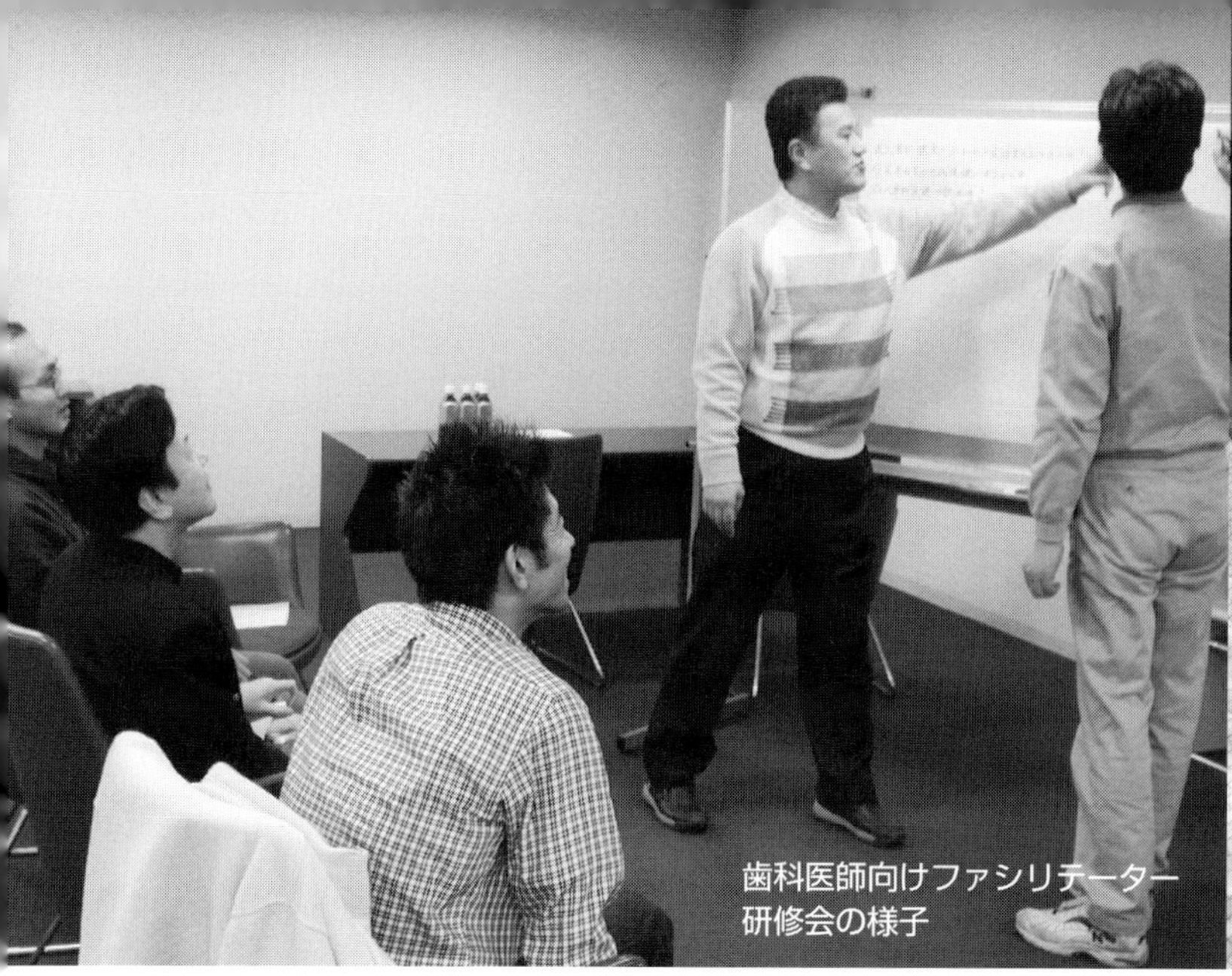
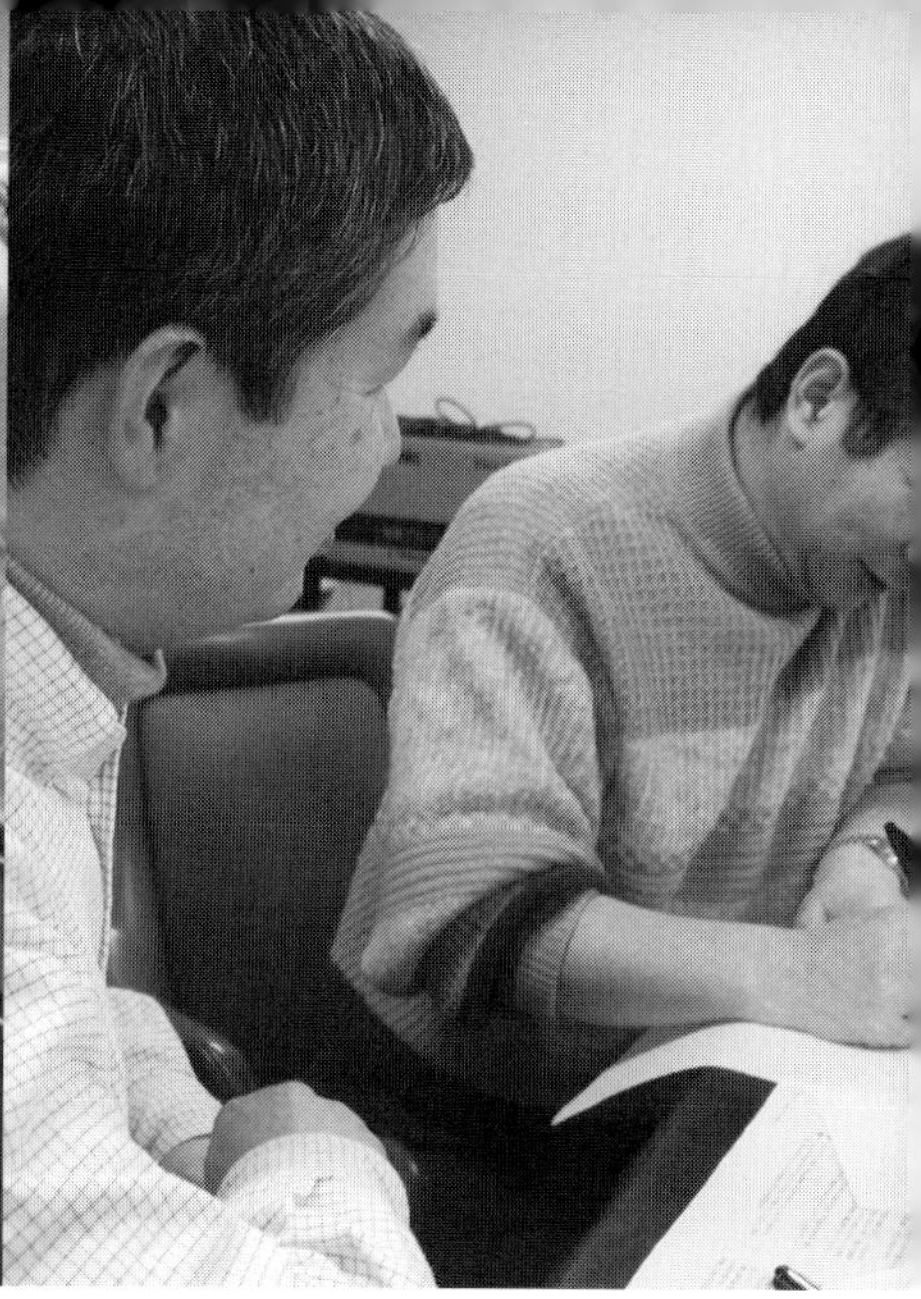

歯科医師向けファシリテーター研修会の様子

い」という意見・感想もあり、次につながる手応えをここでも感じることができました。

歯科医師のスキルアップのための研修会

郡市会訪問事業で手応えをつかんだ私たちは、間髪入れずに次の手を打ちました。歯科医師を対象にした「ファシリテーター研修会」の開催です。

実験プロジェクトを通じていろいろな人から意見を伺いましたが、私たちは『歯科医↓患者』という一方通行の関係では、専門家側が市民ニーズを吸い上げることが難しく、また、専門家側が持つ情報も、うまく市民には伝わらないのではないか」と感じていました。そして、これを解決するためには、「双方向のコミュニケーションが取れる場（＝機会）を増やすこと」「市民の潜在的なニーズを引き出せる『高いコミュニケーション力』を持った歯科医師を増やすこと」が必要だと考えていました。

そこで思いついたのが、ワークショップでは欠かせない、人と人の間に入り多様な意見を引き出す「ファシリテーター」の技術を学んでもらうための研修会です。郡市会訪問で発掘した人材のスキルアップを図り、この人たちと協力し合って、住民参加型地域歯科保健活動を県内に広めていこう。この研修会は、そんな思いも込めて開催しています。

平成十七年からこれまでに3回開催し、延べ六十人近くの歯科医師が受講しています。受講された方の中には、実際にファシリテーターとして地域住民たちとの意見交換を行っている方もいらっしゃいます。

ポイント

- ●その一　活動をさらに広めていくためには、歯科医師側の人材発掘が不可欠。
- ●その二　県歯科医師会主催の郡市会訪問事業を活用し、ワークショップ形式での意見交換会を県内各地で開催した。
- ●その三　間髪入れずファシリテーター研修会を開催し、歯科医師のコミュニケーション力のレベルアップを図った。

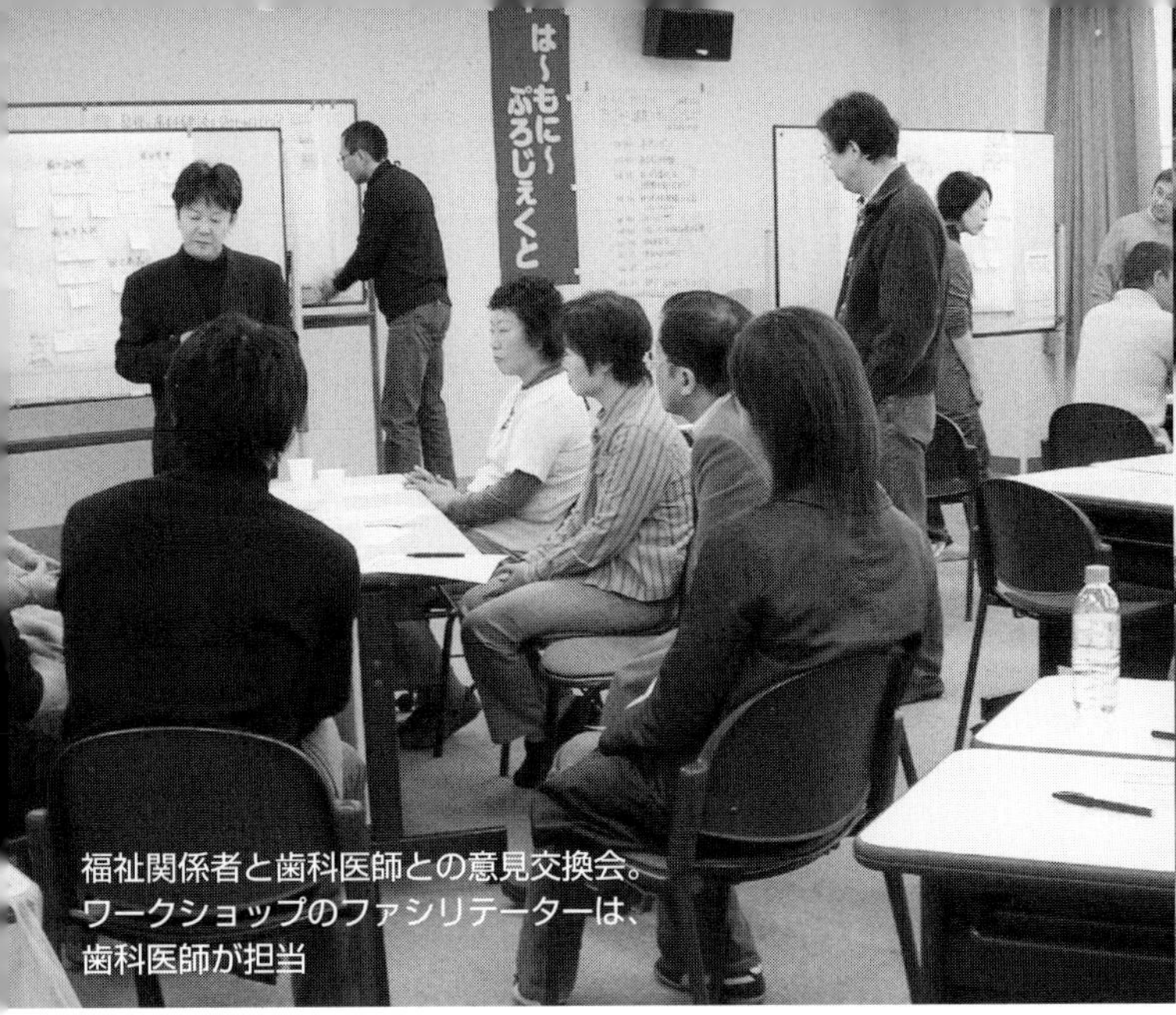

福祉関係者と歯科医師との意見交換会。ワークショップのファシリテーターは、歯科医師が担当

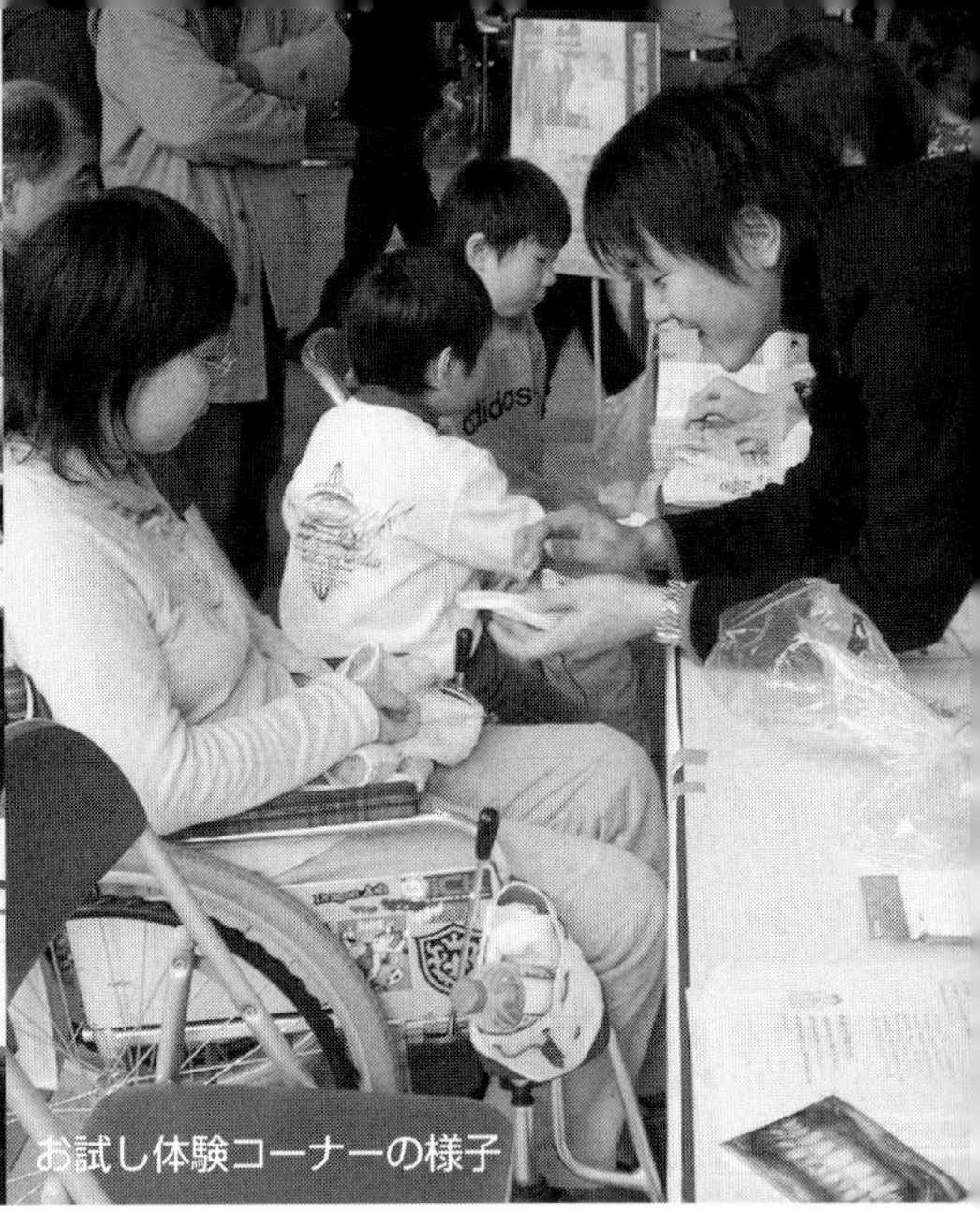

お試し体験コーナーの様子

活動の幅を広げながら事業の定着化を模索しよう

NPO法人まちづくり学校　副代表理事　斎藤　主税

もっと色々な団体と連携して一つのプロジェクトに取り組もう

はーもにープロジェクトがスタートして四年目となる平成十八年度。過去三年間の活動実績が徐々に評価されるようになり、いろいろなところから注目されるようになってきました。その一方で、「実験プロジェクトとして実施した取り組みが、なかなか定着しない」という課題も抱えており、実行委員会内部では活動の進め方を再検討し始めたのも、このころからでした。

いろいろと議論を重ねましたが、すぐに「これだ！」という方策が浮かんできません。そこで当面は、事業の定着化を最初から意識しつつ、「活動の幅をより一層広げ、複数の団体に声を掛けながら、一緒に事業を進めるようにしよう」ということになりました。振り返ってみると、過去三年間に実施した各種連携事業は、連携の相手先が特定の団体（企業・自治会・市民組織）でした。事業の定着化を図るには、行政も含めた多様な主体が参画して行われることが不可欠だと考え、「これまで以上に色々な団体を巻き込みながら、一つの事業を進めていこう」ということで、四年目の具体的な事業内容を考えていきました。

障がい者への歯科保健活動の取り組み

そんな中、チョットしたご縁から、新潟県障がい者交流センターとの連携事業が持ち上がりました。たまたま、実行委員メンバーと旧知の仲の施設職員がいて、その人に、はーもにープロジェクトの話をしたところ、トントン拍子に連携事業の話が持ち上がったのです。

障がい者への歯科保健活動というのは、これまでなかなか進んでいませんでした。ある意味、新しい領域への挑戦ということもあり、実行委員会で内容を検討することになりました。その際、施設職員だけでなく、障がい者福祉分野のＮＰＯにも協力してもらおうということで、新

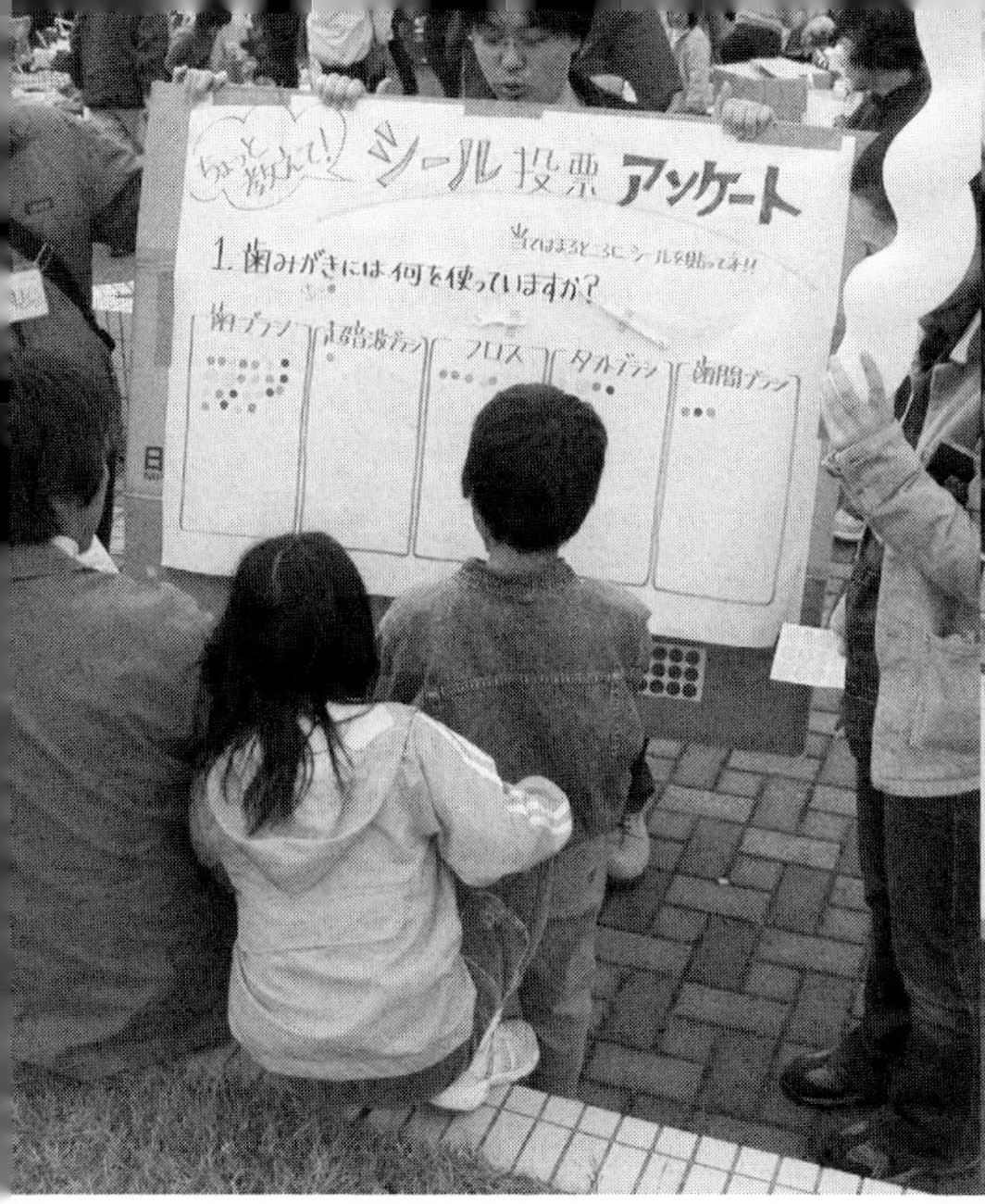

シール投票 アンケート
1. 歯みがきには何を使っていますか?

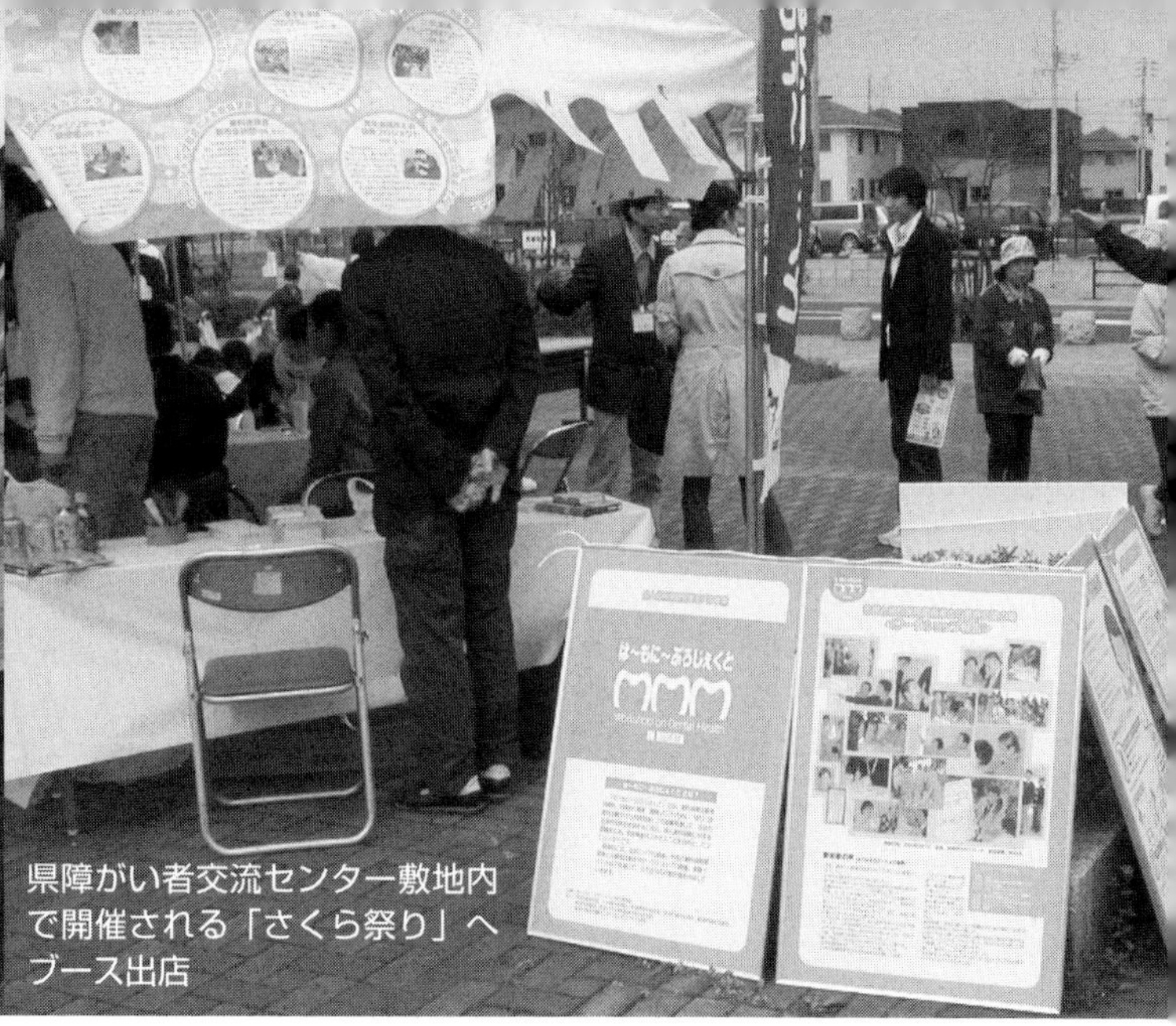

県障がい者交流センター敷地内で開催される「さくら祭り」へブース出店

潟市内にある「NPO法人ボランティア亀田」の担当者にも実行委員会に参加してもらい、具体的な事業内容を一緒になって考えてもらいました。

　その結果、福祉関係者（障がい者・施設職員・NPOスタッフら）と歯科医師による意見交換会の開催と、毎年四月中旬に新潟県障がい者交流センターで開催する「さくら祭り」（施設周辺の地域を巻き込んだお祭り）でのブース出店という二つを実施することになりました。意見交換会は平成十九年三月二十五日（日）に、さくら祭りのブース出店は四月十五日（日）にそれぞれ実施しました。

一つの事業がきっかけに、さまざまな波及効果が生まれる

　障がい者交流センターでの連携事業は、その後、思わぬ波及効果をもたらしました。事業に協力してくれたボランティア亀田から、会が中心となって行うさまざまな事業に、「歯科医師の方にも協力してほしい」という依頼が来るようになったのです。「ショッピングセンターを会場にして開催する健康フェアで、歯科のお試し体験を行ってほしい」「福祉関係者を対象にしたフォーラムで講演をお願いしたい」など、いろいろな場面でお声が掛かるようになりました。また、新潟市江南区（県障がい者交流センターが立地する行政区）の地域福祉計画策定にあたっては、「住民参加（＝ワークショップ）で計画内容を検討する際、ぜひ歯科医師にも議論に加わってほしい」という声が、区役所から掛かるようにもなりました。

　一つの事業を、他団体と協働して行うことで、さまざまな波及効果がもたらされる。あらためて他団体と連携して事業に取り組むことの大切さを実感しました。

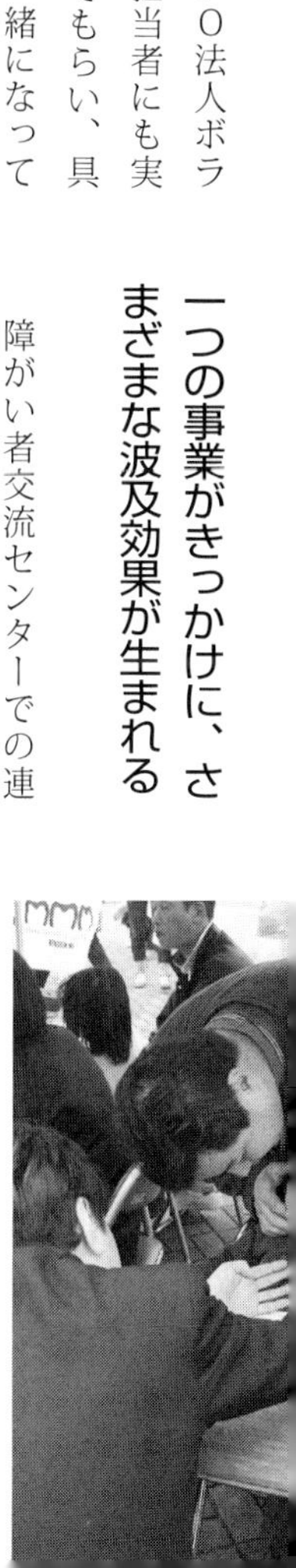

ポイント

- ●その一　活動四年目から、事業の定着化が大きな課題となっていた。
- ●その二　障がい者への歯科保健活動を県福祉施設・地元NPOと協働して実施した。
- ●その三　事業終了後、思わぬ波及効果が生まれ、あらためて他団体と協働で事業を行うことの大切さを実感した。

（コラム７）

静岡県における 8020 運動の地域展開について「歯科が拓く地域の健康」

静岡県歯科医師会　会長　飯嶋　理

はじめに

８０２０運動は、口腔《こうくう》の健康が人のなりわいに必須のものであることを多面的に実証する、優れた生活文化運動であると位置付けられます。特に授乳期からの食育支援に始まり、学校教育へのかかわり、成人の多くが罹患《りかん》する生活習慣病や、高齢期の口腔ケアの重要性、さらに視点を広げた食文化の継承の問題などについても、８０２０運動は「二十一世紀における国民の健康づくり」に向けて豊かな可能性を示しています。

しかし、地域で具体的に誰が、誰に対して、どのように８０２０運動を展開していくか、という実践面では未解決の部分が多く残されています。最大の問題点はこれまで歯科医師会および会員が行ってきた、不特定多数を対象とする公衆衛生活動が、口腔の健康を認知した地域住民の行動変容や、会員診療所の機能強化に資することができたかという検証が十分なされていないことです。このことが企画者をして本冊子を上梓する契機となったと拝察し、静岡県県歯科医師会がまとめた標題の冊子から抜粋の形で責務を果たしたいと思います。

静岡県における８０２０運動推進についての課題

◆EBMに基づく8020運動の展開

口腔機能を確保することの重要性が認識されるようになり、歯を残すことが健康寿命の延伸に寄与することが、平成八年から始まった一連の厚生科学研究により証明されてきました（伝承から科学へ）。

静岡県においても、地域診断→実行→評価（Plan Do See）の手法が導入した取り組みが意識されるようになりました。平成十年に節目年齢（三十・四十・五十・六十歳）の一万四千八百人を対象とした「静岡県成人歯科調査」を行いました。同調査は歯周病に着目するとともに、七十四市町村の歯科保健の取り組み状況を検証（地域診断）した画期的な調査でした。

平成十二年からスタートした８０２０運動推進特別事業（国の十分の十助成事業）は、このノウハウを基にして、静岡県では食育関係業種、有識者、行政、県歯、郡市歯会代表とで構成される「８０２０健康静岡21推進会議」により、住民参加型の地域歯科保健活動への道筋を切り開きました。住民自らが口腔を通した健康づくりにかかわるためには、身近なところでかかりつけ歯科医の支援が必要になります。しかし住民と会員診療所を直接に結ぶ手だてがまだ弱いのが実情です。このことに着目して、両者の架け橋となる「８０２０推進員」の養成が行われ、六年間で四千四百十四名の８０２０推進員が誕生し、地域保健活動の中で口腔の健康を通した心身の健康づくりのための活動を開始しています。このような周辺からの活動に対して、地域最前線の会員診療所がどうかかわっていくのか、また郡市歯科医師会がどのように会員診療所を支援していくかという機能の確保が大切になります。こうした体制づくりは、十八年六月に成立した医療法関連法案と健康保険法の一部改定によって生じる、今後の流動的な状況に対応するための必要条件になるものです。

◆８０２０推進ステーションの設置

８０２０運動を通して地域の健康度を向上させるための「一次予防を担う住民・活動的住民、行政、食関連職種、専門団体などで構成される合議対の進める健康づくり機構」です。地域保健活動の拠点（人の輪）で、人的連携が生み出す機能を意味します。

①中央８０２０推進ステーション
静岡県歯科医師会を事務局とする合議体で「しずおか健康創造21アクションプラン」を具体化するための戦略会議で、市町のステーション機能を補完する。

②市町８０２０推進ステーション
市町単位で地域保健活動の中に歯科保健・医療・福祉活動を組み込み、関係者と共同で具体的な地域活動を行う。

③二次保健医療圏域もしくは市町合併に伴う広域的な展開に対応するもので、中央ステーションが関係領域に諮って支援する。

④８０２０推進診療所機能
郡市歯科医師会の行う公的活動（一次予防）を支援し、かかりつけ歯科医として二次、三次予防を行い、近隣の医科、薬局、関係職種、行政などと連携し、全人的な医療を提供する会員診療所をいう。治療と保健のバランスをとり、病診、診診、薬診連携の中で住民・患者でにぎわう地域資源としての位置付けがほしい。

◆静岡県における住民参加型地域歯科保健活動の支援体制と実践例について

「地域社会・地域住民から尊敬され、感謝される歯科医師会、歯科医師であれ」ということが私たちの本分であり、そのために私たちが考えを深くし、必要に応じてシステムを再構築していかなければなりません。

県内の地域歯科保健推進構想（ステーション構想）は、歯科対策の現場である市町を県・県歯会が支援するために、レベル一、レベル二、レベル三の三層構造が必要です。

（レベル一）
地域で自律した歯科保健の推進体制（システム、人材、財源）
【支援形態】
・県・全市町連携歯科ネットワークの構築、
・住民参加型システムの推奨
・人材育成、事業費補助

（レベル二）
歯科対策事業の展開（各種具体策、計画）
【支援形態】
・モデル事業・計画・８０２０の里づくり

（レベル三）
健康の向上（口腔の健康度、口腔と関係する全身の健康度）
【支援形態】
・各種データの収集・整理・提供

こうした観点からすでに作動している事業を検証したいと思います。

①静岡県歯科保健トップセミナーの開催

地域における近未来の歯科の役割や可能性、そしてそれぞれの機能については、市町単位の大きな枠組みの中に歯科施策を位置付けることにより進展が見られるものと考えます。この見地に基づき十八年度はこれまで実施してきた各市町における、行政・郡市歯会担当者で構成される「地域歯科保健連絡会」の組織を強化する事業を実施しました。

その内容は、県内四十二箇所すべての市町の市長・町長・教育長と「歯科保健対策推進のための『８０２０推進ステーション』設置」に向けて、セミナー形式で意見交換を行うという、壮大かつ積極的なものでした。私たちにはこうした活動を支える十分な根拠と実績があり、自信を持って歯科からの提案を行いました。

事業自体は県庁からの委託であり、セミナーは県技監、県歯、郡市歯、市長・教育長・歯科保健担当者が面会日時を確保して実施しました。日程の大半を消化した時点での感触は非常に良好で、歯科保健会議設置に動いているところが出ています。またすでに三島市は「食育宣言都市」、沼津市は「歯の健康都市」を志向しているし、伊豆の国市は歯周病対策を条例化して住民主導の活動を開始しています。次年度は地域の特色を生かした「歯科健康を通した地域の健康づくり」を、住民参加によって多くの市町で具体化していきたいと考えています。

②伊豆の国市の歯周病対策事業

平成十七年四月に伊豆の国市は、韮山町、大仁町、伊豆長岡町の三町が合併して誕生した。旧大仁町は町の事業としてフッ素洗口や無料成人歯科健診を実施するなど、住民の健康に施策として取り組んできた実績がある地域です。平成十四年十一月に「大仁町いきいきライフプラン策定ワークショップ・アドバイザー会議」で、県から歯周病対策が提示され、平成十五年四月に同町保健センターが歯周病対策に積極的姿勢を示しました。十一月に第一回大仁町歯周病対策プロジェクト会議開催、地域診断に向けて住民アンケートの実施を決定しました。地元の歯科医師会の全面的な協力により、ミニ講演会を各地で実施し、合わせて県歯会が歯周病予防管理研修コースを設営しました。平成十六年一月に町が町民対象の歯周病予防講演会を開催し、ベースラインデータのために、住民・企業にアンケートを実施し、その評価に従って、フォーカスグループインタビューを実施しました。また定期的にプロジェクト会議を行なう中で、８０２０推進員（町保健委員会）が自主活動として歯磨き体操「歯ミング体操」を考案し、以後各地域での催しで実演するようになりました。

平成十七年四月に伊豆の国市が誕生（望月旧大仁町長が市長に就任）し、六月に市条例として「伊豆の国市歯周病対策委員会」が全議員賛成により成立しました。この歯周病予防対策委員会は多様な職種からなる二十五人の委員で構成されています。ユニークなこととして企業から四人の委員が出ていますが、伊豆の国市で勤務している間は市民であるという意識を持っていることがあげられます。

十八年度事業は、委員会の下に作業部会を置き、自主的活動の実施、知識・意識・行動の改善のために、住民の自己管理の充実とかかりつけ歯科医院での管理の徹底を図っています。具体的には、行政当局は、各種環境整備と歯周病健診の充実を図り、住民参加型事業を展開し、専門化側は、歯周病管理能力の向上とＰＭＴＣなどの実施にあたり歯科衛生士の活用を進め、診療所イメージの刷新を図っているところです。

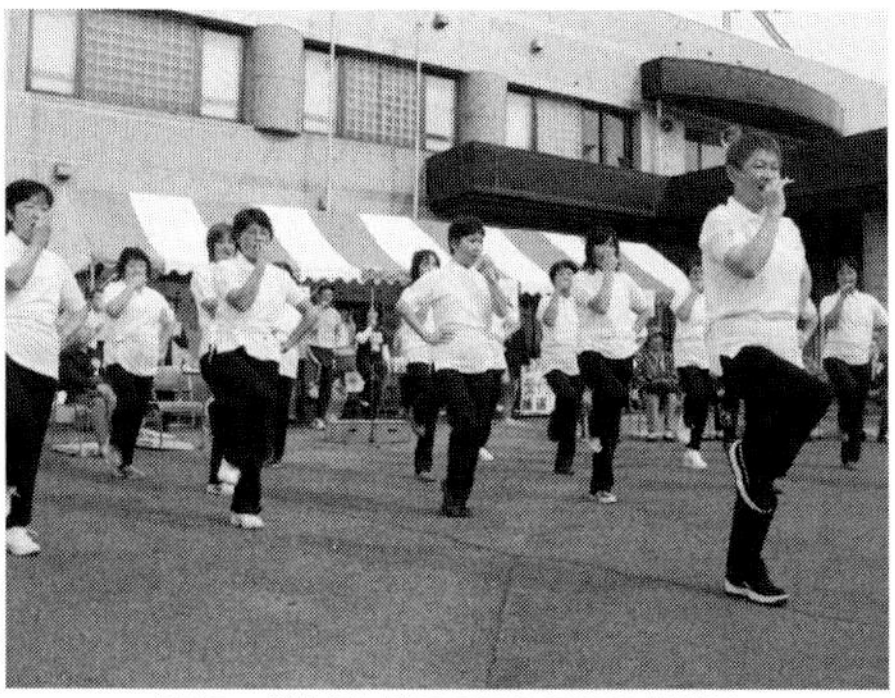
「歯ミング体操」伊豆の国市 8020 推進員

③浜松市雄踏町歯周病対策モデル事業

浜名郡雄踏町は人口一万四千人の浜松市に隣接する町でしたが、平成十七年七月に浜松市と合併しました。伊豆の国市がヘルシーシティをつくるための一つの突破口として、住民主体で歯周病対策を進めようとしているのに対して、浜松市雄踏町では歯科という専門職が地域の中で歯周病の治療と管理をしながら、住民の意識改革に資する事業に取り組んでいます。

参加する歯科医院の経営形態を歯周病中心にすることは大変な作業ですが、雄踏町の六歯科医院は鶴見大学歯学部の小林教授の指導により、パントモX線装置のチェックを受け、規格化をするとともに、標準的なPMTCを実施するための研修を行っています。唾液検査の導入については、国立保健医療科学院の花田部長、野村鶴見大学歯学部講師の指導を受けています。研究計画は次のようになっています。

【仮説】

○歯周疾患はかかりつけ歯科医を持つことによって予防できる

○歯周疾患は歯間部を清掃することによって予防できる

【介入方法】

対象A・B・Cの三群間で歯周疾患の改善、維持を比較する。

A　地域の歯科医院への介入群

B　地域住民への介入群（歯間ブラシの普及）

C　介入なしのコントロール群（他地域）

定期的に会合を持ち進展状況のチェックと問題点を検討していますが、現在取り組み中の事業で、結果が得られるまでに時間が必要です。大切に育てていく事業と認識しています。

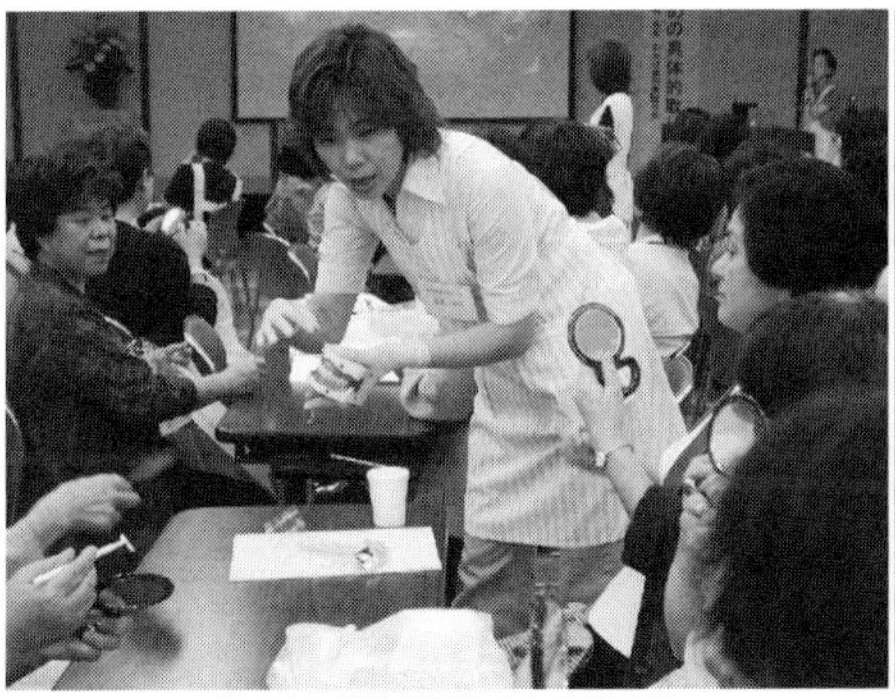

「8020 推進員研修会」実技実習

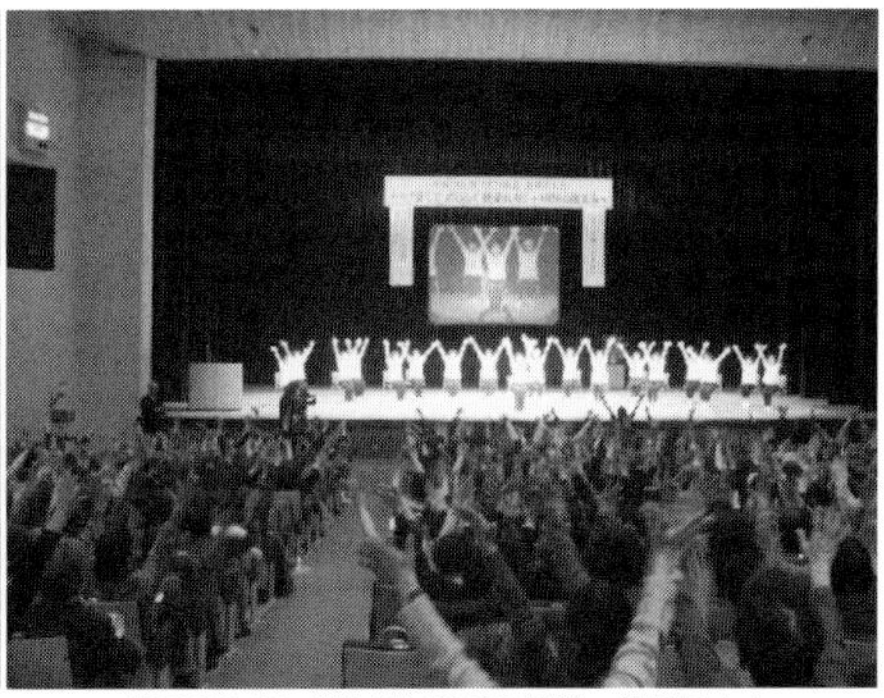

「8020 サンバ体操」8020 推進・静岡県大会

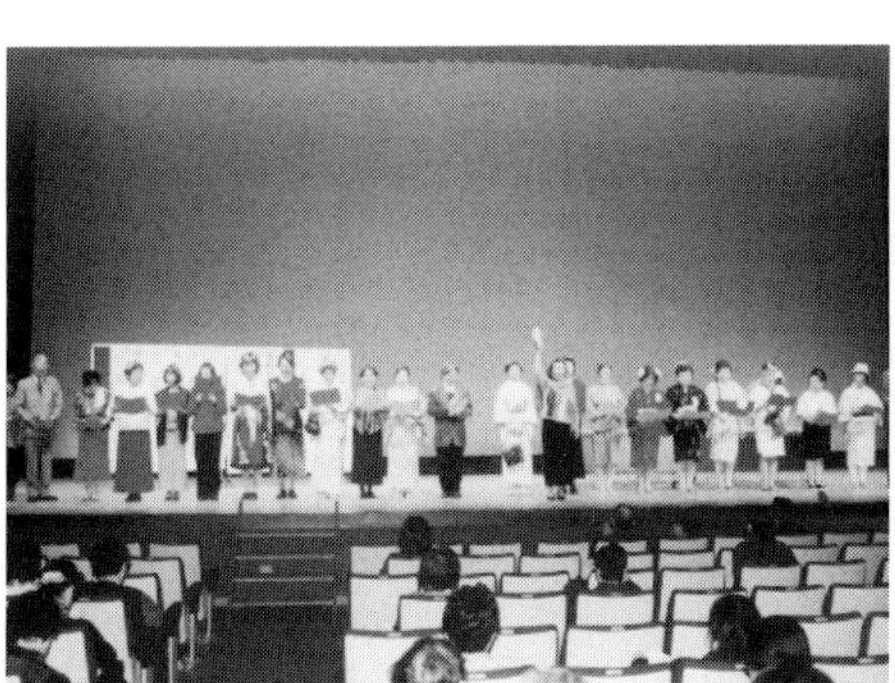

「8020 寸劇」三島市 8020 推進員

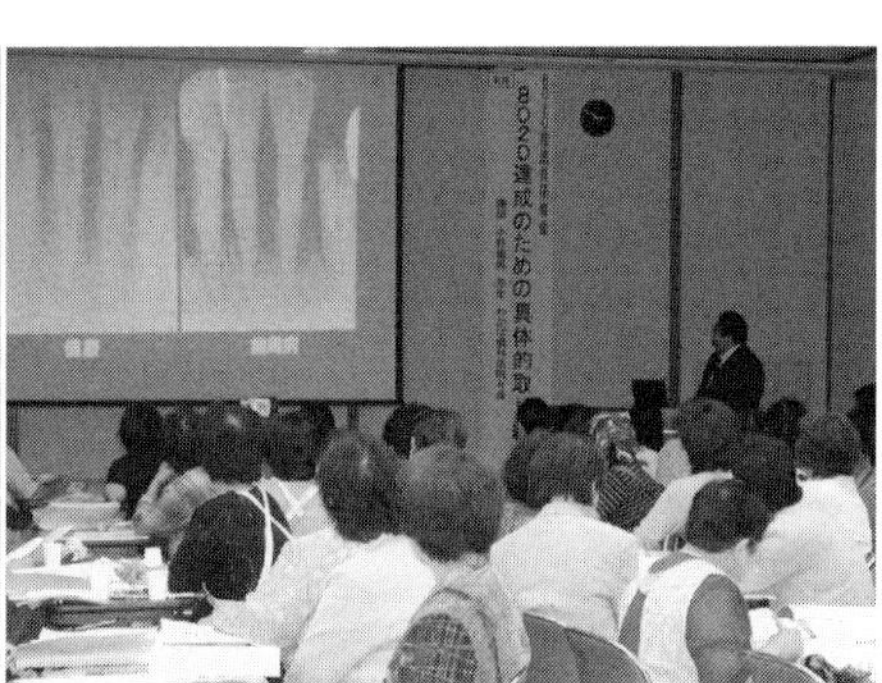

「8020 推進員研修会」講演会

＜参考文献＞

1　静岡県における歯科保健推進のための基本構想―素案―（D レポート 2）：歯科保健推進研究会／平成 2 年 2 月 20 日

2　静岡県における歯科保健推進のための基本構想―素案―（D レポート 3）：歯科保健推進研究会／平成 2 年 8 月 8 日

3　静岡県地域歯科保健構想中間報告（D プラン 8020）：静岡県歯科医師会公衆衛生部／平成 5 年 3 月

4　よくわかる地域保健のすすめかた：静岡県保健衛生部・静岡県歯科医師会／平成 8 年 4 月

5　しずおかのむし歯と歯周病：静岡県健康福祉部・静岡県歯科医師会・静岡県歯科衛生士会／平成 10 年 9 月

6　8020 里づくりの指針：静岡県歯科医師会／平成 14 年 3 月

7　歯科で生かそう健康増進法：8020 推進財団編集、医歯薬出版株式会社／ 03 年 11 月

8　8020 推進員のためのテキスト（平成 13 年版・16 年版・静岡県歯科医師会）

9　8020 里づくりの指針：平成 14 年 3 月／静岡県歯科医師会

（コラム８）

継続により着実に「地力」が備わってきた

NPO法人まちづくり学校　副代表理事　斎藤　主税

はーもにープロジェクトの活動も四年目に入ると、これまでの蓄積から、色々なことにすぐに対応できるようになっていました。「市民との意見交換会を開催する」ということが決まると、「お試し体験＋ワークショップ」という内容で、すぐに企画を提示できますし、お試し体験の準備も短期間でスムーズに行えるようになっていました。また、ワークショップでも、歯科医師の先生自らがファシリテーターとなって進行するため、まちづくり学校メンバーはもっぱらサポート役です（場合によってはいなくてもよい）。

こうしたことが、何げなくできてしまうというのは、実はものすごいことだと思います。多分、よそではなかなかできないことだと思います。活動を継続していくことで、あまり表には出ない「地力（＝いろいろなことをスムーズに実行できる力）」が、着実に蓄えられていたこと。そして、それが徐々に目に見える形で現れるということは、既にかなりの力量がついていることを、意味しているのだと思います。

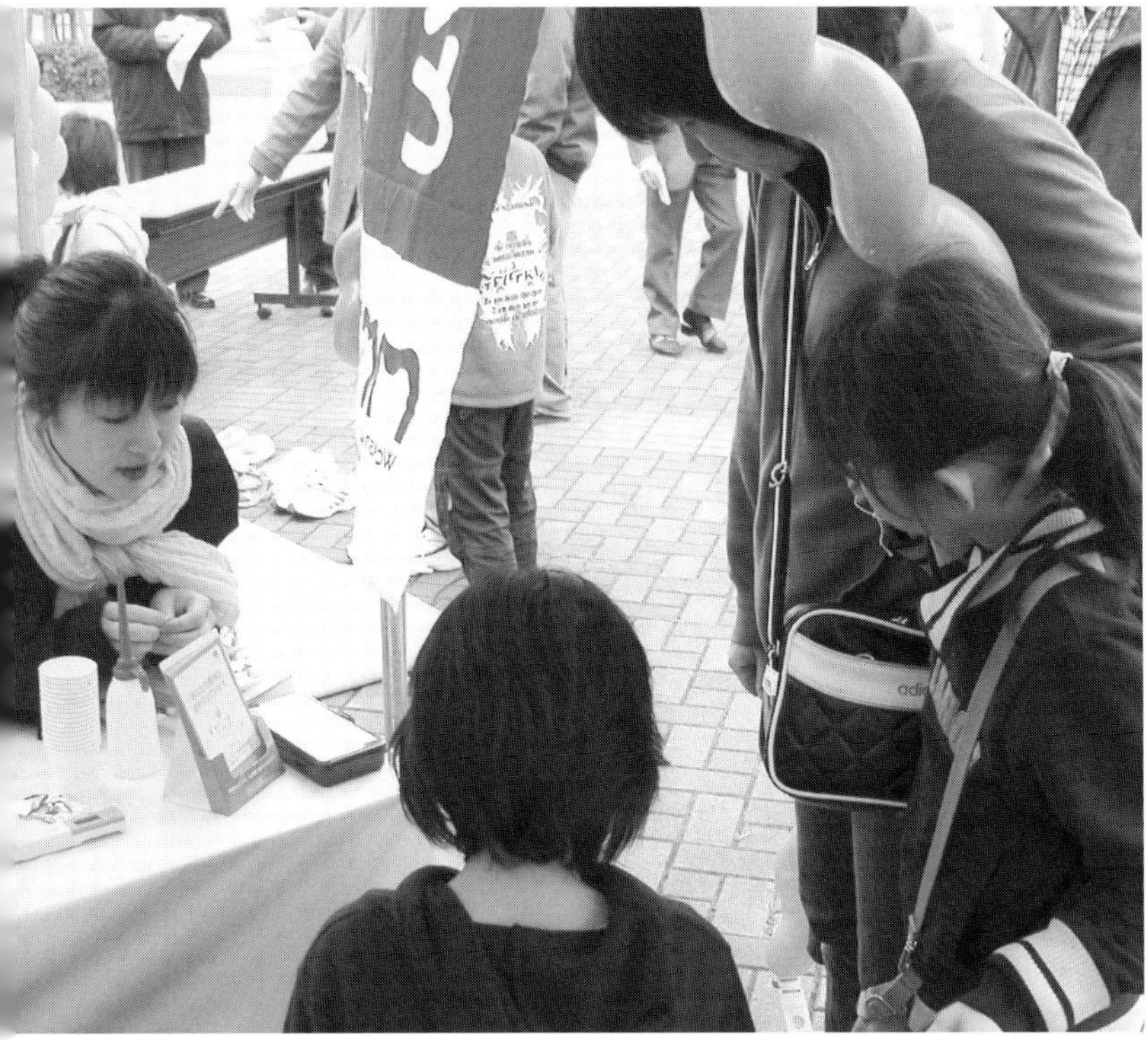

第4章

このプロジェクトがもたらしたものと今後の展望

は〜もに〜ぷろじぇくと
Dentistry medical treatment workshop
IN NIIGATA

はーもにープロジェクト実行委員会メンバー座談会

「はーもにープロジェクト」がもたらしたものは？

平成 19 年 3 月 27 日に開催した実行委員会での意見交換をまとめたものです。

はーもにープロジェクトに取り組むことで得たものは？

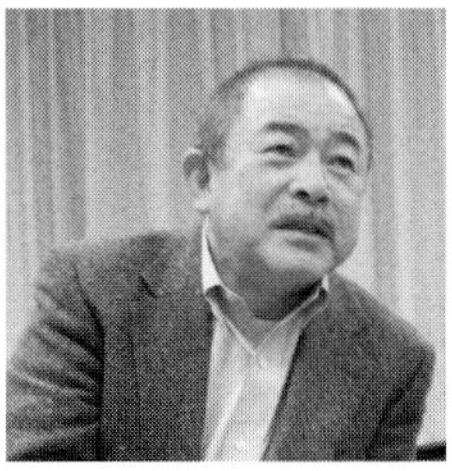

片山　地域住民の方々とわれわれ歯科医をつなぐことの難しさを感じました。市民にとって「歯科医は敷居が高い人たちなんだ」と思っていることを、われわれ歯科医が理解していません。歯科医は、「自分たちは患者さんたちと同じよう目線に下げている」と思っていても、ファシリテーターの研修会などで出てくる言葉は、結局は歯科医の目線なんです。目線を合わせるというレベルは、実はそんなものじゃないということが、このプロジェクトを通じて十分に理解できました。

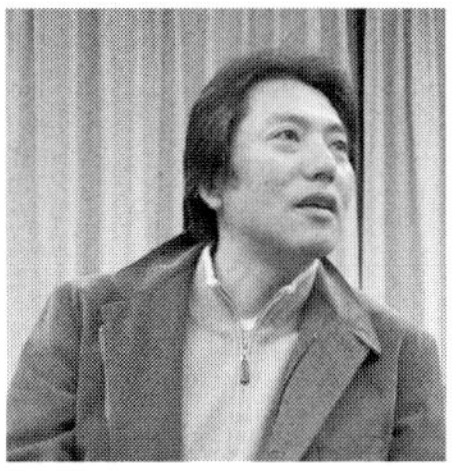

佐藤　歯科医師会という組織の中から外へ出て、歯科専門家以外の人たちと触れ合えたこと。そして、そうした人たちと一緒になって歯科のことを、真剣に、一生懸命考え、行動しているということは、大きな驚きと喜びを覚えました。

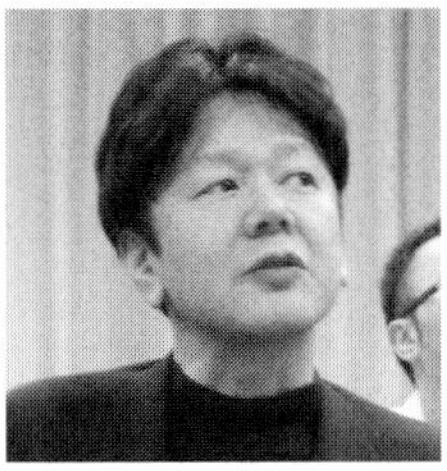

桑原　歯科関係者が、「住民のためになる」と考えていることがあったとしても、お互いの視線が違っていれば（＝住民が関心を持っているポイントで接点を持っていない）、それは伝わらないということを感じました。歯科医としての「思い」に対して、住民が向いている視線（＝関心事）を見極め、その違いを調節できるノウハウが少し分かりました。

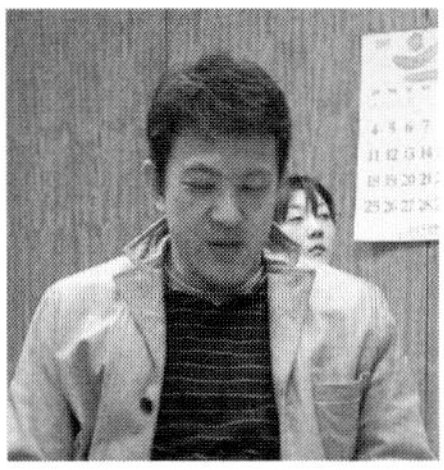

小黒　歯科医師会の中にいると、歯科医独特の考えに染まってしまうので、このプロジェクトを通じて、歯科関係者以外の人の意見を聞けたことが、非常に良かったです。また、「人の意

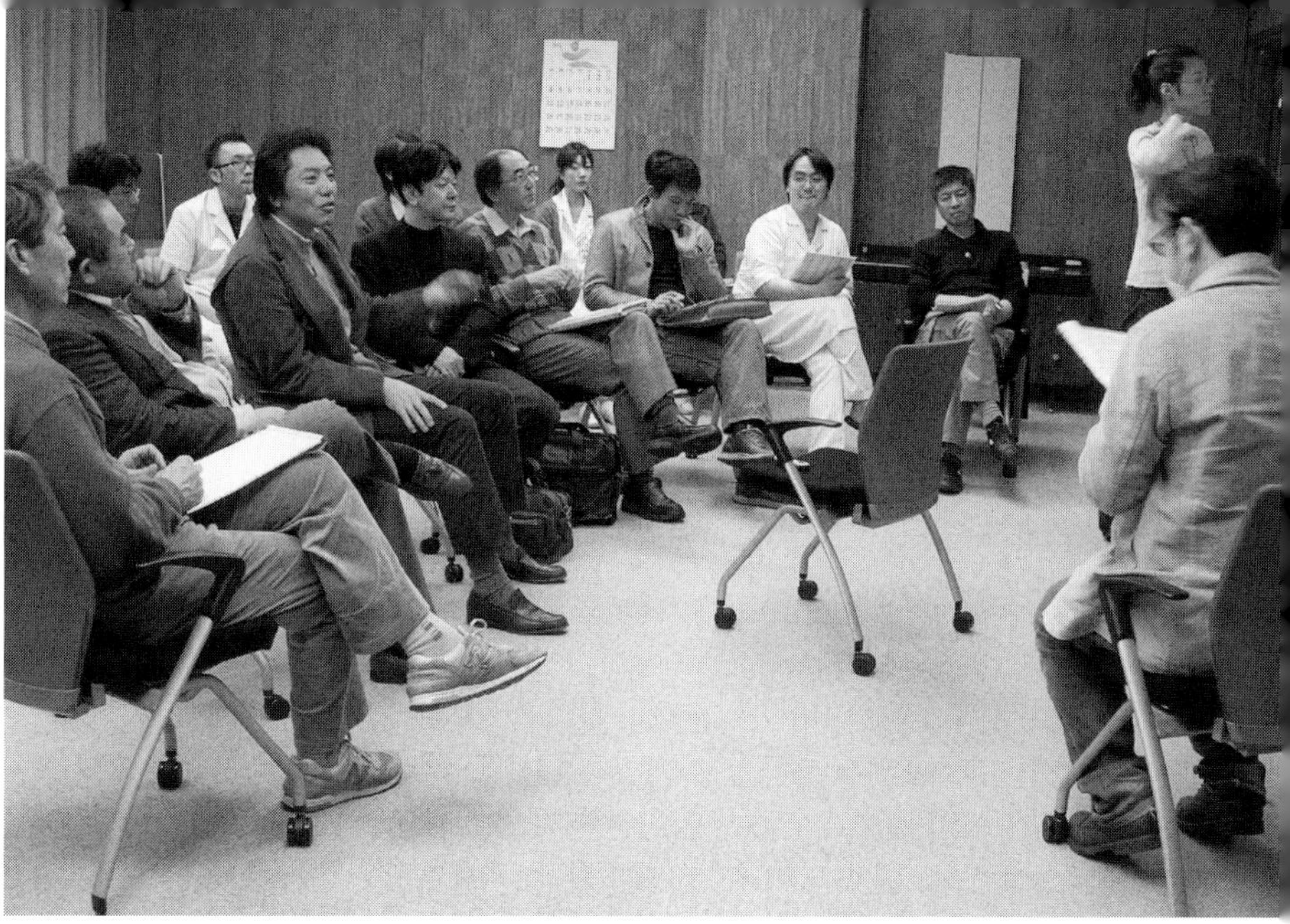

（座談会参加者）		
	阿宮　由子	NPO法人まちづくり学校・理事
	小黒　友彦	新潟市歯科医師会・理事
	風間　武	かざま歯科クリニック・院長
	片山　修	新潟県歯科医師会・常務理事
	桑原　秀也	新潟市歯科医師会・地域保健委員会副委員長
	小疇　弘一	NPO法人まちづくり学校・理事
	小見　まいこ	NPO法人まちづくり学校・理事
	斎藤　主税	NPO法人まちづくり学校・副代表理事
	佐藤　徹	新潟県歯科医師会・理事
	池主　憲夫	新潟県歯科医師会・常務理事
	濃野　要	新潟大学大学院医歯学総合研究科・助教
	葭原　明弘	新潟大学大学院医歯学総合研究科・准教授

見を集約する」「会議の方法・進め方のテクニック」という面で、いろいろなことが学べました。

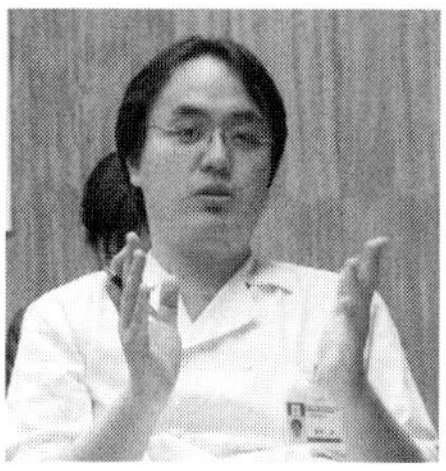

濃野　最初に会議に参加したときは、右も左も分からない状態でしたが、一緒にいろいろなことを経験していく過程は、非常に楽しかったです。普通は一対一で患者さんと話をすることが多いのですが、それだと「相手の話をじっくり聞き、対等な関係でコミュニケーションをとる」ということはなかなか経験できません。コミュニケーションという面では、大変ためになりました。

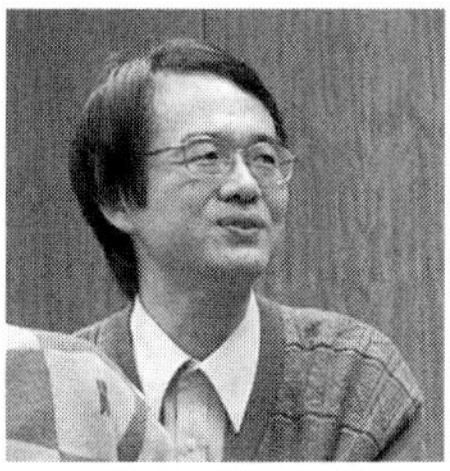

葭原　大学の教員がこういう形で歯科保健にかかわるのは、全国の中でも新潟大学だけだと思います。歯科専門家に関しては、ファシリテーター研修会をみても、潜在的に高いコミュニケーション能力を持っていると思いました。そして、新潟には、さまざまなつながり（＝ネットワーク）があるので、将来、大きな流れができるのではないかなと思っています。

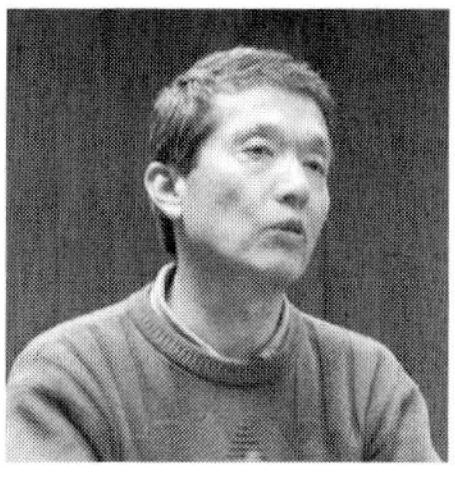

小疇　私たちのように、日々まちづくりにかかわっている人間にとって大切なのは、「自分たちの固定観念をどう打ち崩していくか」が重要な要素です。最初に電話をいただいて、歯科保健と住民参加と言われたときに、正直なところ「何だそれ？」って思いました。ですが、おのおのの得意分野を出し合いながら、うまく絡まった時、新しい動き

が生まれていきました。

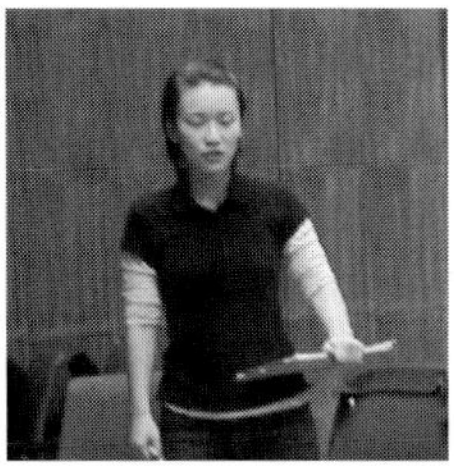

阿宮　やっぱり、毎日人を相手に仕事をされている方たちなので、ファシリテーター研修の時などは、あらためてコミュニケーションの大切さを実感しました。

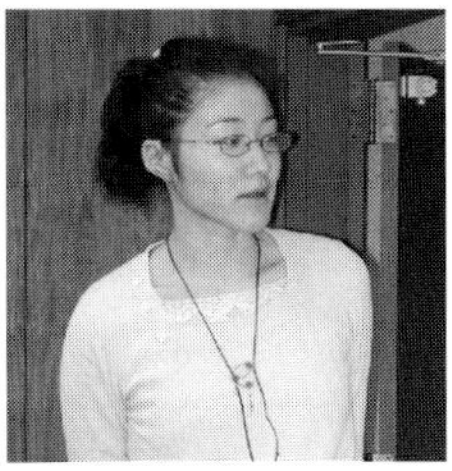

小見　歯医者さんは自分の中で怖いというイメージしかなかったのですが、先生方との出会いで歯科医師へのイメージも変わりましたし、歯の意識が高まりました。それに加えて歯医者さんとの新たな関係が生まれたというのが一番大きいことです。

はーもにープロジェクトを実施する前と今とを比べ、何が変わったと思いますか？

佐藤　基本的には、まだあまり変わってないと思います。ただ、行政とか大学、歯科医師会、それとつながる民間組織、まちづくり学校のようなＮＰＯなど、社会にはさまざまな組織・団体がありますよね。それらがお互いにつながることで、これまでいろいろな場をつくってきました。これからは、こうした動きが至るところで生まれていくのではないかという期待感はあります。

はーもにープロジェクトの成果は、これから現れてくるものだと思っています。今はまだ潜在的なものなので、これを顕在化させるためのきっかけとして、本の出版があるのだと思います。そして、出版された本が、新潟の取り組みを全国的に展開させるためのエネルギーになっていくのだと思います。

桑原　この活動にかかわった人たちの意識は確実に変わってきています。例えば大江山地区だと自治会が予算を出したことによって、学校保健関係者が現場の教育に力を入れてくれるようになっています。学校での取り組みも、ここ数年間でどんどん充実してきているのは事実だと思います。

小疇　地域に対する歯科保健活動は、難しく考えるのは良くないと思います。「楽しく教える」「たくさん場をつくる」「それが継続していく」「最終的に認識される」というプロセス経て、初めて住民の行動が変わっていくのであり、こうした一連の流れ・仕組みをつくることが、このプロジェクトの目的になっていると思います。まだ結果は出ていませんが、多くのところで「種

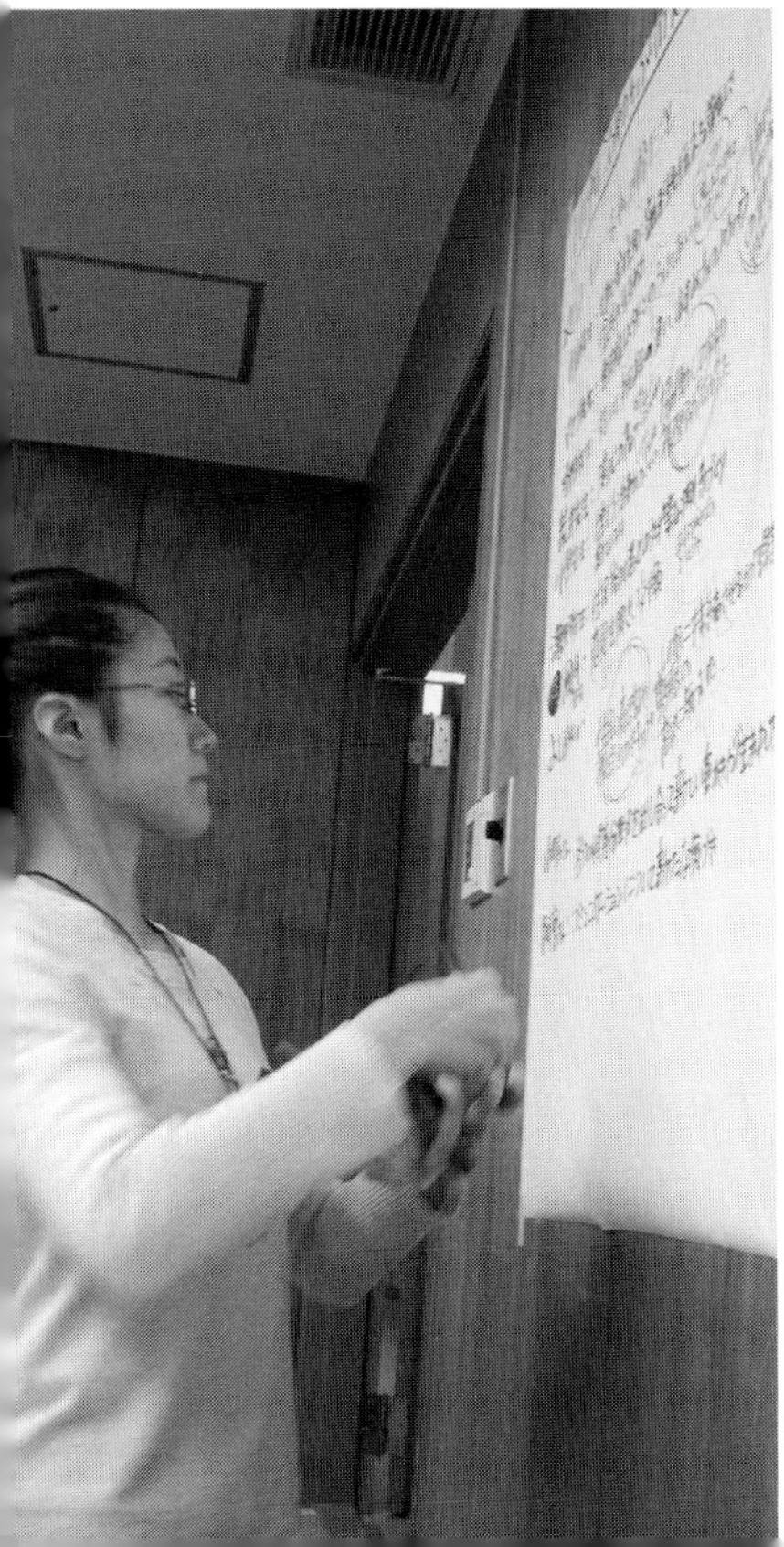

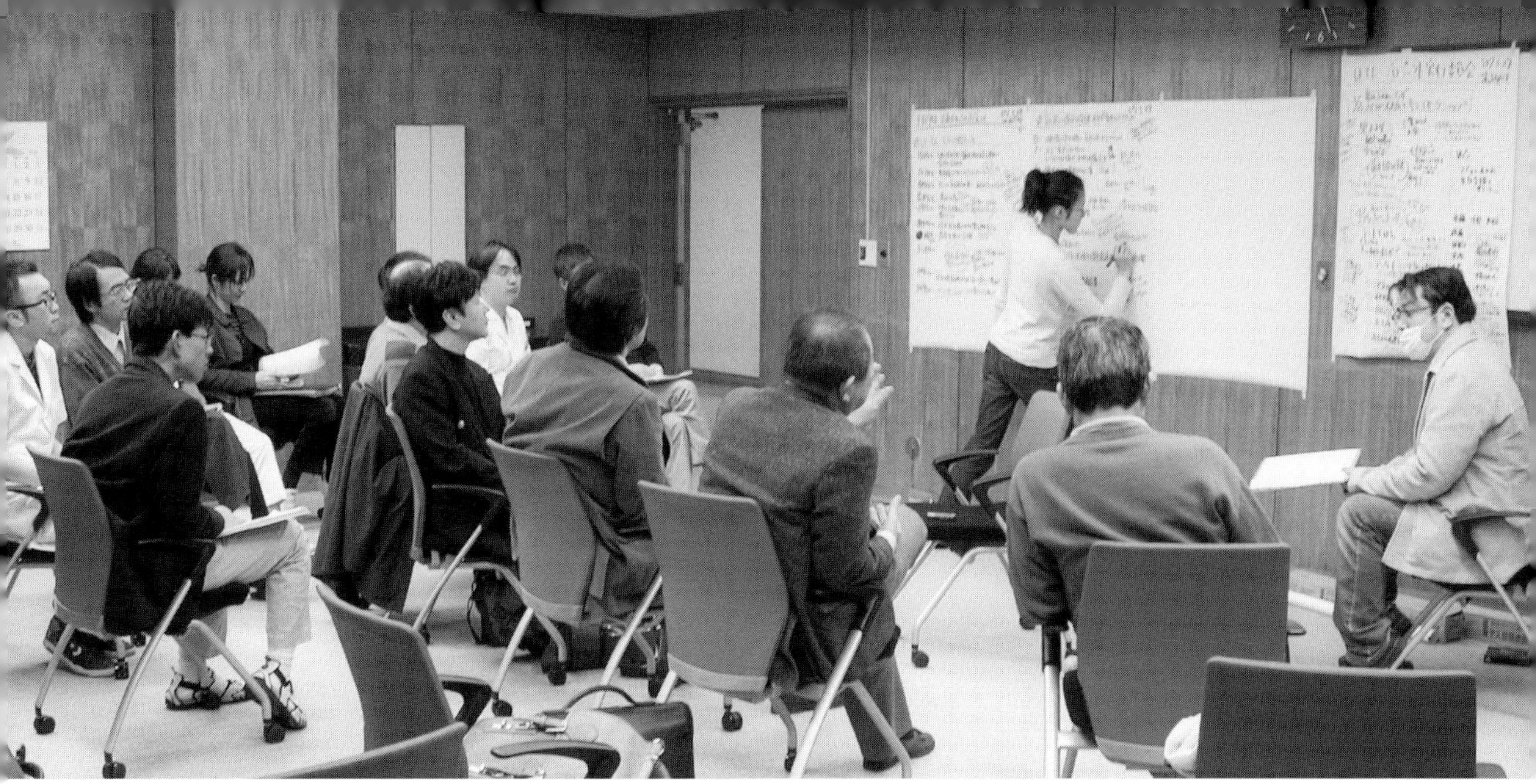

をまく」というのが、今の段階だと思っています。

濃野　大学にいる僕らから見ると、大学の教育の中にファシリテーター的な意味合いのものが組み込まれるようになってきたのは、変わった点だと思います。「人の意見を集約する」ということが、歯科医師を育てる一つのポイントとして浸透し始めています。こうした教育が始まる前に卒業してしまったわれわれに対して、ファシリテータースキルを学ぶためのフォローアップが必要なんだと感じています。

風間　何よりも私が変わりました（笑）。地域保健は、大学を卒業したばかりのころは、「やってやろう！」という意気込みでいたんですけれども、次第に「健診だけでいいや」と思うようになっていました。われわれ歯科医が変わらないと、行政も変わらないし、地域の自治会なんかも変わってこない。地域保健に無関心の歯科医などが少しずつ変わっていけば、もっと状況はよくなると思います。

葭原　新潟市は広いので、実際には、地域によって温度差があります。また、県全体で見た場合、こういう活動はまだまだ浸透していないというのが実状です。しかし、歯科医師を含む歯科専門家の潜在能力は大きいので、将来、大きく社会が変わってきた時、それにうまく対応できるに違いありません。はーもにープロジェクトのような取り組みが各地で出てくることを期待しています。未来は明るいと思っています。

斎藤　私が一番変わったと感じているのは、歯科医である皆さんが話す「言葉」だと思います。一回目の会議の時、私たちと歯科医の皆さんとの意思疎通が、全く図れなかったのを、今でも鮮明に覚えています。あの時は、お互いにコミュニケーションが成り立っていなかったんです。「まちづくり学校は、一体何をすればいいのか」が最初は全く見えてきませんでした。しかし、徐々にコミュニケーションが取れるようになると、お互いに手を結ぶところが見えてきて、次から次へとプロジェクトの動きが出てきました。

　ファシリテーター研修を行った際、私は「ここまで乗りの良い受講生が集まるのは、そうあることではないぞ！」と驚きました。歯科医には、それだけ潜在的なコミュニケーション能力があるんですよね。ただ、それがうまく発揮できていなかっただけなんだと思います。今思えば、ファシリテーター研修は、個々のコミュニケーション能力を開花させる「きっかけ」をつくっただけなのかもしれませんね。

　それともう一つ。「まちづくり」

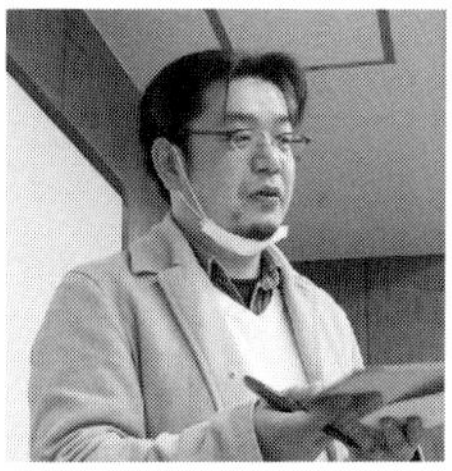

と「歯科」という二つの分野が手をつなぐことで、「予想以上にネットワークが広がっていく」ということが、新しい発見でした。まちづくりにおいて、「歯科を結びつけると、こんなことが起こるのか！」という気づきが多々ありました。はーもにープロジェクトを通して、「どことどこをつないでいけば、どんな効果が起こるか」というのが少しずつ見えてきた感じがあります。今までの活動は、あくまでも下地づくりです。。やっと「種まき」

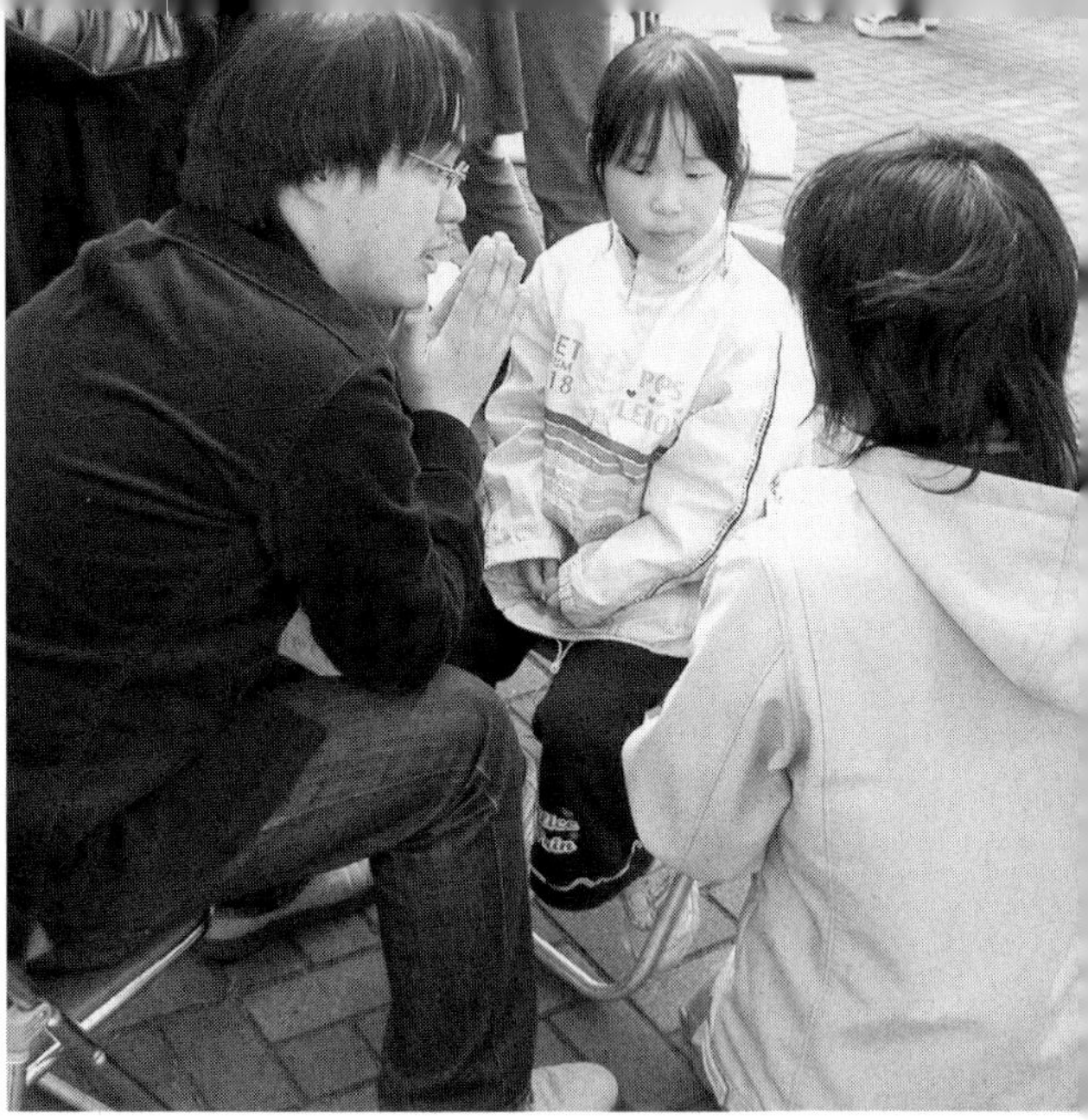

が終わったという段階なんだと思います。次は「芽を出させる」という時期に来ているのだと思います。

佐藤　新潟県歯科医師会の立場で言うと、この事業の始まりは県歯科医師会という一つの看板があり、そこから事業化されていったという経緯があります。ただ、組織の中でこの事業のことを理解してもらうには、とても大変なんです。なかなか趣旨が伝わらないし、理解してもらえない。

この事業がスタートしてから約四年がたちましたが、やっと地元で今までやってきたことを生かしながら、現場での活動を始めることができました。これは、「種をまいた後は、案外、収穫は近いぞ！」ということなんだと思います。そこには大変な楽しみと喜びがあります。やっと、今までやってきたことが、実を結び始めるんだなという実感を持っています。

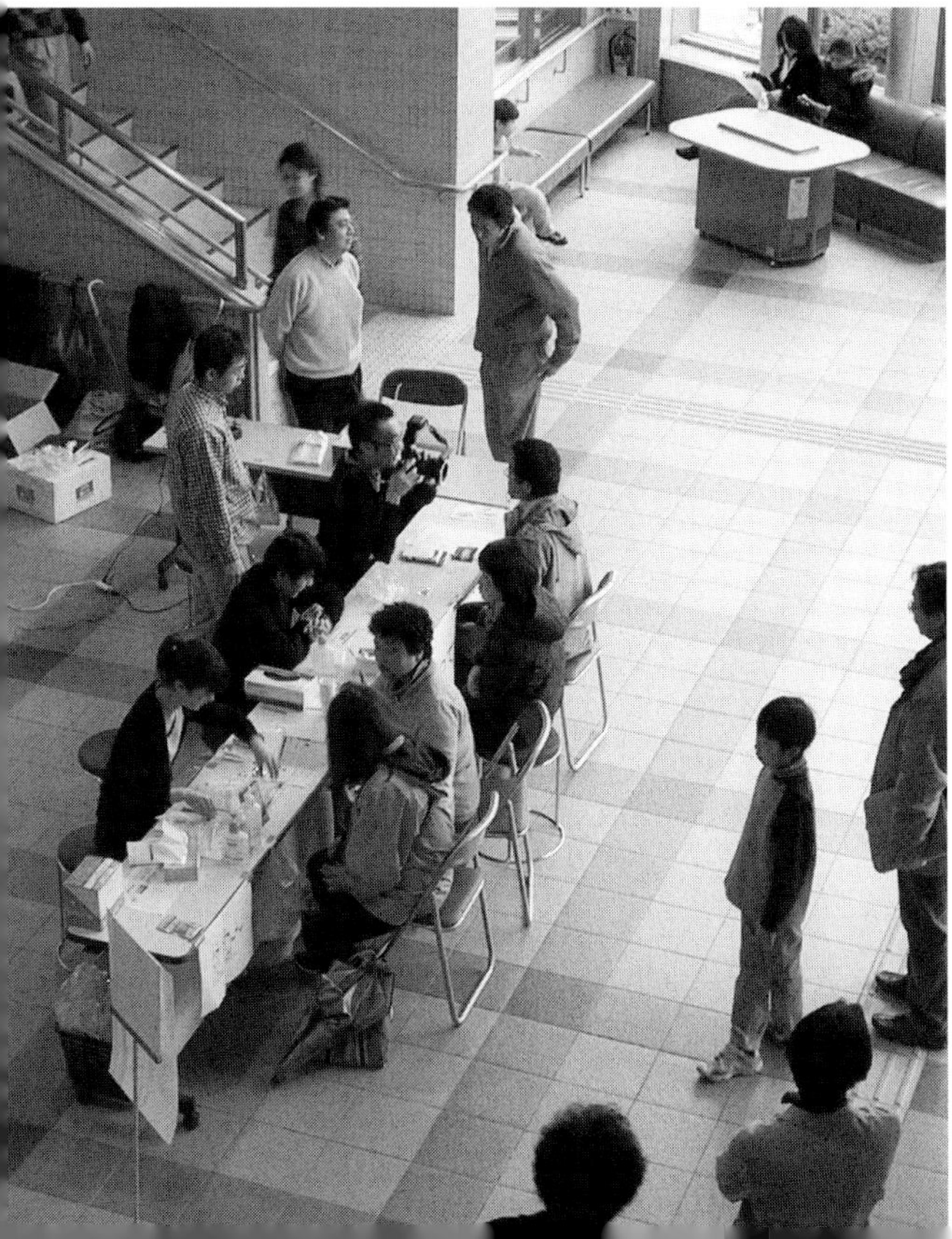

池主　会議の進め方やワークショップを経験し、今はどこの会議もそういうやり方で進められているのを見ると、やはりそれをいち早く歯科医師会に持ち込んでくれた意義は非常に大きかったと感じます。やっぱりそれだけ変わったんだなというふうに思いますね。日本歯科医師会もようやくワークショップをやったという流れの中で、県歯がそれより先に進んでやっているわけですから、それは本当にありがたく感謝しています。

小黒　これからの歯科保健は、はーもにープロジェクトのような地道な手法しかないんじゃないかなと思います。江戸時代の寺子屋みたいに、各地区に根付いた小さな活動は決して小さくありません。地道に底上げする活動として、はーもにープロジェクトが継続されていくことを願います。

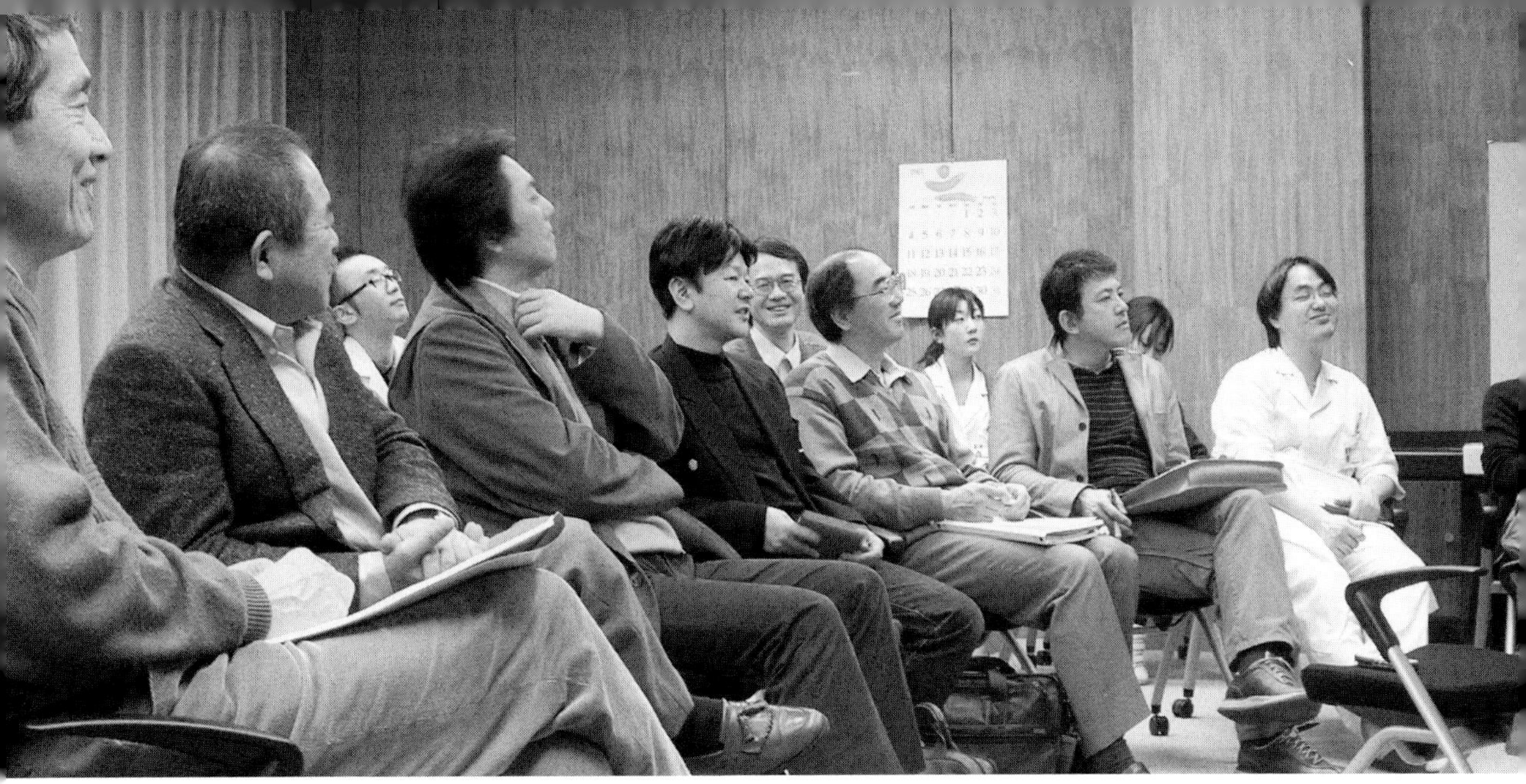

はーもにープロジェクトの今後の方向性

新潟大学大学院医歯学総合研究科 准教授　葭原　明弘
NPO法人まちづくり学校　副代表理事　斎藤　主税

「種をまく」から「マネジメント」を担う組織へ

私たちは、これまでにさまざまな活動を行ってきました。「意見交換会や各種実験イベントを通じて、新たな関係者の掘り起こし、新たな実施事業を立ち上げる」ということを積み重ねてきましたが、これらが最終的に「地域での自発的な活動に発展していくこと」が重要であると考えています。はーもにープロジェクトは種をまき続ける（＝関係者間の調整や技術支援を行いながら事業を立ち上げる）、各地域は花を咲かせ実を収穫する（＝主体的に場の定着化を図っていく）となっていくことを、最終的に目指しています。

私たちがこの活動で得たことは、「市民の視点で事業を考える必要があること」でした。まちづくり学校の方を通じて学んだまちづくりの手法をもとに、新たな事業をいくつも起こしてきた結果、参加された方の振り返りシート（事業終了直後に取るアンケート）では、九割以上の方が満足しています。しかし、市民は「熱しやすく冷めやすい」傾向が見受けられます。地域への波及を考えた場合、「継続性を確保しつつ、市民に絶えず興味を持ってもらえるよう進めるか」が非常に大きな課題となってきます。

当初、はーもにープロジェクトは継続的な組織ではなく、方向性を示すことでその役割を終えると考えていました。しかし、図17のように、事業を円滑に進めるためのマネジメントを担当する組織へと発展していくことが必要だと、最近は考えています。

今後、住民参加型歯科保健活動を地域に根付かせるためのポイントは、住民の視点を取り入れてマネジメントにつなげられる仕組みを作っていくことだと思います。そうすることで、絶えず新しい視点でものを見ることができ、熱しやすく冷めやすい、しかし健康には大変興味のある住民の心をずっとつかまえることが可能だと思います。

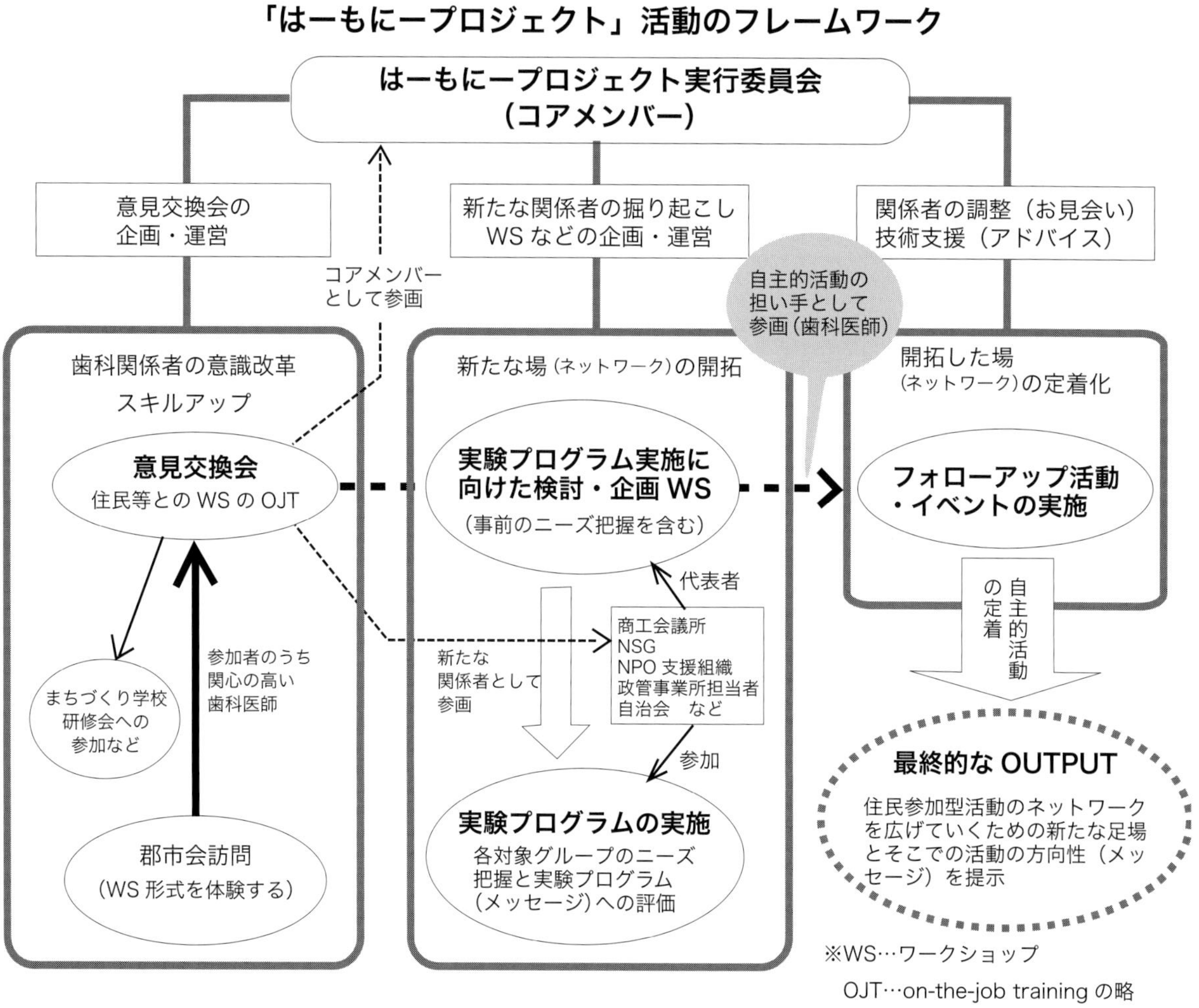
「はーもにープロジェクト」活動のフレームワーク
はーもにープロジェクト実行委員会
(コアメンバー)
意見交換会の
企画・運営
新たな関係者の掘り起こし
WS などの企画・運営
関係者の調整（お見会い）
技術支援（アドバイス）
コアメンバー
として参画
自主的活動の
担い手として
参画（歯科医師）
歯科関係者の意識改革
スキルアップ
意見交換会
住民等との WS の OJT
まちづくり学校
研修会への
参加など
参加者のうち
関心の高い
歯科医師
郡市会訪問
（WS 形式を体験する）
新たな場（ネットワーク）の開拓
実験プログラム実施に
向けた検討・企画 WS
（事前のニーズ把握を含む）
代表者
新たな
関係者として
参画
商工会議所
NSG
NPO 支援組織
政管事業所担当者
自治会　など
参加
実験プログラムの実施
各対象グループのニーズ
把握と実験プログラム
（メッセージ）への評価
開拓した場
（ネットワーク）の定着化
フォローアップ活動
・イベントの実施
自主的活動の定着
最終的な OUTPUT
住民参加型活動のネットワーク
を広げていくための新たな足場
とそこでの活動の方向性（メッセージ）を提示
※WS…ワークショップ
OJT…on-the-job training の略

図 17　はーもにープロジェクトはマネジメントを担当

事業が円滑に進むためにはマネジメントを担当するところが必要です。
はーもにープロジェクトがその役割を担当しています。

最後に、今後はーもにープロジェクトを進めていくことで達成したい将来のシナリオをご紹介します。図18は、平成二十年から二十年の間に達成したい将来像を実行委員会で考え、整理したものです。ここに記されていることが、現実のものとなるかどうかは、誰も分かりません。しかし、こうなることを目指して、私たちは今後も活動を続けていきたいと思っています。

はーもにープロジェクトを進めていくことで…

達成したいシナリオ（未来像）

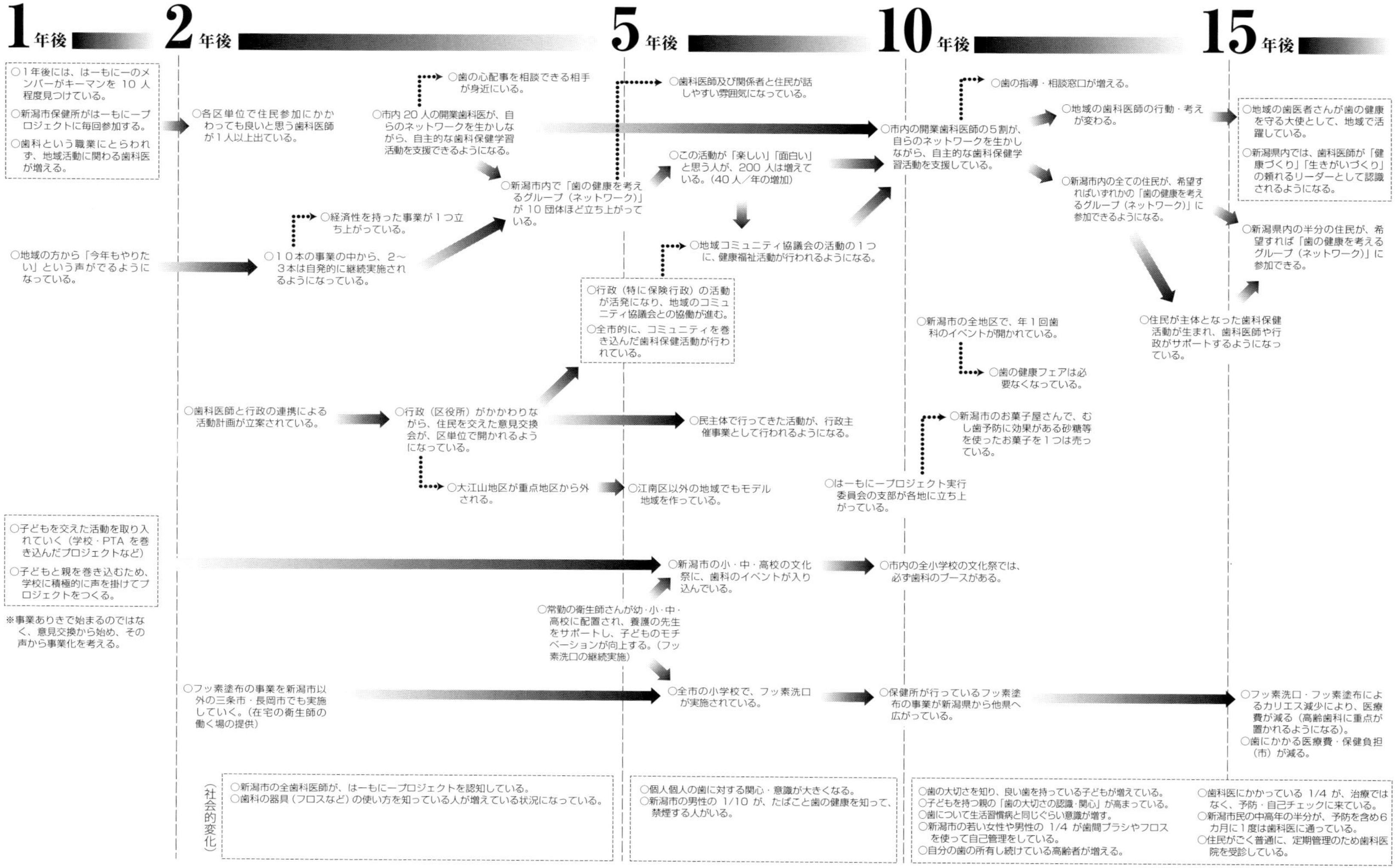

1年後
2年後
5年後
10年後
15年後
○1年後には、はーもにーのメンバーがキーマンを 10 人程度見つけている。
○新潟市保健所がはーもにープロジェクトに毎回参加する。
○歯科という職業にとらわれず、地域活動に関わる歯科医が増える。
○地域の方から「今年もやりたい」という声がでるようになっている。
○子どもを交えた活動を取り入れていく（学校・PTA を巻き込んだプロジェクトなど）
○子どもと親を巻き込むため、学校に積極的に声を掛けてプロジェクトをつくる。
※事業ありきで始まるのではなく、意見交換から始め、その声から事業化を考える。
○各区単位で住民参加にかかわっても良いと思う歯科医師が 1 人以上出ている。
○10本の事業の中から、2～3本は自発的に継続実施されるようになっている。
○歯科医師と行政の連携による活動計画が立案されている。
○フッ素塗布の事業を新潟市以外の三条市・長岡市でも実施していく。（在宅の衛生師の働く場の提供）
○歯の心配事を相談できる相手が身近にいる。
○市内 20 人の開業歯科医が、自らのネットワークを生かしながら、自主的な歯科保健学習活動を支援できるようになる。
○経済性を持った事業が 1 つ立ち上がっている。
○新潟市内で「歯の健康を考えるグループ（ネットワーク）」が 10 団体ほど立ち上がっている。
○行政（区役所）がかかわりながら、住民を交えた意見交換会が、区単位で開かれるようになっている。
○大江山地区が重点地区から外される。
○常勤の衛生師さんが幼・小・中・高校に配置され、養護の先生をサポートし、子どものモチベーションが向上する。（フッ素洗口の継続実施）
○行政（特に保険行政）の活動が活発になり、地域のコミュニティ協議会との協働が進む。
○全市的に、コミュニティを巻き込んだ歯科保健活動が行われている。
○歯科医師及び関係者と住民が話しやすい雰囲気になっている。
○この活動が「楽しい」「面白い」と思う人が、200 人は増えている。（40 人／年の増加）
○地域コミュニティ協議会の活動の1つに、健康福祉活動が行われるようになる。
○民主体で行ってきた活動が、行政主催事業として行われるようになる。
○江南区以外の地域でもモデル地域を作っている。
○新潟市の小・中・高校の文化祭に、歯科のイベントが入り込んでいる。
○全市の小学校で、フッ素洗口が実施されている。
○歯の指導・相談窓口が増える。
○市内の開業歯科医師の5割が、自らのネットワークを生かしながら、自主的な歯科保健学習活動を支援している。
○新潟市の全地区で、年 1 回歯科のイベントが開かれている。
○歯の健康フェアは必要なくなっている。
○はーもにープロジェクト実行委員会の支部が各地に立ち上がっている。
○新潟市のお菓子屋さんで、むし歯予防に効果がある砂糖等を使ったお菓子を 1 つは売っている。
○市内の全小学校の文化祭では、必ず歯科のブースがある。
○保健所が行っているフッ素塗布の事業が新潟県から他県へ広がっている。
○地域の歯科医師の行動・考えが変わる。
○新潟市内の全ての住民が、希望すればいずれかの「歯の健康を考えるグループ（ネットワーク）」に参加できるようになる。
○住民が主体となった歯科保健活動が生まれ、歯科医師や行政がサポートするようになっている。
○地域の歯医者さんが歯の健康を守る大使として、地域で活躍している。
○新潟県内では、歯科医師が「健康づくり」「生きがいづくり」の頼れるリーダーとして認識されるようになる。
○新潟県内の半分の住民が、希望すれば「歯の健康を考えるグループ（ネットワーク）」に参加できる。
○フッ素洗口・フッ素塗布によるカリエス減少により、医療費が減る（高齢歯科に重点が置かれるようになる）。
○歯にかかる医療費・保健負担（市）が減る。
（社会的変化）
○新潟市の全歯科医師が、はーもにープロジェクトを認知している。
○歯科の器具（フロスなど）の使い方を知っている人が増えている状況になっている。
○個人個人の歯に対する関心・意識が大きくなる。
○新潟市の男性の 1/10 が、たばこと歯の健康を知って、禁煙する人がいる。
○歯の大切さを知り、良い歯を持っている子どもが増えている。
○子どもを持つ親の「歯の大切さの認識・関心」が高まっている。
○歯について生活習慣病と同じぐらい意識が増す。
○新潟市の若い女性や男性の 1/4 が歯間ブラシやフロスを使って自己管理をしている。
○自分の歯の所有し続けている高齢者が増える。
○歯科医にかかっている 1/4 が、治療ではなく、予防・自己チェックに来ている。
○新潟市民の中高年の半分が、予防を含め6カ月に 1 度は歯科医に通っている。
○住民がごく普通に、定期管理のため歯科医院を受診している。

図１８　今後 20 年間で達成したいシナリオ（将来像）

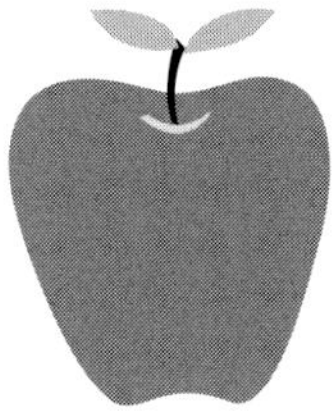

今後、住民参加型歯科保健活動を地域に根付かせるためのポイントは、住民の視点を取り入れてマネジメントにつなげられる仕組みを作っていくことだと思います。

（はーもにープロジェクトの今後の方向性より）

第5章

活用型資料集

はーもにープロジェクトで、住民参加型地域保健活動を進めるために、活用した手法やシート、記載した模造紙を紹介します。

は〜もに〜ぷろじぇくと

Dentistry medical treatment workshop
IN NIIGATA

◆ファシリテーション・グラフィック

参加型の会議手法として、はーもにープロジェクトの会議で初年度より導入。まちづくり、企業、医療など様々な場で注目されています。

抜粋：「集団創造化プログラム～ワークショップの可能性を探る」株式会社博進堂・えにし屋発行

第4章

ワークショップの手法

参加者の発信を記録（略記）しながら会議をすすめる。
次第に論点がまとまって新しい情報が浮かび上がります。

ファシリテーショングラフィックは、話し合いの記録を記入しながらみんなの合意形成をしていく、創造的な会議手法です。

r グループ作業

ファシリテーショングラフィック

●意味と効果

まちづくり活動の中ではさまざまな場面で会議またはワークショップを行う機会があります。“まちづくり”に限りませんが、従来の会議に参加して「退屈だ」「話が横道にそれる」「一人が長々と話す」「発言しにくい」などの不満を感じたことはありませんか？ファシリテーション・グラフィックは、より効率的で生産性が高く達成感のある会議を行うための運営手法です。

具体的には、大きな白い紙を貼った壁を前面に参加者が扇型に座り、ファシリテーターと呼ばれる推進役と記録係（レコーダー）が文字やイラストなどを使って話し合いの内容を白い紙に同時進行で記録しながら進めていきます。耳でとらえる情報がその場ですぐに視覚的に訴える情報としてあらわれるので、参加者同士の情報の共有を可能にしたり、発想を活性化する手助けとなったりします。

ファシリテーション・グラフィックの10ヶ条

① 発言者の意見を的確に、簡潔に書くことが大切。
② 発言者自身の言葉をなるべく生かす。
③ 記録の際は色使いや強弱を工夫してわかりやすく。
④ 話しの流れが分かるように。
⑤ タイトルを付ける。
⑥ 日付は忘れずに。
⑦ ファシリテーターは参加者をリラックスさせる雰囲気をつくる。
⑧ 発言者の意見がわかりにくい時は確認するように。
⑨ 参加者の意見に対して、ファシリテーターの個人的評価や勝手な解釈は避ける。
⑩ ファシリテーション・グラフィックの上達のためには、“とにかくやってみる！”

◉…………………… 従来の会議の形

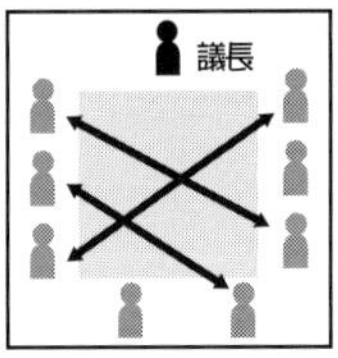

- 会議の進行は議長。まとめ役だったり、決定権を持つ場合が多い。
- 配置は議長を上座とした円卓形式（ロの字型やコの字型）。
- コミュニケーションは言葉による。
- 意見の交換が個人対個人となり、対立が生じる可能性あり。

◉…………………… ファシリテーション・グラフィックを利用した形

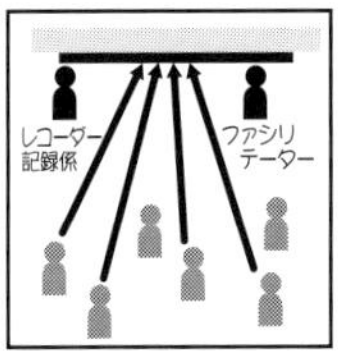

- 会議の進行はファシリテーター。まとめは参加者全体で行う。
- 配置は壁に貼られた紙を前面にした扇型。
- コミュニケーションは言葉と視覚情報による。
- 全員が壁に貼られた紙に向いているため、感情的でなく内容そのものを話し合える。

●参加人数

設営により何人でもOK

●準備品

水性マーカー、模造紙、ホワイトボード、貼るもの（テープ等）

◆トータルプロセスデザイン

はーもにープロジェクトを始めるにあたり、プロジェクト全体の事業設計を参加型で作成しました。基本的考えとなるトータルプロセスデザイン手法を紹介します。

抜粋 :「集団創造化プログラム～ワークショップの可能性を探る」株式会社博進堂・えにし屋発行

ワークショップ手法を導入する前に、
導入のプロセスをトータルにデザインすることが大切です。

ワークショップを導入して一時的に盛り上がったけれども、それが実際の活動や行動につながらず、尻すぼみに終わったということがありませんか。その要因のひとつが、事前のトータルプロセスデザインがなされなかったことにあります。

q トータルプロセスデザインとは

トータルプロセスデザイン

◉……………… トータルプロセスデザインとは

トータルとは、基軸デザインから場と手法のデザインまでを含む総合的なという意味であり、デザインとは、一般的には図案や意匠計画のことですが、ここでは計画づくりのための手順設計図のような意味が込められています。

このトータルデザインによって、場当り的で実践に結びつかない研修や計画づくりになることを防ぐことができます。

◉……………… トータルプロセスデザインの目的

トータルプロセスデザインの目的は、次ページのような「参画型事業のプロセス・つまずきのパターン」を避けるためにあり、大きく４つに分けられます。

① 参画型事業の目的や達成目標を明らかにすることによって、参加者の参加意識と目標意識を高めます。 **基軸デザイン**

② 計画づくりに必要なキーマンを把握し、落ちのない組織をつくります。 **組織デザイン**

③ 学習・立案・協働の成果が高まるような思考と活動のプロセスを工夫します。 **プロセスデザイン**

④ 参加の場が活性化し、協働の実が高まるような手法を選択します。 **場と手法のデザイン**

以上の４つの軸にそって、計画づくりのための総合的な手順を組み立てることが、トータルプロセスデザインの役割です。

大変複雑で面倒なようですが「段取り八分」の例えがあるように、このトータルプロセスデザインの良否によって参画型事業の成功失敗が分けられると言ってもいい重要な考え方であり手法なのです。

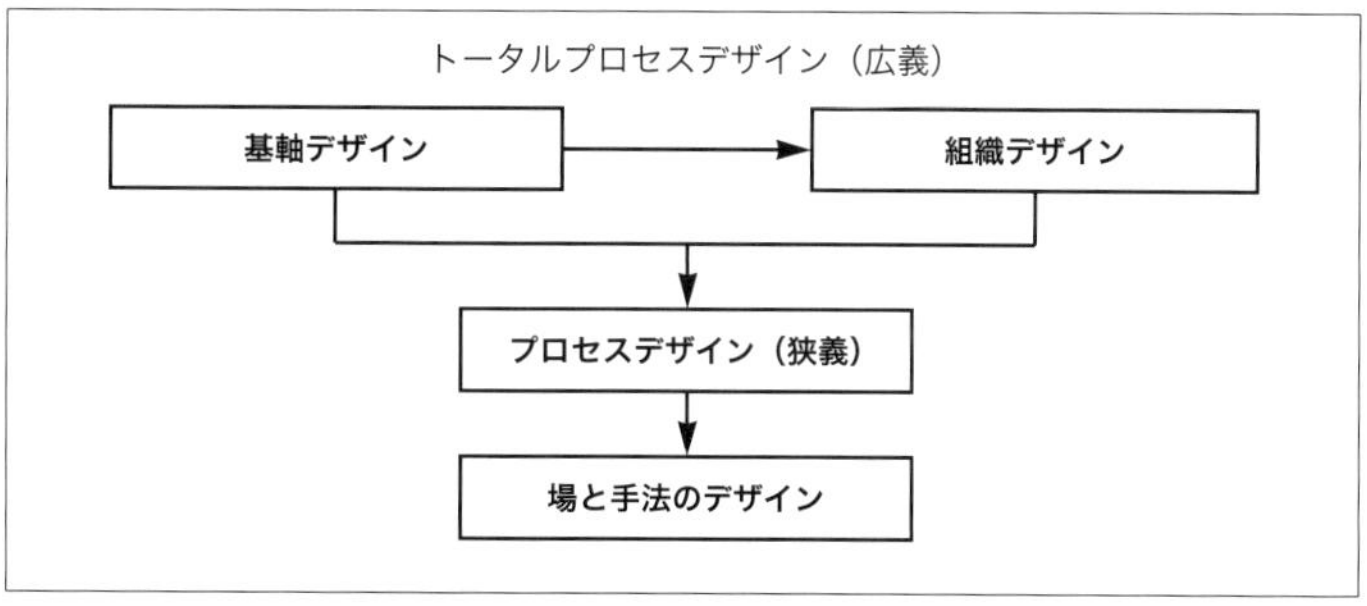

●プロセスデザインワークシート１　～全体検討シート

テーマ

●テーマ設定の経緯

●実施予定期間

●目的

基軸
デザイン

■制約条件や「参加の場」の運営における注意点は？

■「参加の場」で達成する具体的目標（成果）は？

■成果はどんな形であらわす？

組織
デザイン

■誰が参加するの？（中心となる参加者）

■「参加の場」は誰が運営するの？

■協力者・協力団体は？　どんな協力が得られるの？

プロセス
デザイン

〈第１回〉　「参加の場」各回の達成目標（テーマ）や主な内容

〈第２回〉

〈第３回〉

〈第４回〉

〈第５回〉

準備

運営側（ワーキングチーム）の作業

運営側（ワーキングチーム）の作業

運営側（ワーキングチーム）の作業

運営側（ワーキングチーム）の作業

まとめ

◆トータルプロセスデザインの構成と考え方

抜粋：「集団創造化プログラム～ワークショップの可能性を探る」株式会社博進堂・えにし屋発行

参画型事業を始める前にこそ、
大切なことがあります。

目的や前提条件や成果目標を明らかにし、それに合った組織の枠組みをつくり、計画づくりのプロセスと各場面での参画の手法を選択する。その事前の段取りが重要です。

w トータルプロセスデザインの構成

トータルプロセスデザインの構成と考え方

集団活動において、多くの人が参画し良い成果を生むためには、下記のような総合的な手順の組み立て（トータルプロセスデザイン）が必要であり、その構成と考え方は次のとおりになっています。

◉……………… 基軸デザイン
目的や条件などを設定する、事業を行うにあたって最も重要な部分。ほとんど変更されることはない。悩んだときはここに（特に目的）立ち戻ることが大切。

◉……………… 組織デザイン
参画型事業に関わる「人」と「情報」のあり方を整理し、組織化する。

◉……………… プロセスデザイン
参画によって達成する目標に向けて、どのような手順で進めるか組み立て（＝程の設計）を行う。

◉……………… 場と手法のデザイン
一つ一つの参画の場の内容や運営の仕方を考える。

基軸デザイン　重要

- ●目的
- ●前提条件（制約や上位計画、参画者の意識や活動など）
- ●成果目標～参画の場（ワークショップなどでどこにたどり着くか）
- ●予算、期間

いきなり「プロセス」を組むのではなく、まず「基軸」を明らかにしよう！

組織デザイン

- ●参画対象者の設定（どのような人に集まってもらうか→当事者や関係者をはずさない）
- ●運営組織づくり（参画の場を運営する人は誰か→ワーキングチームや専門家など）
- ●コーディネーター、ファシリテーターの選任
- ●情報の共有化と公開の方法の選定

多くの人に集まってもらうには情報を広める工夫が必要。そのためにも「基軸デザイン」が重要になる。

↓

プロセスデザイン

プロセスデザインとは 「程」の設計

- 考程：計画立案プロセス
- 活程：集団活性化プロセス
  ＝参画者が活き活きする、やる気が出る、参画者が一体化するプログラム（例:視察、まち歩き、イベント、飲み会など）

●評価方法（見直しのプログラム）の選定も検討

下の1～6のどの段階を参加の場（WSなど）で検討するかはケースバイケース。

① 理念設定　～目的と姿勢
　↓　理念にもとづき
② 現状把握　～好ましい現状と気になる現状
　↓　現状にもとづき
③ 未来予測　～目標を立てる
　＝未来デザイン（将来像をつくる）
　↓　未来予測のギャップから
④ 要所解明　～手の打ち所を探る
　↓　手の打ち所を踏まえて
⑤ 方法立案　～方針と方策を立てる
　↓　方策を実現するために
⑥ 計画編成　～スケジュールや予算、組織など

↓

場と手法のデザイン

- ●各局面（点線枠内）での参画の手法の選択（ワークショップなど）
- ●各局面での場の設定と準備
- ●関係づくりの手法の選択

●成果品（ゴール）

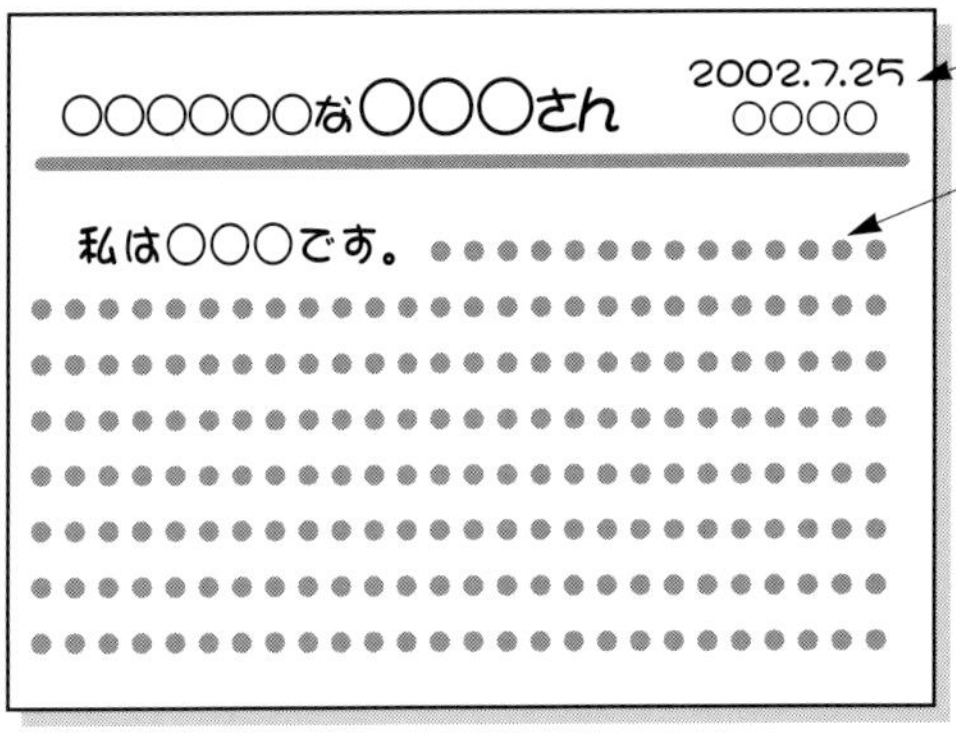

見出し（タイトル）と日付と名前。

本文の書き出しは、インタビューの相手の名前を使って相手になりきって書く。

・箇条書きではなく、一連の文章としてまとめる。
・インタビューをして心に響いた部分に絞り込んでまとめる。
・下書きはしない。ボールペンで即書き始める。

●注意点

「会話や雑談にしない」

インタビュアーは、ひたすら聞くことに徹してもらいます。人の話を聞いていると、自分もしゃべりたくなりますが、その気持ちを抑えて聞くことに徹するのです。話し手と聞き手の役割をはっきりさせます。インタビュアーが、相手を受け入れ、聞くことに集中することで、相手も話しやすくなります。

「相手が話した内容をテーマにして聞き出す（相手の中に入って聞く）」

ひたすら良い聞き手になることが大切です。相手が話している間に、次はどんな質問をしようかと考えていたら、相手の話を集中して聞けません。相手が話した内容に関連してもっと聞いてみたいことを問いとして出します。タイミングよく相づちを打ちながら、「それで」「それから」と次々に問い続けることで、相手の奥に隠されているモノを引き出す力になります。

「履歴書にしない」

何年生まれで、どの学校を出て、趣味は？家族は？というような通りいっぺんの表面的な履歴書を作るためのインタビューではありません。インタビューをする相手の個性や考え方や独自の体験・経験を引き出すような内面に迫るインタビューを心がけます。子どものように、ひたすら「なぜ？」「どうして？」「それから？」と問いを出し続けることによって聞く側と話す側の境目がとれ始め、インタビューはお互いの共同作業になっていきます。このような時、聞く側にも話す側にも新たな自己発見や気づきが生まれます。

●インタビュー技術を習得するプログラム例

9:00　オリエンテーション
　　　アンケートゲーム
9:30　インタビューゲーム①
　　　ゲームにはルールがある
　　　10分（インタビュー）
　　　10分（交替してインタビュー）
　　　10分（編集）
10:00　休憩
10:10　ふりかえり（全体）
10:30　テーマ出し
10:45　インタビューゲーム②
　　　15分（インタビュー）
　　　15分（交替してインタビュー）
　　　15分（編集）
11:30　ふりかえり（全体）
12:00　おわり

●準備品

B6 or A6用紙（人数分×２＋α）
B4用紙（コピー用）or A4用紙
ボールペン
メモ用紙A4（人数分×６～７枚）
模造紙（ふりかえり用に４～５枚）
マーカー（コーディネーター用に１セット）
コピー機

◆インタビューゲーム

コミュニケーション能力の基本である聞く力、話す力、書く力を身につけるインタビューゲーム手法。プロジェクトメンバーの研修時に活用しました。

抜粋:「集団創造化プログラム～ワークショップの可能性を探る」株式会社博進堂・えにし屋発行

インタビューとは中に入って視るということ。
ひたすら聞くことで、相手の心が視え、自分の心も姿を現します。

インタビューゲームは、コミュニケーション技術を磨いてくれます。そして、情報生産、編集の基本技術を、体験を通して学べる優れモノです。

e 個人作業

インタビューゲーム

●意味と効果

インタビューをしてみると、コミュニケーションの本質は話すことよりも聞くことにあることが分かります。聞くという姿勢の中に自らの心を開く準備があり、それによって相手の心も開かれます。真のコミュニケーションは、開かれた心と心のつながりから生まれます。

その意味でもインタビュアーは既成概念を持たず、ひたすら聞くことが大切です。虚心坦懐、心を鏡にしてただ聞くことでインタビューは素直な心を育ててくれます。

また、インタビューゲームは、問題意識にもとづいて取材・編集・発信という情報生産の基礎技術も身につく、コーディネーターを育成するには欠かせないプログラムです。

繰り返し体験すると、聞くことが自然に上手になり、仕事上手にもコミュニケーション上手にもなります。

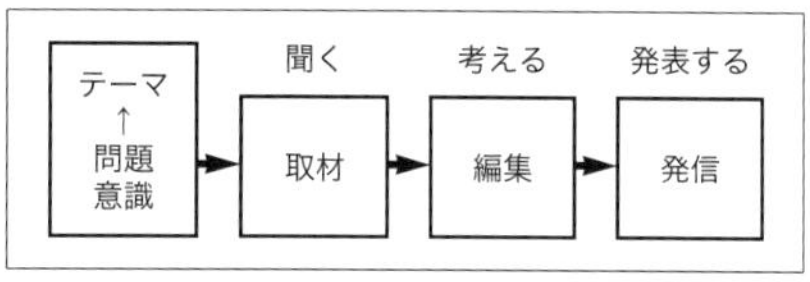

● **ルール**

・何を聞いてもいい 【聞く自由】
・答えたくないことは答えなくていい 【答えない自由】
・聞かれないことでも話していい 【話す自由】

※このルールは、セルフラーニング研究所の平井雷太さんが考案したものです。

● **手順**
(プログラム)

(さあて、準備)

●2人1組のペアーをつくります

●どちらが先にインタビューするかを決めてもらい、インタビュー内容をメモするための用紙とボールペンが用意されているかを確認します。

(聞く)(話す)

●インタビューを交互に行います。聞き手は、メモを取りながらひたすら聞きます。20分が経過したら、聞き手を交替し、同じく20分間インタビューを行います。

(書く)

●B6 or A6用紙に日付、インタビュアーの名前を所定の場所に記入し、メモをもとに、聞いた内容を編集して書きます。このとき、文頭を「私は～です」と相手の名前を書きます。下書きはせずに、ボールペンで書き上げます。書き上げたら、よく味わって見出しをつけます。本文を端的に表す短い言葉で上欄に書き入れてください。

(相互確認)

●お互いに書き終えたら、カードを交換して読みあいます。訂正部分があれば、書き直してもらいます。必ず相手の確認をとることはコミュニケーションのエチケットです。

(発表)

●カードをペアごとに集め、B4 or A4用紙に四人分を並べ、コピーをとり、配ります。

●ペアごとにみんなの前へ出てきてもらい(または、その場に立ってもらい)、発表します。相手に書いてもらったものを読み上げる方が効果的です。

カード集類法の標準的なプロセス

STEP-1 テーマにしたがったデータ出し

グループのメンバーはそれぞれカードにデータ記入をします。この時ふせんを使うと後の作業がラクに進みます。

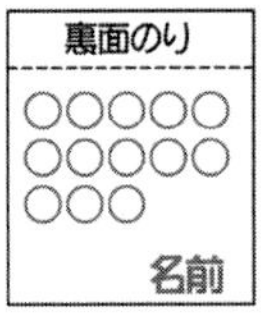

必ず1枚に1データをヨコ書きで、必要に応じて右下に名前を書いてもらいます。

注意点… **模造紙1枚に展開できるカード（7.5cm×7.5cmの場合）の数は40枚位です。メンバーの人数によって各人が出すカード数の目安を決めておきます。**

STEP-2 データの集類

ファシリテーターはメンバーに1枚ずつカードを読み上げてもらいながら、意味内容の近いデータをA4の紙を使って集類します。

注意点… **ファシリテーターはメンバー一人ひとりの想いを引き出し、1枚1枚のデータをよく吟味していくことが大切です。このことをおろそかにすると、単なる情報の浅い分類に終わってしまいます。**

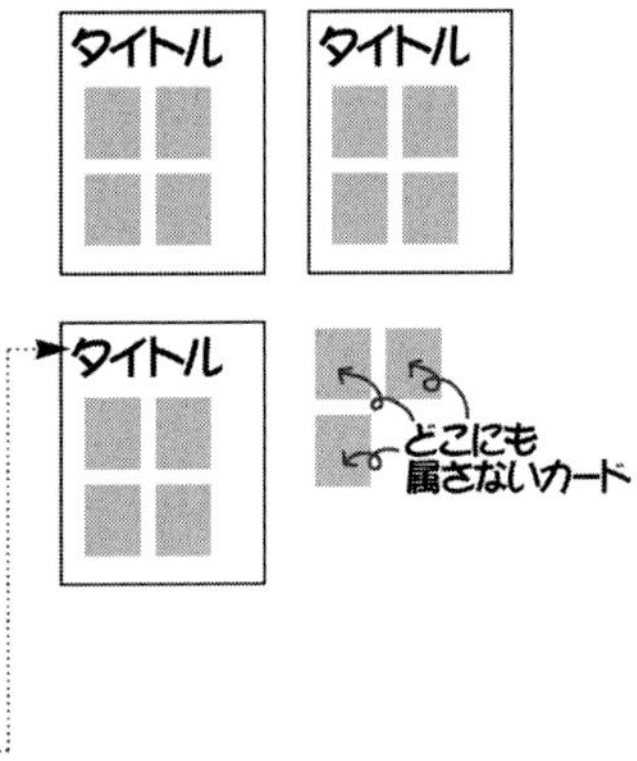

STEP-3 グループにタイトル（文章）をつける

A4の紙に集類されたデータをよく味わって、それぞれの紙にタイトルを書き込みます。

注意点… **その際、集類されたデータの意味内容がそこなわれないようタイトルの表現に気をつけます。タイトルはデータの中身を集約した文章で。そのためにも、データの意味内容をメンバー全員でよく吟味して下さい。**

STEP-4 模造紙に空間展開（構造化）し、関係線で結びます。

集約されたデータをシミュレーションしながら空間に展開します。位置が決まったらカードを模造紙に貼り変え、タイトルをつけ、グループごとに輪で囲み、関係線を書き込みます。最後に全体を統合した主文と日付・場所・グループ名・参加者名を記入します。

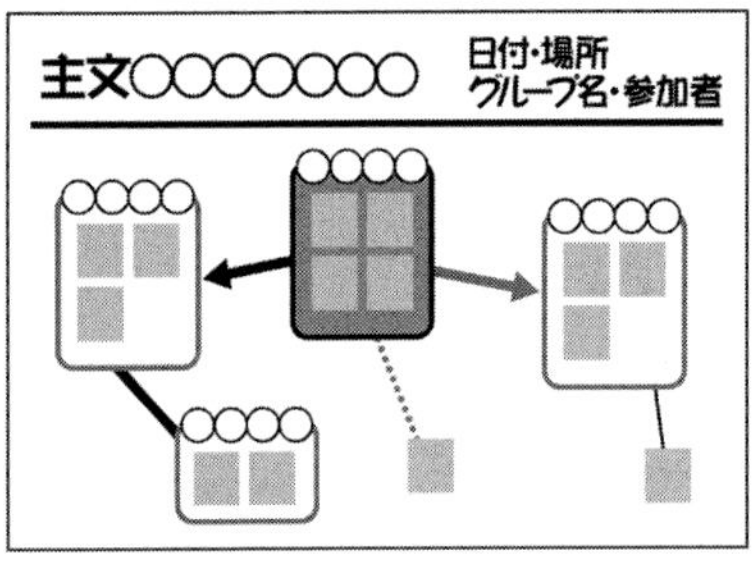

時間が無い時は、A4の紙をハサミで余分な部分をカットして、セロテープで直接模造紙に貼ってもかまいません。

◆カード集類法

住民の声や情報をまんべんなく吸い上げるときに有効な手法。初年度の万代リターナでの意見交換会のときに活用し、効果がありました。

抜粋 :「集団創造化プログラム～ワークショップの可能性を探る」株式会社博進堂・えにし屋発行

一人ひとりのデータをカードに書き出し、似たものを集め、情報を統合し、構造化します。

カード集類法はトランプをするような感覚で似たもの情報を集め、順次統合しながら全体構造を明らかにする手法です。

r グループ作業

カード集類法

●意味と効果

たくさんの異なる情報が集まると、それをどうまとめたらいいかが問題になります。このような時にはカードを使って情報を集約する方法が効果的です。

方法としては、意味内容の近いデータカードを集類（グループ化）しながらそれに標題をつけていき、全体の意味や内容を統合した一文を導き出します。これによって参加者の視界が開け、新たな気づきが生み出されるとともに、情報の共有化が図れます。

たくさんの情報を短時間に処理し、集約するのに適しています。

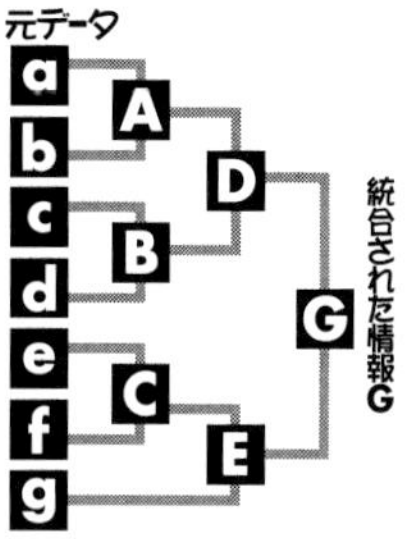

●手順
（プログラム）

（情報を出し合うテーマを決める）

●参加者に分かりやすく、納得できる表現で、これから情報出しをする共通のテーマを確認します。

（グループに分かれ、ファシリテーターを選ぶ）

● 1グループ4～6人が適切です。グループの中からそのテーマを進行するのにふさわしい人を選びます。

（情報集約の作業をする）

●次頁のステップにそってメンバーから出てきた情報を集約します。

（各グループの作業結果を発表する）

● 1グループ3分くらいで、グループの成果を発表します。

（情報を共有化し、成果を分かち合う）

●全体のコーディネーターは、各グループの成果を元に、全体のまとめを行います。

●参加人数

1グループ4～6人がベスト

●準備品

付箋紙、模造紙、サインペン、マーカー、はさみ、セロテープ、A4用紙（1グループ10～15枚）

集類とは

「類は類をもって集まる」は自然界に見られる法則のひとつです。生物の分布はもとより、金属などの鉱脈ができるのも同類の物質が集まった結果です。情報同士の間にも類をもって集まるべき互いに近い関係のものがあります。その集まりを見極めて実現する処理を「集類」といいます。分類はある一点に着目していけばできるのに対し、集類はそれぞれのデータの全性質を同時に比べます。「組み合わせ」や「分類」は逆に自然な集まりを妨げます。「どちらも何々だから」という理由が出るのは、大抵が分類の発想になっているので気を付ける必要があります。「集類」においては、くっつけるのではなく本来の集まりを助けることが大切です。集類により、分類ではわからない情報内容のまとまりや広がりを見つけることができます。

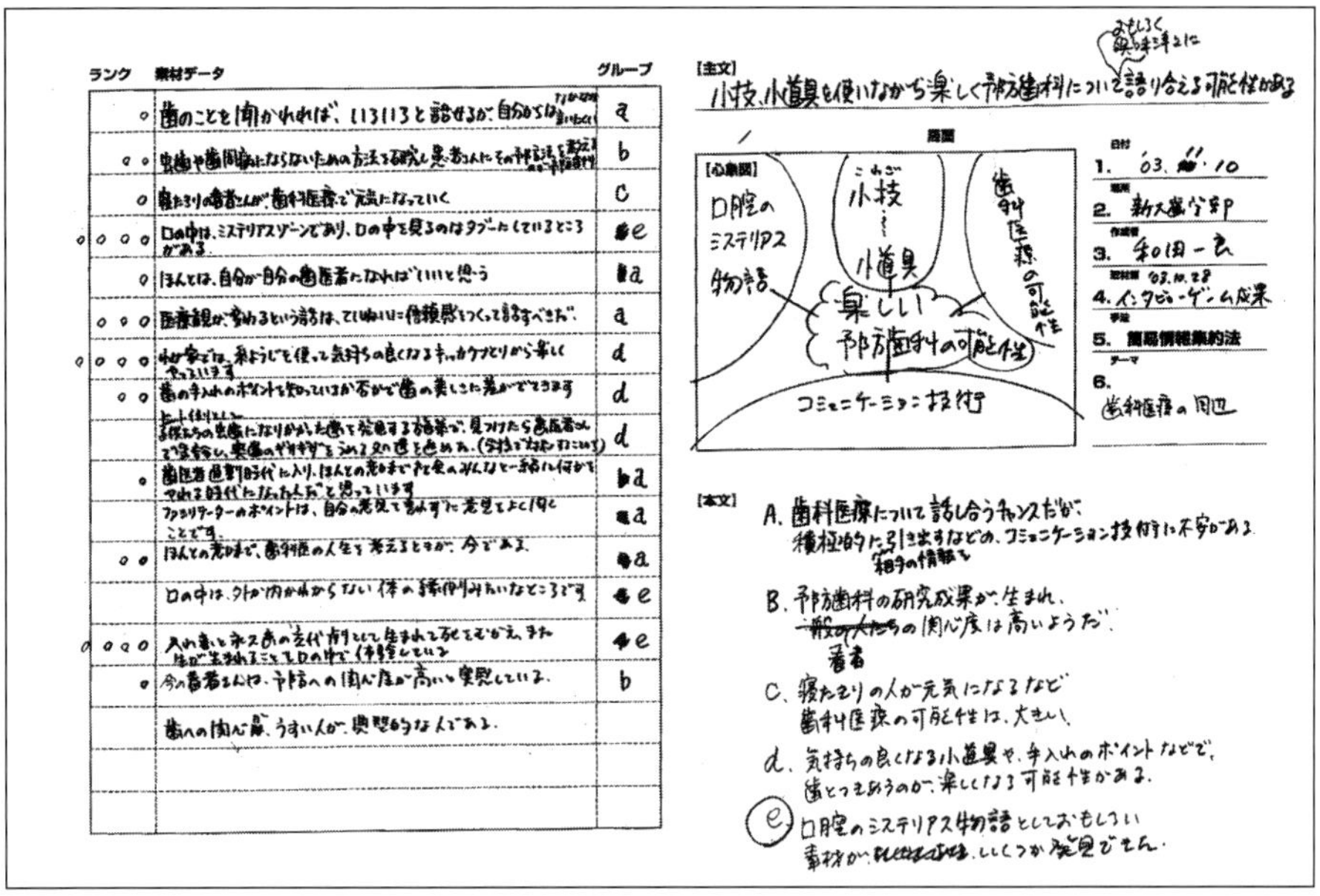

シートへの記載例

※実行委員会メンバーで研修を行った際、まちづくり学校メ ンバーが実際に記入したものです。

●成果品（ゴール）

2 ‖ 素材データを書き出します

1行に1データを書いていきます。必ず文章の形にしてください。インタビューをして参考になると思われた内容をデータ出しします。

6 ‖ 心象図を作成します

本文の意味内容をよく味わって、心象図に表現します。何かに例えて考えたり（山登りや樹や船の航海等）、本文を構造化するとよいでしょう。

7 ‖ 主文を完成させます

本文と心象図の意味を味わって一文に統合表現します。

1 ‖ 記録要目を記入します

取材源は、インタビューの相手です。この手法は、簡易情報集約法です。テーマは、自分が取り組むテーマを書きます。

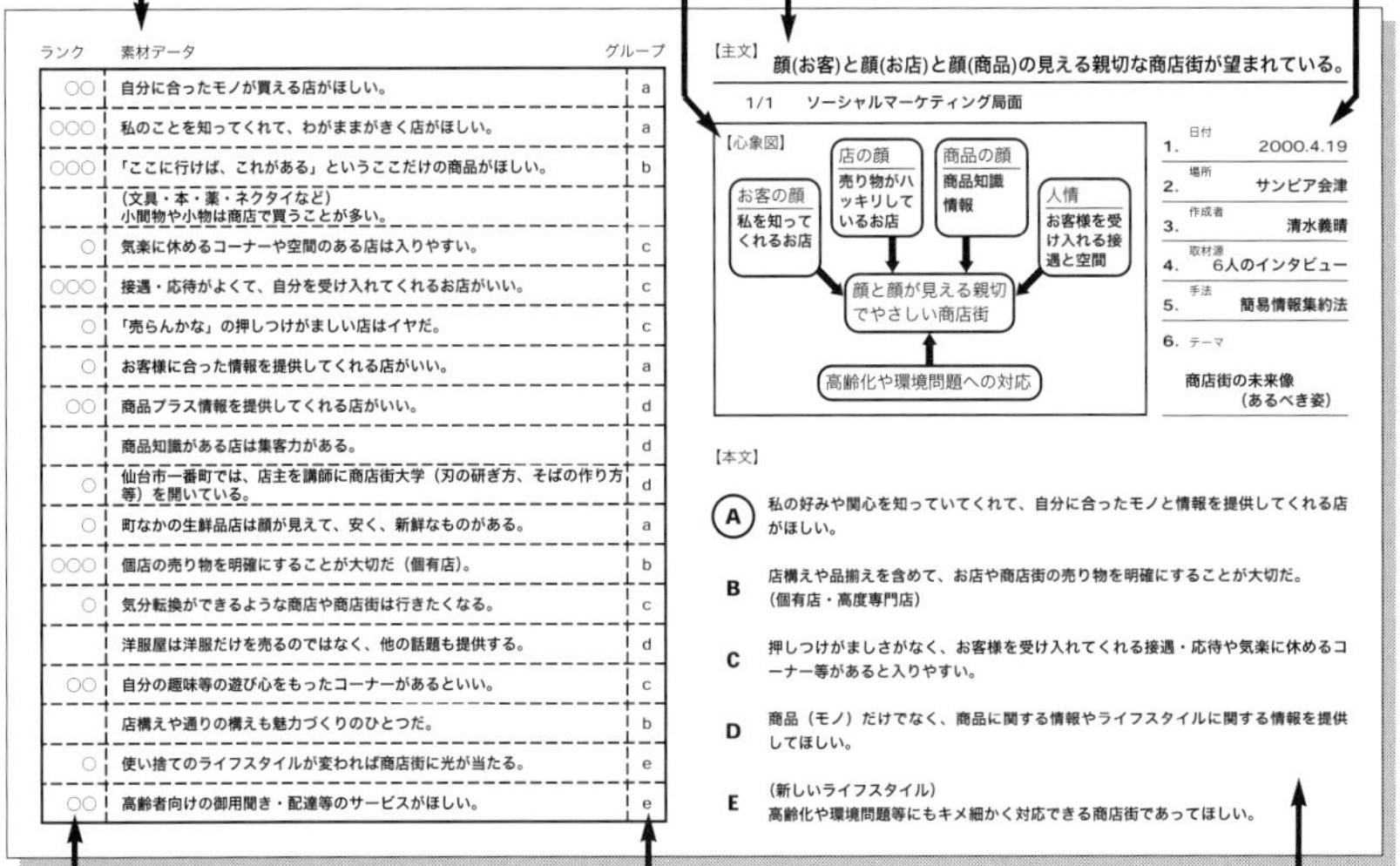

ランク	素材データ	グループ
○○	自分に合ったモノが買える店がほしい。	a
○○○	私のことを知ってくれて、わがままがきく店がほしい。	a
○○○	「ここに行けば、これがある」というここだけの商品がほしい。	b
	（文具・本・薬・ネクタイなど）小間物や小物は商店で買うことが多い。	
○	気楽に休めるコーナーや空間のある店は入りやすい。	c
○○○	接遇・応待がよくて、自分を受け入れてくれるお店がいい。	c
○	「売らんかな」の押しつけがましい店はイヤだ。	c
○	お客様に合った情報を提供してくれる店がいい。	a
○○	商品プラス情報を提供してくれる店がいい。	d
	商品知識がある店は集客力がある。	d
○	仙台市一番町では、店主を講師に商店街大学（刃の研ぎ方、そばの作り方等）を開いている。	d
○	町なかの生鮮品店は顔が見えて、安く、新鮮なものがある。	a
○○○	個店の売り物を明確にすることが大切だ（個有店）。	b
○	気分転換ができるような商店や商店街は行きたくなる。	c
	洋服屋は洋服だけを売るのではなく、他の話題も提供する。	d
○○	自分の趣味等の遊び心をもったコーナーがあるといい。	c
	店構えや通りの構えも魅力づくりのひとつだ。	b
○	使い捨てのライフスタイルが変われば商店街に光が当たる。	e
○○	高齢者向けの御用聞き・配達等のサービスがほしい。	e

【主文】 顔(お客)と顔(お店)と顔(商品)の見える親切な商店街が望まれている。

1/1　ソーシャルマーケティング局面

【心象図】

1. 日付　2000.4.19
2. 場所　サンピア会津
3. 作成者　清水義晴
4. 取材源　6人のインタビュー
5. 手法　簡易情報集約法
6. テーマ　商店街の未来像（あるべき姿）

【本文】

Ⓐ 私の好みや関心を知っていてくれて、自分に合ったモノと情報を提供してくれる店がほしい。

B 店構えや品揃えを含めて、お店や商店街の売り物を明確にすることが大切だ。（個有店・高度専門店）

C 押しつけがましさがなく、お客様を受け入れてくれる接遇・応待や気楽に休めるコーナー等があると入りやすい。

D 商品（モノ）だけでなく、商品に関する情報やライフスタイルに関する情報を提供してほしい。

E （新しいライフスタイル）高齢化や環境問題等にもキメ細かく対応できる商店街であってほしい。

3 ‖ ランク分けします（反復拾集法）

反復して重要と思われるデータに○をつけ、拾い上げていくデータの選択方法です。最も重要なデータが3〜4ケになるまで繰り返して下さい。

4 ‖ 集類します

データの意味内容をよく味わって、意味内容が同じと思われるものにa、b、c、d、eなどの同じ記号を与え、集類します。（4〜5ぐらい）

5 ‖ データを統合します

「aグループを統合してA」「bグループを統合してB」「cグループを統合してC」「dグループを統合してD」の文章を作成します。その中でも最も重要と思われる記号に○をつけます。

●準備品

メモ用紙、筆記用具、簡易情報集約シート

◆マーケティングゲーム

複数名に取材をすることで、潜在ニーズや全体像をつかむことに役立つため、インタビューゲーム同様、基本的な技術として研修で学びました。

抜粋：「集団創造化プログラム～ワークショップの可能性を探る」株式会社博進堂・えにし屋発行

事業や教育の対象者は何を望んでいるのか？
複数取材を通して、潜在ニーズを浮かび上がらせるゲームです。

マーケティングゲームは、インタビューゲームの応用編です。インタビューゲームで身に付けた取材技術と簡易情報集約法を使ってマーケティングのコツを体得します。

e 個人作業

マーケティングゲーム

●意味と効果

何かのプロジェクトを始めようというとき、すぐ自分のアイデアを実現させようと短絡的になったり、お客様や相手の立場を考えないで事業をスタートしてしまいがちです。そのような一人よがりの事業にならないためにも『事前調査』は大切です。

でも、事前調査が必要だとはわかっているけれど、時間がない、予算がないなどでやらずにすましていることが多いのではないでしょうか。

マーケティングゲームは、テーマを明確にし、複数人にインタビューするゲームです。５～６名くらいに聞くとかなりの情報が入手できることを発見するはずです。ゲームをしてみて、「テーマの周辺情報がたくさん集まる」「まとめ、編集すると新しい気づきが生まれる」「否定的だったけれど、がんばっている姿がわかってびっくりした」「漠然としたことがハッキリした」などの感想が寄せられています。事業者はお客様の立場に立って、教育者は生徒の身になって、行政は住民の側に立って考える習慣をつけるのに適したゲームです。

ちょっと聞いてみれば気づかされることが多いのにその手間を惜しんでいることがよく分かり、マーケティングの重要性が感じられます。

● ルール

・メモをとりながらインタビューする
・インタビュアーはひたすら聞く（取材に徹する）
・聞かれる側は答えたくないことは答えなくていい（ノーコメントあり）

● 手順
（プログラム）

（マーケティングテーマを決める）
● マーケティングゲームの説明を行います。（5分程度）
● 自分が調べたいテーマを考えてもらいます。
● 決まった人からテーマを発表してもらい、模造紙に書き出します。
※模造紙に決まったテーマを書きだすだけでも、テーマが決まらない人へのヒントになります。

（マーケティング活動　※複数人インタビュー）（60分）
● 各自にメモ用の用紙を数枚ずつ配ります。
● ２人１組になり、それぞれのテーマにしたがって、双方取材しあいます。（各５分～10分）
● 双方取材が終わったら、相手を変えてまた双方取材しあいます。
※あらかじめ２列のうち１列が順次移動するなどというルールを決めておいた方がいいでしょう。
● ５～６名を取材するまで続けます。

（まとめ　情報集約）（60分）
● インタビューでメモしたものをフォーマット（右ページ）に合わせて編集します。
・記録要目を記入する　・素材データを書き出す　・４つから５つに集類し、文章をつくりあげる　・心象図をつくる　・最後に主文を書く
● 情報集約した内容と気づいたことなどを手短かに発表します。（１人２～３分）

◆アンケートゲーム

ワークショップの導入部に、自己紹介をするゲーム。テーマは「好きなもの嫌いなもの」だけでなく、「歯について気がかりなこと」などに変えることで、参加の意識を測ることができます。

抜粋 :「集団創造化プログラム ~ ワークショップの可能性を探る」株式会社博進堂・えにし屋発行

困った輪

ワークショップの前に、あるいは中間のリフレッシュタイムとしておこないましょう。所要時間**20**分。

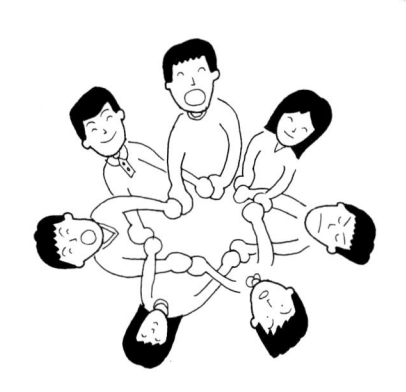

q １グループ10人前後になるようグループ分けをします。
w グループ全員で中心に向かって輪になりましょう。
e 目をつむり両手を前に出し、一歩前へ進みましょう。
r 最初に出会った手をしっかりと握り、離さないようにします。ファシリテーターは、３つ以上の手が１つに握られたり、同じ人と両手を握ったりしないように調整します。
t さぁ、ここから目を開け、握った手を離さずにほどきましょう。また最初のような輪の状態にもどれるでしょうか？　人数が多くなると難しくなります。

アンケートゲーム

ワークショップの前に、自己紹介としておこないましょう。所要時間**20〜30**分。

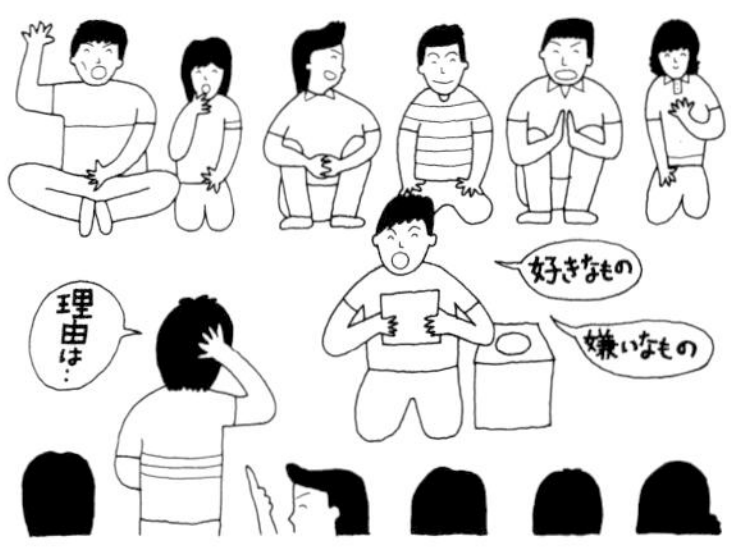

アンケートゲームは、この「好き・嫌い」の他にもワークショップやその他の集会のテーマにそって「好感のもてること・好感のもてないこと」「今、一番興味のあること」など変化を持たせることができます。

q メモ用紙に「好きなもの」を１つ、「嫌いなもの」を１つと氏名を書いて２ツ折りにして回収します。
w 回収したメモ用紙を投票箱に入れ、ファシリテーターは箱をよく混ぜます。
e ファシリテーターは箱の中から一枚ずつメモ用紙を取り出し、氏名を告げないで「好きなもの」と「嫌いなもの」を読みあげます。
r 読みあげられたメモの本人は立って会釈し、自己紹介をし、好きな理由と嫌いな理由を説明します。
t ファシリテーターは次々にメモを読みあげ、全員は同じ要領で自己紹介します。

ワークショップの手法　第4章　69

◆街角インタビューの成果物

意見交換会やイベントのときに、会場の外で街角インタビューを実施。参加を呼びかけるとともに、さまざまな住民の生の意見を入手しました。シール投票という参加手法を用いることで、気軽に参加できるように工夫しました。

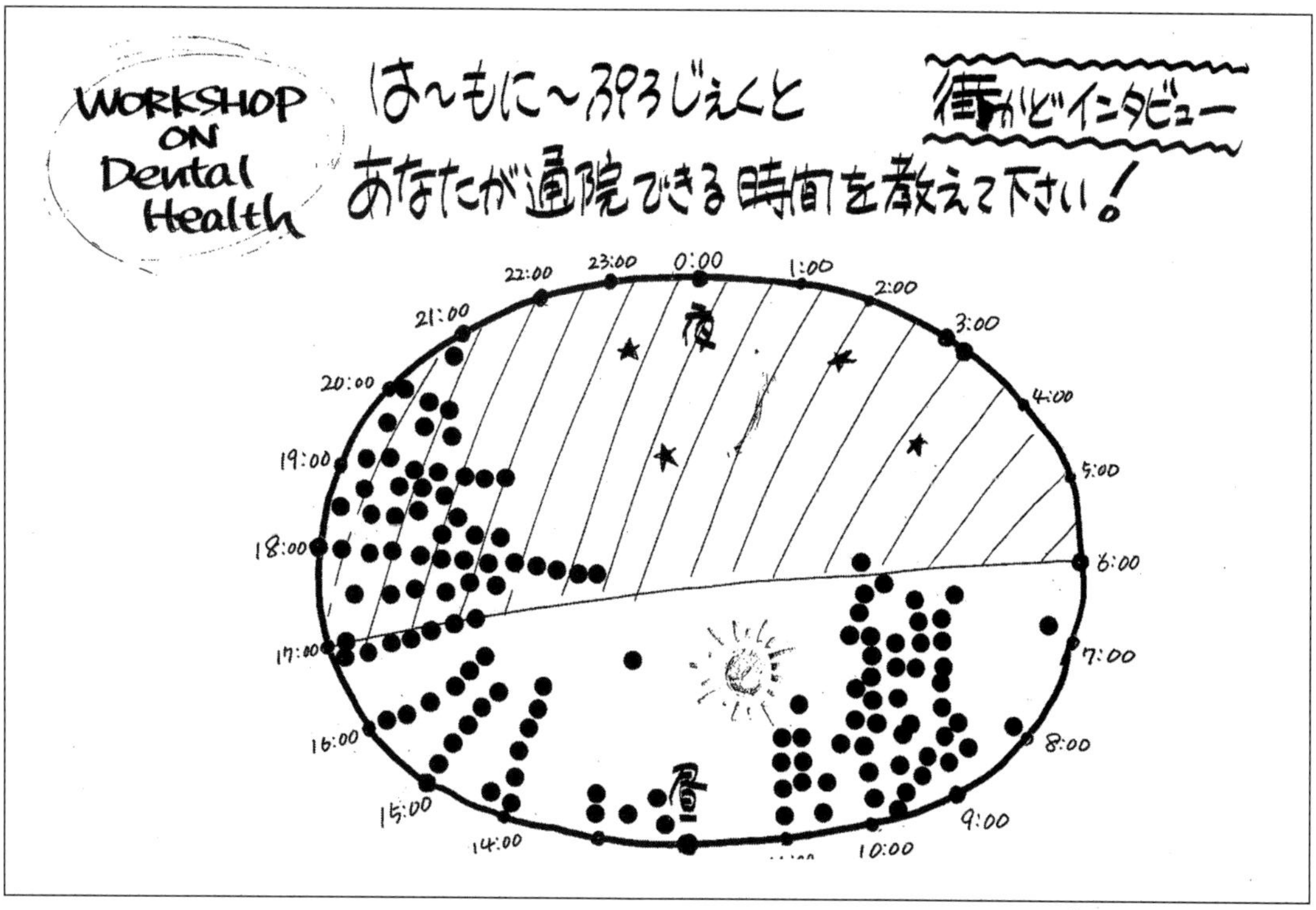

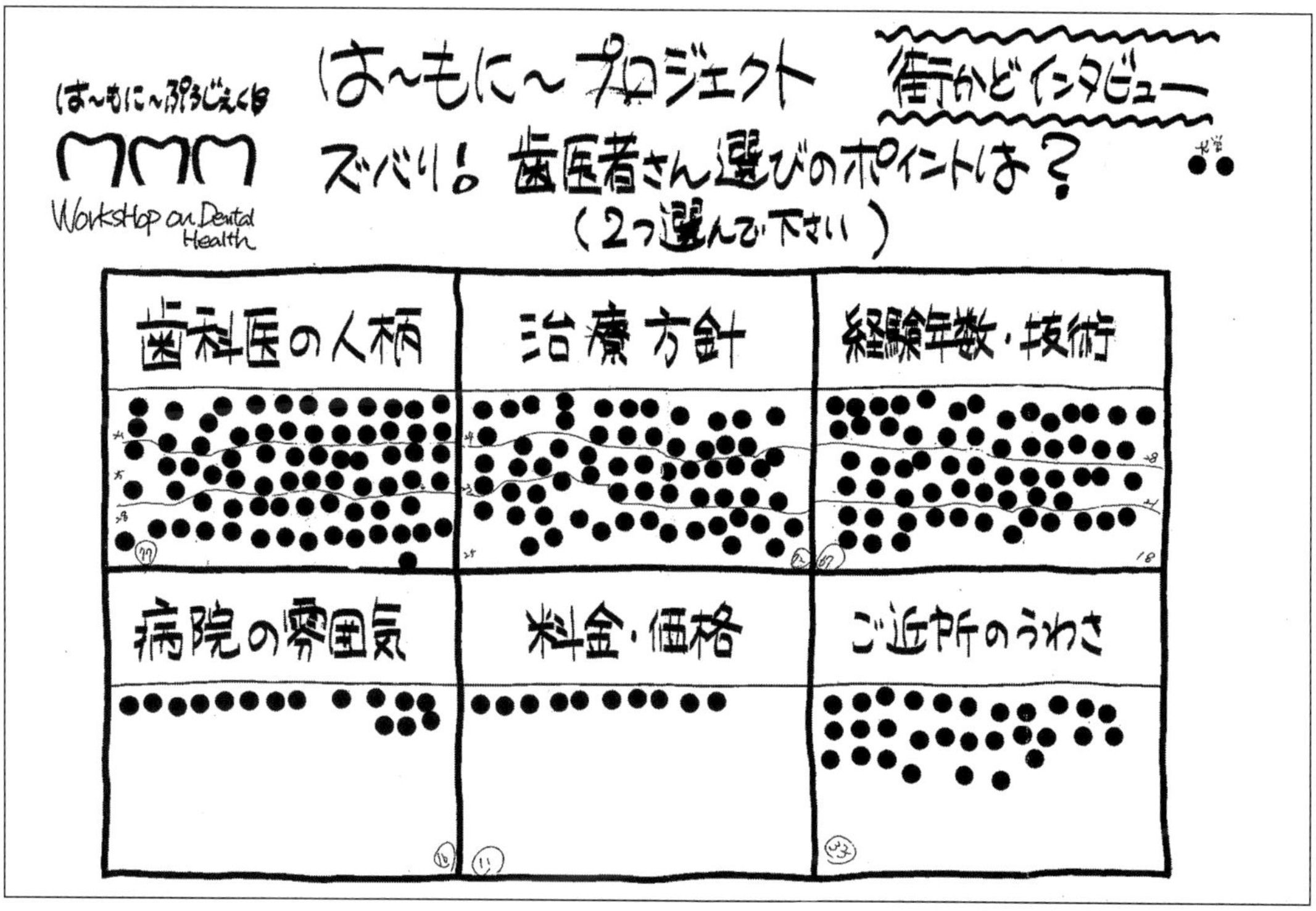

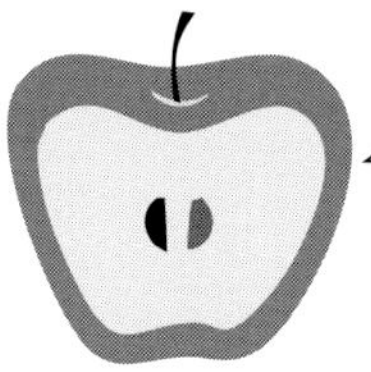

最初の会議で私たちは大きな衝撃を受けました。全く経験したことがない会場レイアウト。場を盛り上げるようなファシリテーターの進行・かかわり。発言内容がその場でまとめられ、記録されていくファシリテーショングラフィック。そのいずれもが生き生きしていて、私たちの驚きはただごとではありませんでした。

（コラム2より）

おわりに

住民参加型歯科保健が目指すもの（将来あるべき理想の姿）

新潟県歯科医師会　理事　佐藤　徹

歯科保健活動は、どのように進めていけば住民に理解され、健康に寄与出来るのか？　歯科医師会の地域保健を担当した方であれば、常に大きな課題として抱えているのではないでしょうか。専門家としての知識や技術を住民に役立てたいが、なかなか理解されない、伝わらないという経験をした人は少なくないと思います。今までの開業医は、閉鎖的な診療室でしか住民との接点を持たず、住民の意識や価値観を理解し共有することが難しかったのだと思います。

そこで、今後の活動のあり方として、新たな歯科保健活動は参加とパートナーシップによるまちづくりの手法を応用した「住民参加型歯科保健活動」として進めてみようということになりました。平成十五年度から財団法人８０２０進財団の助成をいただき、ＮＰＯ法人まちづくり学校の全面的な協力を得て、全く参考事例のないことばかりを試行錯誤しながら実践を試みてきました。これからの各地での歯科保健活動の一助になればとの思いもあります。

今回本書で紹介した事業はいずれも実験的なものですが、これらの活動が一過性のもので終わってしまっては意味がありません。いかに継続するかが重要であり、そのためには活動する側の利益も不可欠です。それぞれの立場での「経営の要素」は必要であると考えています。また、常に住民のニーズを把握し、継続の意義を検証することも重要です。

「住民参加型歯科保健活動」は企画・立案の段階からできるだけ専門家が話を聞き、いかに住民の立場になるように意識改革できるか、つまり住民とともに考える発想を持てるかが鍵になります。固定され、限定された意見だけではなく、より多くの目で見ながら聞く耳を持つことも必要です。このようにして住民を巻き込んで実行された事業を住民自らが評価し、歯や口の健康に対して自主的に取り組む動きが盛り上がるように発展させ、「住民主体型歯科保健活動」にしたいものです。

はーもにープロジェクトが果たしてきた大きな役割

日本歯科医師会　常務理事　池主　憲夫

「成人の歯周病健診になぜ住民が来ないのか」という疑問が、まちづくりと歯科のつながりの原点だったといえます。

人生を通して自分の歯を残すことを目的とする８０２０運動（平成元年スタート）が、歯科保健活動の中心に位置付けられるようになり始めたのは、平成十三年ごろでした。この運動の達成には、四十歳代（＝人生で歯を失い始める大きな転換期）を中心とし「成人の口腔チェック」が不可欠でしたが、四十歳代の成人健診受診者数は低迷しているという現実…。このギャップは、８０２０運動が社会に浸透すればするほど、これを進める専門家集団の歯科医師会に重い課題としてのしかかっていました。

当時、すでに歯科保健活動は、「住民主体の歯科保健活動」へ変わっていかなくてはならないという考え方が歯科界に芽生えており、住民と一体となった活動の必要性が問われ始めていました。ただ、「歯科保健に関するイベントや講演会の実施をもって、住民参加型活動とはいえない」という思考の変革の先に、「ならば、どのような方向に向かうのか」という具体論が見だせないという状況でした。

そのような流れの中で、現日歯の研究機構の責任者でもある石井拓男教授が主任研究者・現日歯の大久保会長と私が共同研究者という形で進められていた、「住民参加型歯科保健活動」の研究事業の中で行われた、新潟での「歯科保健と住民参加」のシンポジウムに小嶋弘一さんが登場しました。その時の小嶋さんの発言に啓発される形でスタートした、「NPO法人まちづくり学校」と「歯科医師会」との連携事業は、まちづくりと歯科保健が結び付いた日本初の取り組みとなりました。

「まちづくりの理念と実践の方法論は、これまで歯科医師と行政で進めていた歯科保健活動に欠けていたものを、さまざまな形で示してくれる」。このことは、はーもにープロジェクトの活動によって、次第に実証されていきました。

また、この動きを当初から支援してきた８０２０推進財団の地域保健活動でも、全国の歯科医師会の地域保健担当者によるワークショップ（歯科医師会の歴史上初めて）が、小嶋さんの指導のもとに平成十九年度に二回開催されました。今後も、この取り組みは継承されていきます。

小嶋さんの言葉は、今も新鮮な記憶として私の中に残っています。全国の歯科医師会で動き出す歯科保健活動の新たな展開は、新潟で生まれた「はーもにープロジェクト」が、少なからぬ影響を与えていることは、間違いない事実です。

この本の中で何度も登場する小疇弘一さんですが、平成二十年五月四日、急逝されました。

本書に掲載されている文章は、小疇さんが生前に執筆されたものです。

「はーもにープロジェクト」立ち上げのきっかけをつくり、事業を育て、日本の歯科保健活動を大きく転換するきっかけをもつくりだした小疇さん。

私たちは、小疇さんの志と思いを胸に刻みながら、切り開いていただいた道を閉ざすことなく、今後も活動を進めてまいります。

平成二十一年二月　　はーもにープロジェクト実行委員会

<執筆者略歴>

阿宮 由子（あみや ゆうこ）
1980年新潟生まれ。NPO法人まちづくり学校理事。由遊ぐらふ主宰。新潟大学教育人間科学部卒業後、NPO法人まちづくり学校事務局専従スタッフとして勤務したのち、フリーランスでまちづくりなどのワークショップ企画運営や編集の仕事に携わっている。

荒井 節男（あらい せつお）
1961年新潟県長岡市生まれ。荒井歯科医院院長。日本歯科大学大学院歯学研究科卒業後、同大学の補綴科に勤務。1991年新潟市中央区上近江にて開業。新潟市歯科医師会理事、新潟県歯科医師会地域保健部員として「はーもにープロジェクト」に参加。

大内 章嗣（おおうち あきつぐ）
1962年長野県生まれ。新潟大学歯学部教授。日本大学歯学部卒業後、行政（厚生労働省）に勤務していたが、2001年に新潟大学歯学部に。現在は、歯科衛生士・社会福祉士のダブルライセンスを取得するという全国初の新設学科（口腔生命福祉学科:2004年開設）の一教員として奔走中。

岡田 匠（おかだ たくみ）
1960年新潟市生まれ。東京歯科大学卒業後、同大学大学院にて小児歯科を専攻（歯学博士）。現在、岡田歯科医院院長、新潟県歯科医師会地域保健部部員、新潟市歯科医師会地域保健理事、新潟臨床小児歯科研究会所属。また障がい者歯科医療にかかわる。

風間 武（かざま たけし）
1953年新潟市生まれ。かざま歯科クリニック院長。日本歯科大学新潟歯学部卒業後、勤務医を経て新潟市にて歯科医院開業。2007年より、まちづくり活動に目覚め、地域コミュニティー、自治会、地域保健など地道に活動中。

桑原 秀也（くわばら ひでや）
1959年新潟市生まれ。東京工芸大学中退、日本歯科大学新潟歯学部卒業。新潟市歯科医師会学術委員会を平成12年から一期、地域保健委員を平成15年から2期歴任。新潟市のう蝕重点地区事業に携わっている。桑原歯科医院院長。

小疇 弘一（こあぜ こういち）
1946年生まれ。早稲田大学大学院理工学研究科建築計画専修修了。小疇建築設計事務所所長。（株）アーバンプランニング・代表取締役所長。2001年、新潟県内の地域づくり仲間と共にNPO法人まちづくり学校を設立し、校長(=代表理事)に就任。2006年に代表の座を後進に譲り、まちづくり学校の理事・用務員となる。平成20年5月4日急逝。

小見 まいこ（こみ まいこ）
1982年新潟市生まれ。NPO法人まちづくり学校理事。新潟大学教育人間科学部を卒業後、（株）博進堂に入社。同社の所有する野外実修研修所「点塾」のスタッフを務め、ファシリテーションなどをテーマに県内外の企業や公民館で研修を行う。

斎藤 主税（さいとう ちから）
1971年生まれ、旧亀田町育ち。新潟大学大学院工学研究科修了（工学修士）。東京の都市計画コンサルタント事務所に8年間勤務した後、フリーのまちづくりプランナーとして独立。現在は複数のＮＰＯに携わりながら活動中。ＮＰＯ法人都岐沙羅パートナーズセンター理事・事務局長。NPO法人まちづくり学校・副代表理事。

佐藤 徹（さとう とおる）
1958年東京生まれ。フェイス歯科医院院長。日本歯科医師会地域保健委員。新潟県歯科医師会理事。松本歯科大学卒業後、東京歯科大学大学院で歯科理工学を専攻（歯学博士）。診療の傍ら、歯科医師会の会務に追われる日々を過ごしている。

池主 憲夫（ちぬし のりお）
1941年新潟市に生まれ。日本大学歯学部卒業後、当地で歯科医院を開業しているが、長男に院長の座を奪われつつある。2006年より日本歯科医師会：財団法人8020推進財団の常務理事に就任、週の半分以上を東京などで過ごす生活を継続中。

長井 健策（ながい けんさく）
1943年新潟市生まれ。新潟市中央区明石2丁目自治会長を平成2年に引き受け現在に至り、4年前に市民代表として、新潟市歯科保健推進委員に委嘱される。同じく4年前より、新潟市中央区の万代長嶺地域の副会長として、コミュニティ協議会活動をしている。

濃野 要（のうの かなめ）
新潟県上越市に生まれ。幼稚園から大学まで新潟県内南北を行き来しながら、一貫して新潟県民。現在、新潟大学大学院医歯学総合研究科予防歯科学分野勤務。最近はサボテンを育てることに心血を注いでいる。

葭原 明弘（よしはら あきひろ）
1962年旧板倉町（現上越市）生まれ。1987年に新潟大学歯学部を卒業。現在、新潟大学大学院医歯学総合研究科准教授、新潟県歯科保健医療対策委員会委員、日本口腔衛生学会評議員。専門は予防歯科学、疫学。

歯医者さんがまちづくりＮＰＯに出会った！

新潟発・新しい地域歯科保健活動「はーもにープロジェクト」の記録

発行日　2009（平成 21）年 3 月 24 日　初版第 1 刷発行

編集・執筆　はーもにープロジェクト実行委員会
阿宮　由子　小見　まいこ
荒井　節男　斎藤　主税
大内　章嗣　佐藤　徹
岡田　匠　池主　憲夫
風間　武　長井　健策
桑原　秀也　濃野　要
小嶹　弘一　葭原　明弘

制作　ＮＰＯ法人まちづくり学校

表紙　（有）オムクリエイション

デザイン　編集工房わらく、斎藤主税

発行人　徳永　健一

発行所　新潟日報事業社　出版部
〒 951-8131　新潟市中央区白山浦 2-645-54
tel.025-233-2100

ISBN 978-4-86132-327-0